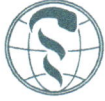

HealthCapital
BERLIN BRANDENBURG

Jahrbuch HealthCapital Berlin-Brandenburg

2011–2012

Herausgegeben von Günter Stock

Telemedizin

herausgegeben von
Helmut Kunze
Sven Mutze

Oldenbourg Verlag München

Dieses Vorhaben/Projekt der TSB Innovationsagentur Berlin GmbH wird über die Investitionsbank Berlin mit Mitteln der Senatsverwaltung für Wirtschaft, Technologie und Forschung gefördert.

Berlin
Senatsverwaltung für Wirtschaft,
Technologie und Forschung

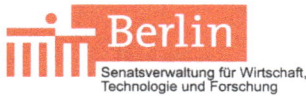

Bibliografische Information der Deutschen Nationalbibliothek

Die Deutsche Nationalbibliothek verzeichnet diese Publikation in der Deutschen Nationalbibliografie; detaillierte bibliografische Daten sind im Internet über http://dnb.d-nb.de abrufbar.

1. Nachdruck 2013

© 2012 Oldenbourg Wissenschaftsverlag GmbH
Rosenheimer Straße 145, D-81671 München
Telefon: (089) 45051-0
www.oldenbourg-verlag.de

Lektorat: Anne Lennartz
Herstellung: Constanze Müller
Druck und Bindung: Books on Demand GmbH, Norderstedt

Dieses Papier ist alterungsbeständig nach DIN/ISO 9706.

ISBN   978-3-486-71280-3
eISBN   978-3-486-71913-0

Editorial

Aufgrund der großartigen technologischen Möglichkeiten besitzt die Telemedizin angesichts des demographischen Wandels und der soziologischen Problematik in ländlichen Regionen hohe volkswirtschaftliche und gesundheitspolitische Relevanz. Aus diesem Grund gehört sie als Teil der Medizintechnik zu einem der 12 Handlungsfelder im länderübergreifenden Masterplan der Gesundheitsregion Berlin-Brandenburg.

Die Region zeichnet sich auf der einen Seite durch eine hohe Dichte von exzellenten wissenschaftlichen Einrichtungen sowie von Kliniken und Industrie aus. Auf der anderen Seite ist sie insbesondere in den ländlichen und strukturschwächeren Landesteilen von den Folgen des demografischen Wandels und den damit einhergehenden versorgungstechnischen Problemstellungen betroffen.

Zusammen mit den regionalen Zentren und niedergelassenen Ärzten besitzt die Region Berlin-Brandenburg daher besonderes Potenzial, mit Hilfe der Telemedizin Lösungen zur langfristigen Sicherung einer bedarfsorientierten, hochwertigen und wirtschaftlichen Versorgung zu entwickeln. Zahlreiche Verbundprojekte der Region sowie die Produkte und Dienstleistungen einer Vielzahl von Unternehmen belegen dies. Beispiele dafür sind das kürzlich gestartete Projekt „StrokeBack" zur Telerehabilitation von Schlaganfallpatienten, das Verbundprojekt „Fontane" zur telemedizinischen Versorgung von Patienten mit Herzinsuffizienz im ländlichen Raum oder der Aufbau telemedizinischer Zentren wie des Telemedizinzentrums Lausitz (TMZ) und des Telemedizinzentrum Brandenburg (tmzb).

Im dritten Jahrbuch von HealthCapital diskutieren daher Fachleute aus Entwicklung und Anwendung exemplarisch an Projekten aus der Region die Rahmenbedingungen für telemedizinische Lösungen, deren Erfolgsfaktoren aber auch deren Grenzen. Wir wünschen Ihnen viel Freude beim Lesen!

Prof. Dr. Dr. h.c. Günter Stock
Sprecher Netzwerk Gesundheitswirtschaft/
HealthCapital Berlin Brandenburg

Vorwort

Telemedizin steht – nicht nur in Berlin und Brandenburg – in einem interessanten Spannungsfeld. Einerseits ist nach rasanten technischen Entwicklungen die Möglichkeit gegeben, modernste Medizin auch außerhalb von Zentren mit direktem Zugriff auf medizinische Expertise anzubieten und damit die Qualität der Versorgung in der Fläche zu verbessern. Andererseits besteht infolge Ärztemangel der Zwang, mithilfe technischer Lösungen Engpässe zu vermeiden und überhaupt eine flächendeckende, qualitativ hochwertige Versorgung zu gewährleisten. Handelt es sich um eine Technologie, die versuchen soll, Mängel im ärztlich-personellen Bereich zu kompensieren, oder wird eine generelle Qualitätssteigerung möglich? Wahrscheinlich trifft beides zu, wobei dies die Zukunft noch zeigen wird.

Nach einer aktuellen Ausarbeitung des Wissenschaftlichen Dienstes des Bundestages besteht das Ziel der Telemedizin in einer Verbesserung der Qualität, Wirtschaftlichkeit und Transparenz der medizinischen Versorgung. Dazu erfolgt die Übertragung medizinischer Daten und Informationen für die Prävention, Diagnose, Behandlung und Weiterbetreuung von Patienten in Form von Text, Ton, Bild oder ähnlichen Formaten. Die Bandbreite der Herausforderungen umfasst dabei Medizin, Technik, Organisationsformen, Wirtschaftlichkeit und juristische Sachverhalte.

Brandenburg ist das Flächenland mit der geringsten Vertragsarztdichte, weshalb Patienten weite Wege zum nächsten Facharzt oder Krankenhaus zurücklegen müssen. Politik und Wirtschaft haben dies nicht nur als Problem erkannt, sondern auch als eine Chance, innovative Anwendungen umzusetzen. Dies gelingt jedoch nur, wenn die Rahmenbedingungen stimmen.

Genau das wird im ersten Abschnitt dieses Jahrbuches „Rahmenbedingungen für Telemedizin und Telematik" umrissen. Politik, Wissenschaft, Krankenkassen und Kassenärztliche Vereinigung sind nur einige wichtige Partner im System, die gemeinsam die dringend notwendigen inhaltlichen und formalen Schnittstellen der Telematik in ihren jeweiligen Verantwortungsbereichen definieren und durchsetzen müssen.

Deutlich technischer und noch praktischer ist der Gliederungspunkt „Telemonitoring" gestaltet. Von großem Interesse dabei ist die Verzahnung mit Industriepartnern.

Im Kapitel „Telemedizinische Vernetzung" werden medizinisch-organisatorische Projekte, vor allem in den Bereichen Kardiologie, Onkologie und Radiologie, aus unterschiedlichen regionalen Perspektiven dargestellt. Vom praktischen Erfahrungsbericht bis hin zu grenzüberschreitenden EU-geförderten Projekten wie der „Telemedizin Pommerania" sind verschiedene Blickwinkel vertreten. Es gilt dabei noch zahlreiche Detailprobleme zu lösen. Schnittstellen in Systemen unterschiedlicher Hersteller in den Bereichen KIS (Krankenhausinformationssysteme), RIS (Radiologische Informationssysteme) und PACS (Picture archiving and communication systems) funktionieren keinesfalls immer klaglos. Besonders fehlen Ansätze zur reibungslosen Verzahnung dieser Lösungen im stationären Bereich mit ambulanten Systemen. Dazu werden nicht nur technische Lösungen benötigt sondern vor allem sektorenübergreifende, datenschutzkonforme politische und berufspolitische Ansätze.

Natürlich mit dem letztgenannten Komplex verzahnt und zum Teil sich überschneidend beinhaltet der letzte Komplex „Spezielle Anwendungen der Telemedizin" Beiträge aus Kardiologie, Radiologie, Herzchirurgie, Pathologie und Neurologie. In diesen Beiträgen findet sich nun sehr detailliert und auf die praktische Ebene heruntergebrochen die Zusammenarbeit der Regionen Berlin und Brandenburg. Natürlich ist im Land Brandenburg eine hohe fachliche Kompetenz vorhanden; andererseits erscheint es mehr als sinnvoll, die Möglichkeiten der Bundeshauptstadt mit ihren zahlreichen medizinischen Spitzeneinrichtungen und industriellen Partnern ebenso zu nutzen. Es geht keinesfalls darum, lediglich Spitzenmedizin aus Berlin im Land Brandenburg einzusetzen, weil dort diese Leistungsebene fehlt. Dies würde so den Gegebenheiten, dem Leistungsniveau und auch dem Anspruch von zahlreichen Partnern im Land Brandenburg nicht gerecht werden. Vielmehr soll eine sinnvolle Verzahnung stattfinden. In diesen Bereichen zeigen sich dann auch deutlich die Chancen der telemedizinischen Anwendungen. Dies ist nämlich insbesondere die Kombination aus medizinisch-wissenschaftlich-technischen Spitzenleistungen mit der qualitativ hochwertigen Patientenversorgung in der Fläche, auch und insbesondere wenn wenig Personal vor Ort ist. Die Einbeziehung von Partnern aus der Industrie erscheint dabei sinnvoll und notwendig.

Insgesamt wünschen sich die Herausgeber und Autoren dieses Buches, dass die Lektüre zu telemedizinischen Aktivitäten anregen möge und die bei jedem neuen Projekt initial entstehenden Probleme vielleicht auch im Dialog mit Partnern, die bereits erfolgreich Pläne umsetzen konnten, gelöst werden. Niedergelassene Ärzte müssen unbedingt stärker eingebunden werden, da sie in der Fläche den Kontakt zu den Patienten herstellen und aufrechterhalten. Kein telemedizinisches Zentrum kann ohne motivierte Partner vor Ort gut funktionieren. Und schließlich ist zu wünschen, dass initial finanziell geförderte Projekte auch den Weg in die Routineanwendung finden, die Alltagstauglichkeit beweisen und damit sowohl der Wissenschaft als auch einer qualitativ hochwertigen Patientenversorgung zugutekommen.

Berlin, im Februar 2012

Prof. Dr. Sven Mutze, Unfallkrankenhaus Berlin
Dr. Helmut Kunze, TSB Innovationsagentur Berlin GmbH

Inhaltsverzeichnis

Rahmenbedingungen für Telemedizin und Telematik

Chancen der Gesundheitstelematik nutzen! Ansätze der AOK Nordost – Die Gesundheitskasse

Anja Halkow und Jürgen Heese

Der Einsatz moderner Informations- und Kommunikationstechnologien (IKT) im Gesundheitswesen ist eine bedeutende Entwicklung mit großem Potenzial, die gesundheitliche Versorgung besser und effektiver zu gestalten. Zwar erhöhen das Mehr an Informationen, die schnellere Verfügbarkeit von Daten und nicht zuletzt die Zunahme der Akteure, die IKT-basierte Dienste anbieten, die ohnehin schon hohe Komplexität im Gesundheitswesen, aber im Kontext der gesamtgesellschaftlichen Entwicklung ist der Einzug von IKT in das Gesundheitswesen nur konsequent. Es gilt nun, passgenaue und bedarfsgerechte Anwendungen für alle Nutzergruppen zu entwickeln.

Auch die AOK Nordost – Die Gesundheitskasse setzt in ihrem Produkt- und Serviceportfolio auf moderne Technologien. Als größter Krankenversicherer in den Regionen Berlin, Brandenburg und Mecklenburg-Vorpommern betreut die Gesundheitskasse rund 1,8 Millionen Kunden aller Altersbereiche in Stadt und Land. Neben „klassischer" Telemedizin und der Unterstützung von Geschäftsprozessen durch IT stehen vor allem die Nutzung neuer Medien und Techniken in der Prävention und dem Versorgungsmanagement im Mittelpunkt der Aktivitäten. Dieser Beitrag gibt einen Ein- und Überblick zum Verständnis von Gesundheitstelematik bei der AOK Nordost. Hierbei wird ein erweiterter Begriff von Gesundheitstelematik zugrunde gelegt, der sowohl die klassische Telemedizin (Austausch fallbezogener Daten) als auch die elektronisch basierte Kommunikation von Gesundheitsinformationen und -dienstleistungen und die Unterstützung von Versorgungsmanagement durch moderne Technik umfasst.

1 Ziele und Erwartungen

Wie bei allen Investitionen, sind auch an Gesundheitstelematik Erwartungen und Zielvorstellungen geknüpft, um dem Einsatz von finanziellen Mitteln aus den

Beiträgen der Versicherten und von den Arbeitgebern zu rechtfertigen. Drei vorrangige Zielbereiche verfolgt die AOK Nordost hierbei:

Die Verbesserung der Gesundheit

Die Verbesserung der gesundheitlichen Situation der Bevölkerung in der Region ist für die Gesundheitskasse der wesentliche Antrieb für den Einsatz von Gesundheitstelematik. Telemedizin kann durch die kontinuierliche Kontrolle von Vitalparametern und schneller Interventionsmöglichkeit insbesondere einen Beitrag dazu leisten, die Lebensqualität bei chronischen Erkrankungen zu erhöhen und den Gesundheitsstatus zu verbessern. Aber auch im Bereich der Prävention eröffnen sich Chancen, gerade jüngere oder in peripheren Gebieten lebende Kunden über moderne Zugangswege durch Internet und Apps zu erreichen und sie ortsunabhängig in einer gesundheitsförderlichen Lebensweise zu unterstützen.

Die Verbesserung der Versorgungsstruktur

Auch die Struktur gesundheitlicher Versorgung in ländlichen Gebieten profitiert vom Einsatz moderner Technik. So kann Telemedizin helfen, lange Wege zwischen Hausärzten, Fachärzten, Krankenhäusern und anderen Versorgungsanbietern zu verkürzen oder haus- und fachärztliche Kompetenz zu bündeln und zu vernetzen. Von besonderem Interesse für die AOK Nordost ist der Einsatz von Gesundheitstelematik für ein patientenorientiertes und effektives Fallmanagement bei chronisch kranken oder multimorbiden Patienten. In Zeiten, in denen chronische Erkrankungen der immer älter werdenden Bevölkerung zunehmen und der Wettbewerb zwischen den Krankenkassen im Wesentlichen über den Zusatzbeitrag entschieden wird, spielt die Entwicklung qualitativ hochwertiger und auch ökonomisch sinnvoller Versorgungsmodelle eine wichtige Rolle. Unterstützende Gesundheitstelematik ist ein wesentlicher Baustein vieler Angebote und wird gerade in diesem Bereich künftig noch bedeutsamer werden.

Die Verbesserung der Position im Wettbewerb

Eine gute Positionierung im Wettbewerb ist ein wesentliches Zielfeld jeder Krankenkasse. Denn ihre Größe ist oft ausschlaggebend für die finanzielle Stabilität, die Verhandlungsposition gegenüber den Vertragspartnern oder die Möglichkeit, für ausreichend große Gruppen von Betroffenen spezielle Versorgungsprogramme anbieten zu können. Es ist selbstverständlich, dass sich auch im Wettbewerb der Krankenkassen die gesellschaftlichen Trends widerspiegeln und die Digitalisierung von Services und Produkten eingesetzt wird, um für die potenziellen Kunden attraktiv zu sein und ein modernes Image aufzubauen. Differenzierung findet hier über die Qualität und den Nutzen der Produkte statt. So stellt die AOK an gesundheitstelematische Angebote die Anforderungen, qualitativ hochwertig zu sein, einen echten gesundheitlichen Mehrwert gegenüber den Produkten der Mitbewerber zu liefern und zugleich auf die Nutzergruppen passgenau zugeschnitten zu sein.

2   Barrieren für die regelhafte Übernahme der Telemedizin in die Versorgung

Ein häufiges Thema im Kontakt von Anbietern mit Kostenträgern ist die Übernahme von Telemedizin in die Regelversorgung beziehungsweise die Überführung von Pilotprojekten in das Versorgungsangebot einer Krankenkasse. Die Komplexität dieser Thematik, mit der sich viele Anbieter telemedizinischer Lösungen nach Ablauf einer pilothaften Projektphase konfrontiert sehen, ist hoch. Zur Frage, wie es gelingen kann, gibt es keinen Königsweg. An dieser Stelle möchten wir aus Sicht einer Krankenkasse einige Hürden erläutern, die zunächst gute Angebote auf dem weiteren Weg in die Versorgung oft scheitern lassen. Dabei greifen wir bewusst nicht die wesentlichen Themen wie die rechtlichen Restriktionen, die mangelnde Interoperationalität der technischen Systeme oder Schwierigkeiten mit dem Datenschutz auf, die hinlänglich bekannt sind. Stattdessen möchten wir drei Problemkomplexe im kommunikativen Bereich skizzieren, die wir in der Praxis häufig beobachten.

Späte Einbindung der Krankenkassen

Telmedizin-Projekte werden naturgemäß oft unter „Laborbedingungen" mit einem engen Kreis von Beteiligten entwickelt und pilotiert. Häufig werden dabei gute Ergebnisse erzielt und das Produkt dann an potenzielle Kostenträger herangetragen. Ungeachtet dessen, dass Krankenkassen in der Regel ein großes Interesse an den Entwicklungen haben und auf die Kreativität und Kompetenzen von freien Unternehmen angewiesen sind, scheitern viele Produkte jedoch genau an dieser Stelle. Grund dafür ist oft, dass die Krankenkassen nicht nur als Payer, sondern als Player auftreten und sich entsprechend aktiv in die Entwicklung der Anwendungen einbringen wollen. Oft haben die Kassen ganz bestimmte Zielgruppen oder ganz spezielle Interventionen oder Prozesse im Auge, für die sie telemedizinische Unterstützung für sinnvoll erachten. Zudem besteht der Anspruch, sich über die Produkte im Markt zu differenzieren und entsprechende individuelle Lösungen anbieten zu können. Telemedizinprodukte einfach einzukaufen, ist mit diesen Zielvorstellungen nicht gut zu vereinbaren. In den letzten Jahren ist hier jedoch eine positive Veränderung dahingehend zu beobachten, dass Unternehmen öfter in früheren Entwicklungsphasen an die Kassen herantreten und ihnen nicht mehr nur die fertigen Produkte präsentieren.

Unzureichende Kommunikationsstruktur und -kultur unter den Beteiligten

In der Praxis bestehen oft Vorbehalte der Ärzte, der Patienten oder der Kostenträger gegen den Einsatz von Telemedizin, weil nicht deutlich ist, welche Chancen und Risiken damit verbunden sind, wie die Daten- und Informationsströme gestaltet sind, wer die Verantwortung für den Prozess übernimmt und in welche Versorgungsstrukturen die Anwendungen tatsächlich eingebettet sind. Eine wesentliche Voraussetzung für das Gelingen von telemedizinischen Angeboten ist

daher die Beseitigung von Unsicherheiten und die klare Definition der Kommu-
nikationsstrukturen in dem Projekt. Dies gelingt am besten in den Kooperationen, in denen Telemedizin als Ergänzung der Kommunikation von Mensch zu
Mensch verstanden wird, nicht als Ersatz. Entsprechend können Telemedizin und
andere gesundheitstelematische Anwendungen nur da optimal funktionieren, wo
sie in einem Klima von vertrauensvoller Zusammenarbeit und Transparenz über
Ziele und Interessen der Beteiligten implementiert werden. Das schließt eine
umfassende Information und Begleitung der Patienten ebenso ein wie einen
vertrauensvollen Austausch zwischen Krankenkasse und den beteiligten Leistungserbringern, um Bedenken auszuräumen.

Finanzielle Herausforderungen für Krankenkassen

Der Einsatz von Gesundheitstelematik kann in vielen Dimensionen und aus vielen
unterschiedlichen Stakeholder-Perspektiven heraus nutzbringend und gewinn-
bringend sein. So profitieren die Patientinnen und Patienten durch eine größere
Sicherheit im Umgang mit ihrer Erkrankung, die Reduktion längerer Fahrtwege
zu ihrem Arzt und im Bedarfsfall durch eine schnelle medizinische Intervention.

Krankenkassen als Kostenträger von Gesundheitstelematik sind verpflichtet, den
Einsatz der Versicherten- und Arbeitgeberbeiträge sorgfältig abzuwägen. Entsprechend bedarf es auch einer plausiblen Kosten-Nutzen-Kalkulation. Ökonomische Effekte durch den Einsatz von Gesundheitstelematik sind jedoch in vielen Fällen weitaus schwieriger und vor allem langfristiger nachzuweisen als der
direkte Benefit für die Nutzer. Sie kommen für die Kassen oft erst nach einem
mehrjährigen Einsatz der Anwendung zum Tragen und auch nur dann, wenn der
Patient bei der Krankenkasse bleibt, die das Programm anbietet. Damit haben die
Krankenkassen häufig das Problem eines späten Return of Investment, der eine
Vorfinanzierung erfordert, die zunächst nicht gegenfinanziert ist. In Zeiten, in
denen der Vermeidung eines Zusatzbeitrags eines der wichtigsten Mittel zum
Überleben einer Krankenkasse im Wettbewerb ist, sind diese jedoch entsprechend zurückhaltend. Zudem haben sie finanzierungsrechtliche und betriebswirt-
schaftliche Anforderungen zu erfüllen, die Investitionen erschweren.

3   Anforderungen an Gesundheitstelematik aus Sicht
der AOK Nordost

Entsprechend der aufgezeigten Umsetzungshindernisse sehen wir folgende Anforderungen an eine erfolgreiche Entwicklung und Implementierung von Ge-
sundheitstelematik-Anwendungen:

Gesundheitstelematik kann Kommunikation nicht ersetzen, sondern lediglich
ergänzen. Die Anwendung sollte entsprechend in einer vorherrschenden Kultur
der kontinuierlichen und partnerschaftlichen Kommunikation und des Vertrauens
zwischen den Beteiligten implementiert werden.

Bei Telemedizin werden von verschiedenen Nutzern verschiedene Erwartungen an Qualität und Nutzen gestellt. Erfolgreiche Entwicklungen sind im Idealfall gemeinsam mit allen Beteiligten entwickelt und etabliert worden, auf regionale Besonderheiten und die Interessen der Stakeholder angepasst. Die Akzeptanz der Anwendung durch die Nutzer erhält eine optimale Grundlage, wenn die Nutzerperspektiven schon während der Konzeption berücksichtigt werden.

Telemedizin soll zielgruppenspezifisch und dem individuellen Bedarf genau angepasst sein. Das heißt, dass zur Verfügung stehende Lösungen nicht mit der Gießkanne über die potenziellen Nutzer verteilt werden. Es ist notwendig, die Erwartungen an den Einsatz genau zu definieren und hier passgenaue Lösungen für die spezifische Indikation oder das vereinbarte Versorgungsziel zu schaffen. Damit verbunden ist, dass Gesundheitstelematik nicht isoliert eingesetzt wird, sondern zwangsläufig ganz spezifisch in ein Versorgungsprogramm eingepasst ist.

Gesundheitstelematik ist kein Selbstzweck, sondern muss in einer oder mehreren Dimensionen Vorteile und Nutzen mit sich bringen (s.o. Ziele und Erwartungen). Neben Qualitätsverbesserungen und Effekten in der gesundheitlichen Situation der Nutzer sind für die Kostenträger auch ökonomische Ergebnisse interessant.

4 Das Engagement der AOK Nordost

Gesundheitstelematik in der AOK Nordost hat – entsprechend der breiten Definition – viele Gesichter. An drei Beispielen möchten wir das Engagement der Gesundheitskasse in diesem Bereich skizzieren.

Telemedizin im Einsatz bei Patienten mit Herzinsuffizienz

Die AOK Nordost setzt Telemedizin im Rahmen des Versorgungsprogramms „AOK-Curaplan Herz Plus" ein, in dem Patienten mit Herzinsuffizienz begleitet werden. Kern des Programms sind regelmäßige individuelle Patientenschulungen und unterstützendes Informationsmaterial. Das Programm ergänzt die Betreuung des behandelnden Arztes und hilft den Teilnehmern dabei, ihre Krankheit positiv zu beeinflussen und bedrohliche Situationen schnell zu erkennen. Als flankierende Maßnahmen sind Weiterbildung und Information der Ärzte, ein medizinischer Beirat sowie eine regelmäßige Programmevaluation im Einsatz. Für unterschiedliche Schweregrade der Erkrankung ist ein stufenweises Betreuungsprofil erstellt worden. Versicherte, die an diesem Gesundheitsprogramm teilnehmen, werden primär telefonisch betreut. Die telemedizinische Komponente wird bei Hochrisiko Patienten im Programmsegment „Cordiva" eingesetzt. Hier findet eine telefonische Betreuung und, wenn erforderlich, eine telemedizinische Überwachung des Körpergewichts statt. Hausarzt, Facharzt und Klinik sind über eine elektronische Gesundheitsakte vernetzt. Das Management der Gesundheitsdaten erfolgt durch ein Telemedizinzentrum, das durch die Gesellschaft für Patientenhilfe getragen wird. Die vorliegenden Ergebnisse aus dem Programmsegment „Cordiva" sind hinsichtlich der Sterblichkeit der Patienten, der Verbesserung der Lebensqualität und der Anzahl der Krankenhausfälle durchaus positiv.

Ebenfalls für die Indikation der Herzinsuffizienz startete im Herbst 2011 das bundesweit erste flächendeckende Telemedizinnetzwerk im Land Brandenburg. Das Carl-Thiem-Klinikum Cottbus und das Städtische Klinikum Brandenburg betreuen darüber bis zu 500 Patienten mit chronischer Herzinsuffizienz. Die Deutsche Telekom und GETEMED installieren eine landesweite Infrastruktur und stellen für Patienten telemedizinische Geräte bereit. Die AOK Nordost hat mit den Kliniken einen integrierten Versorgungsvertrag über die Telemedizinleistungen geschlossen. Damit wird das Betreuungsangebot für ihre Versicherten ergänzt. Hochrisikopatienten mit fortgeschrittener chronischer Herzschwäche erhalten diagnostische Geräte und die so ermittelten Vitaldaten werden automatisch und kabellos direkt in eine elektronische Patientenakte im Telemedizinzentrum übertragen. Von einem telemedizinischen Arbeitsplatz aus erfolgt die Überwachung der Werte. Ärztliche Teams in 24-Stunden-Bereitschaft werten die Daten aus und informieren bei sich abzeichnenden kritischen Zuständen die Patienten und deren Ärzte. Einer der vielen Nutzen ist, dass den behandelnden Hausärzten und Kardiologen, die in das Telemedizinprojekt eng eingebunden werden sollen, somit vor dem Patientenbesuch bereits alle wichtigen diagnostischen Daten vorliegen.

Mit Wissenschaft und Forschung kooperieren

Informations- und kommunikationstechnische (IKT) Komponenten werden künftig verstärkt in individuellen Präventions- und Versorgungsprogrammen und als Mehrwertdienste eingesetzt werden. Es kann davon ausgegangen werden, dass die Mobilisierung von Gesundheitsdienstleistungen einen wesentlichen Trend im Gesundheitswesen darstellt, dem sich zukunftsorientierte Unternehmen nicht verschließen können. Kooperationen zwischen Forschungseinrichtungen und Gesundheitsdienstleistern bieten optimale Möglichkeiten, die Bedürfnisse bei den Kunden zu erheben, Anwendungen zu entwickeln, zu evaluieren und nach der Erprobung gezielt in das Leistungsportfolio aufzunehmen.

Die AOK Nordost und der AOK-Bundesverband kooperieren seit 2010 mit der Technischen Universität Berlin im „Kooperationszentrum präventive Gesundheitsassistenz – KoPrA". Ziel des Kompetenzzentrums ist es, innerhalb der nächsten fünf Jahre das Angebot der Prävention und Versorgung mit benutzerfreundlichen IT-basierten Prototypen zu erweitern und generationsübergreifende Lösungen zu erforschen. Eines der ersten Produkte ist die Entwicklung eines Fallmanagement-Unterstützungssystems für die AGnES-II-Fachkräfte, die chronisch kranke oder multimorbide Patienten in ihrem Wohnumfeld betreuen. Der Einsatz von IKT-Unterstützung bei individuellen Präventionsangeboten, z.B. durch Apps, bietet zudem Chancen hinsichtlich der Gewinnung von Teilnehmer/ -innen durch eine erhöhte Attraktivität der Programme auch bei Jüngeren. Darüber hinaus sind positive Effekte auf die Intensität der Mitwirkung sowie Ergebnisqualität und Nachhaltigkeit der Programme zu erwarten.

Strukturen mitgestalten

Im Flächenland Brandenburg erfordern die demographische Entwicklung der Bevölkerung sowie die (drohende) Unterversorgung ländlicher Gebiete mit Hausärzten neues Denken in der Entwicklung technikbasierter Lösungen. Es gilt, eine Telematik-Infrastruktur koordiniert und zielgerichtet zu entwickeln und Gestaltungsmöglichkeiten intensiv zu nutzen. Für den übergreifenden Austausch fehlte eine gemeinsame Plattform, die es ermöglicht, tatsächliche Bedarfe zu erfassen und entsprechende Lösungsansätze zu entwickeln.

In diesem Bewusstsein haben sich 2005 die Universität Potsdam, die AOK Brandenburg – Die Gesundheitskasse (jetzt AOK Nordost), die UP Transfer GmbH, die Mengel und Partner GbR sowie die Rechtsanwälte Waldheim, Wilbert und Struß zur Telemed-Initiative Brandenburg zusammengeschlossen. Seit 2007 ist die Initiative als eingetragener Verein tätig. Ziel der Initiative ist die Schaffung eines Forums für eine patienten- und zukunftsorientierte Telematik-Infrastruktur. Die Telemed-Initiative versteht sich als neutraler Zusammenschluss von Wissenschaft, Versorgung und Beratung, der Bewusstsein für Möglichkeiten telemedizinischer Anwendungen schafft und den Austausch der Beteiligten im Land anregt und begleitet. Eine Vision der Initiative ist die Überwindung sektoraler Grenzen im Gesundheitswesen und die Versorgungsoptimierung mit Hilfe innovativer Telematik. Durch Information, Wissenstransfer und bessere Abstimmung von Bedarfen und Angeboten kann geholfen werden, Fehlinvestitionen zu vermeiden und tatsächlich bedarfsgerechte Lösungen zu entwickeln. Der Schwerpunkt der Aktivitäten liegt auf diesen Feldern:

- Seit 2006 veranstaltet die Telemed-Initiative erfolgreich jährliche Landestelematikkonferenzen im Land Brandenburg.
- Das „Wissenschaftliche Netzwerk Telematik im Gesundheitswesen" der Brandenburgischen Forschungseinrichtungen hat sich 2007 bei der Telemed-Initiative konstituiert.
- In regionalen Gesprächskreisen werden Voraussetzungen und Kriterien telemedizinischer Anwendungen aus Nutzersicht diskutiert.

5   Fazit

Moderne Technik ist inzwischen ein fester Bestandteil des Lebens. Über die künftig noch wachsende Bedeutung der Gesundheitstelematik in Prävention und Versorgung besteht kein Zweifel. Für die Gesundheitskasse, die Kunden aller Altersgruppen und in unterschiedlichsten Lebenslagen betreut, gilt es, die Chancen der Gesundheitstelematik in den verschiedenen Zielgruppen zu bewerten. So finden klassische Telemonitoring-Anwendungen primär in der Betreuung chronisch Erkrankter ihren Einsatzbereich. Moderne Medien können die Gesundheitskommunikation im Rahmen der Prävention bei Jugendlichen und jungen Familien begleiten. Im Rahmen besonderer Versorgungsangebote kommen Telematik-Entwicklungen als Software-Unterstützung für ein hochwertiges und effektives Fallmanagement zum Einsatz.

Im Spannungsfeld zwischen wirtschaftlichem und innovativem Handeln besteht nun die Herausforderung an die Kostenträger darin, moderne, sinnvolle und bedarfsorientierte Gesundheitstelematik-Entwicklungen zu fördern und einzusetzen, die jedoch auch die Anforderungen an eine vertretbare Kosten-Nutzen-Relation erfüllen. Neue Wege in der Kooperation, wie die Gründung des Kompetenzzentrums für digitale Präventionsassistenz (KoPrA), bieten hier optimale Möglichkeiten für die AOK Nordost, ihrem Selbstverständnis als innovatives Gesundheitsunternehmen nachzukommen und die Chancen der modernen Gesundheitstelematik für ihre Kunden bestmöglich einzusetzen.

Weitere Informationen unter:

- www.aok.de/nordost/
- www.aok-kopra.de
- www.telemed-initiative.de

Erfolgsfaktoren der Implementierung von Telemonitoring im Gesundheitsmarkt

Carsten Schultz, Karolina Budych

1 Einleitung

Telemonitoring-Angebote schaffen eine wertvolle Grundlage für eine hochwertige medizinische Versorgung, selbst unter ökonomischen Restriktionen. Die aktuelle Situation des Telemonitoring in Deutschland ist jedoch widersprüchlich. Der Vielzahl umgesetzter telemedizinischer Anwendungen, deren positive Diskussion auf zahlreichen Veranstaltungen sowie dem durch mehrere Beratungs- und Marktforschungsunternehmen herausgestellten Marktpotential steht eine nur unzureichende Verbreitung von Telemonitoring-Anwendungen in der Versorgungsrealität gegenüber. Als Ursache wird oft ein Mangel an Akzeptanz bei Patienten und insbesondere bei Ärzten angeführt.

Die Akzeptanz des Telemonitoring ist von zentraler Bedeutung für dessen Erfolg im Gesundheitsmarkt. Da es sich beim Telemonitoring um eine Dienstleistung – und nicht um ein reines technisches Produkt – handelt, geht die Relevanz der Akzeptanz über die Nutzungsbereitschaft potentieller Kunden deutlich hinaus. Patienten und Ärzte sind vielmehr aktive Partner in der Leistungserstellung, auch zum Teil schon bei der Entwicklung von Telemonitoring-Dienstleistungen. Zum Beispiel lassen sich die angestrebten Qualitäts- und Effizienzverbesserungen des Herzinsuffizienz-Telemonitoring erst dann realisieren, wenn die Patienten nicht nur die entsprechenden Sensorikdaten übermitteln und Schulungsangebote wahrnehmen, sondern sich das Angebot auch in entsprechenden Lebensstiländerungen und höherer Adhärenz niederschlägt. Auch Ärzte müssen sich aktiv in die Telemonitoring-Dienstleistung einbringen. Wesentlich für den Erfolg ist, dass sie nicht nur die festgelegten Patienteneinschlüsse und Wiedervorstellungen übernehmen, sondern dass das Telemonitoring auch zu Verbesserungen von realen Behandlungsprozessen führt.

Die Frage nach der Akzeptanz darf jedoch nicht bei Angaben von zu beobachtenden Akzeptanz- und Zufriedenheitskennzahlen enden. Wichtig ist vielmehr die Analyse der Determinanten von Akzeptanz und Nutzung. Die Dienstleistung

Telemonitoring ist eine Innovation, die sich deutlich von der Regelversorgung unterscheidet. Die Telemedizin generell und insbesondere das hier fokussierte Telemonitoring ist eine radikale Innovation! Es hat vielfältige Potentiale, aber induziert auch genauso viele Barrieren bei der Entwicklung und Markteinführung. Nachfolgend werden zentrale vom Telemonitoring ausgehende Veränderungen skizziert, die in ihrer Gesamtheit die Akzeptanz bei Patienten, medizinischen Leistungserbringern sowie Kostenträgern und damit den Erfolg der Markteinführung beeinflussen. Die dargestellten Anforderungen induzieren beim Anbieter des Telemonitoring notwendige Kompetenzen für die Entwicklung, Markteinführung und den operativen Betrieb dieser Innovation. Damit einhergehend sind teilweise substantielle Veränderungen der bestehenden Strategie, Struktur sowie Kultur des Anbieters notwendig. Abbildung 1 fasst die Handlungsfelder für eine erfolgreiche Implementierung des Telemonitoring zusammen.

Gesundheits-markt	Technologie	Telemonitoring Anbieter	Wertschöpfungs-system	Umfeld
Neuer Kunden-nutzen	Neues med.-techn. Prinzip	Neuausrichtung der Strategie	Neue Prozesse	Neue Infrastruktur
Fehlende Evidenz Kosten-Nutzen	Verdrängung alter Ansätze	Veränderung der Struktur	Neue Partner	Neue Regularien
Lernaufwand der User	Neue Funktionalität	Neue Qualifikation	Neue Rollen & Verantwortlich-keiten	Neue Normen und Standards
Neue operative Prozesse	Neue Benutzer-schnittstellen	Veränderung der Kultur	Neue Gesundheits-modelle	Gesellschaftliche Kritik

Abb. 1:   Herausforderungen der Entwicklung und Markteinführung von Telemonitoring

2   Erfolgsfaktoren aus der Perspektive des Gesundheitsmarkts

Erfolgsfaktoren für die Implementierung von Telemonitoring sind insbesondere im Gesundheitsmarkt zu suchen. Eine wesentliche Problematik liegt dabei in der noch unzureichenden Evidenz der angestrebten Qualitäts- und Effizienzsteigerungen der telemedizinischen Lösungen. Dies ist insbesondere darauf zurückzuführen, dass sich sowohl der aus dem Telemonitoring ergebende Patientennutzen als auch die damit verbundenen Kosteneinsparungen erst über einen längeren Beobachtungszeitraum erfassen lassen. Gleichzeitig müssen bei der Evaluierung des Nutzens verschiedene Sektoren des Gesundheitswesens betrachtet werden. Da für derart komplexe Fragestellungen der Versorgungsforschung derzeit nur wenige erprobte Evaluierungsmaximen vorliegen und auch klassische Ansätze des Health Technology Assessments (HTA) hierfür nur bedingt geeignet sind, konnten bislang noch keine generell verfügbaren Abrechnungsmöglichkeiten geschaffen werden.

Von großer Bedeutung ist der Evidenznachweis indes nicht nur für die Kostenträger und die Gesundheitspolitik. Der zusätzliche Nutzen, der mit dem Einsatz des Telemonitoring einhergeht, sollte insbesondere auch den Endnutzern – den Ärzten und Patienten – vermittelt werden; gleichzeitig bedarf es Hilfestellungen zur Integration dieser Innovation in den Alltag dieser Nutzer. Da der Einsatz von Telemonitoring dabei sowohl die Implementierung von neuer Technologie als auch von neuen Prozessen umfasst, bedarf es eines geeigneten Innovationsprozesses bei den interagierenden Leistungserbringern sowie der Etablierung lokal verankerter Versorgungsnetzwerke.

Bei der folgenden Analyse der im Markt angesiedelten Erfolgsfaktoren sollen die Anforderungen aus Sicht der einzelnen Nutzergruppen – Patienten, Ärzte, Kostenträger – des Telemonitoring näher betrachtet werden.

2.1 Patientenorientierung als Erfolgsfaktor

Um die angestrebten Verbesserungen von Qualität und Effizienz zu realisieren, muss sich der Patient aktiv in den Leistungserstellungsprozess einbringen, den Umgang mit der neuen Technik erlernen und ggf. seinen Alltag entsprechend anpassen. Die aktive Mitarbeit des Patienten bildet im Telemonitoring eine wichtige Voraussetzung für den Erfolg der Intervention. So wird der Patient im Umgang mit seiner Krankheit geschult und für eine bewusste Änderung bestimmter gesundheitsschädlicher Verhaltensweisen sensibilisiert. Bei Betreuungskonzepten wiederum, die den Schwerpunkt auf die kontinuierliche Überwachung von Vitalparametern legen, wird der Patient aktiv in die Übermittlung der Daten eingebunden.

Die bislang in den Pilotprojekten eingeschlossenen Patienten weisen in der Regel eine hohe Compliance auf, da sie sich freiwillig und teilweise sogar proaktiv für eine Teilnahme an einem entsprechenden Programm gemeldet haben. Längerfristig werden jedoch im Zuge der Ausweitung der telemedizinischen Anwendungen auf breitere Indikationen auch weitere Patientengruppen gewonnen werden müssen. Die Herausforderung hierbei liegt darin, den unterschiedlichen Ansprüchen der Patienten gerecht zu werden sowie eine geeignete und auf die jeweiligen Bedürfnisse ausgerichtete Ansprache zu wählen. Wichtige Faktoren, die es hierbei zu berücksichtigen gilt, sind u.a. das Alter, der Bildungsstand sowie eventuell vorhandene Komorbiditäten.

Eine wesentliche Rolle spielen hier auch die Motivation der Teilnehmer und deren Vertrauen in den behandelnden Arzt und in das Telemonitoring-Zentrum sowie die Möglichkeiten, die telemedizinische Betreuung in den Alltag des Patienten einzubetten. Hier gilt es, im Vorfeld verschiedene Anwendungsszenarien zu entwickeln, die sowohl in der Breite anwendertauglich sind als auch gewisse individuelle Spielräume zulassen. Dabei muss beachtet werden, dass das Tele-

monitoring – wie andere medizinische Dienstleistungen auch – erklärungsbe-
dürftig und der Nutzen schwierig zu vermitteln ist. Dieser Intangibilität muss in
der Patientenansprache Rechnung getragen werden. Für eine erfolgreiche telemedizinische Versorgung gilt es also, den Nutzen der telemedizinischen Dienstleistung überzeugend zu kommunizieren, um somit eine hohe Bereitschaft zur
Veränderung der Alltagsprozesse aufseiten des Patienten zu erreichen. Technik-
unerfahrenen oder gar technikaversen Patienten gilt es, die Angst vor den Unsicherheiten und vermeintlichen Risiken zu nehmen und ihnen dabei zu helfen, ein
nachhaltiges Vertrauensverhältnis zu den Telemonitoring-Anbietern aufzubauen.

Ferner sind auch die Eigenschaften des Anwenders von großer Bedeutung. Neben
demographisch-epidemiologischen (Alter, Geschlecht, Schweregrad der Erkrankung) und sozioökonomischen (Bildungsniveau, Einkommen und sozialer Status) sind psychographische Anwendermerkmale der Patienten zu beachten. Psychographische Merkmale fokussieren die individuellen Herausforderungen im
Rahmen der Akzeptanz und Nutzung des Telemonitoring. Dabei ist die persönliche „Innovationskompetenz" das zentrale psychographische Merkmal. Unter
diesem Sammelbegriff werden die individuelle Innovationsaffinität, die Technik-
affinität sowie analytische Fähigkeiten und die Umsetzungskompetenz der Nutzer zusammengefasst. Während die ersten drei Eigenschaften speziell bei der
Informationssuche und -bewertung bedeutend sind, ist die Umsetzungskompetenz notwendig, um die Herausforderungen der Nutzung erklärungsbedürftiger
und ggf. noch nicht ausgereifter Lösungen zu adressieren. Mit hoher Innovationskompetenz verfügen die Anwender über eine bessere Informationsgrundlage
und Fähigkeiten, um die Telemonitoring-Prozesse und den relativen Vorteil des
Telemonitoring zu analysieren. Da bei geringer Innovationskompetenz diese
Fähigkeiten zur Beurteilung der Prozessqualität nicht gleichermaßen ausgeprägt
sind, stützen sich potentielle Anwender mit geringer Innovationskompetenz daher eher auf die allgemein leichter zu beurteilende Anbieterreputation und der
Einfluss des wahrgenommenen Risikos auf die Akzeptanz nimmt zu. Diese individuellen Eigenschaften und Effekte behalten ihre Relevanz auch bei Fokussierung der Ärzte.

2.2   Arztorientierung als Erfolgsfaktor

Einen besonderen Stellenwert im Telemonitoring haben die niedergelassenen
Ärzte, die eine wesentliche Schnittstelle zwischen dem Patienten und dem Telemedizinzentrum darstellen. Als direkte und persönliche Ansprechpartner haben
sie oftmals bereits ein gewachsenes Vertrauensverhältnis zu ihren Patienten und
können diese im telemedizinischen Versorgungsprogramm unterstützen. Insofern
besteht die Notwendigkeit, den Ärzten die Überzeugung zu vermitteln, dass sie
keinesfalls einen Patientenverlust an einen vermeintlichen Wettbewerber erleiden,
sondern vielmehr in Kooperation mit einem Telemedizinzentrum eine effizien-
tere Gesundheitsversorgung ihrer Patienten erreichen und sogar eine Entlastung
bei den eigenen alltäglichen Praxisprozessen erfahren können. Der niedergelas-

sene Arzt erbringt auch weiterhin die primäre medizinische Dienstleistung und ist stets der erste Ansprechpartner für den Patienten; die bisherige Arzt-Patienten-Beziehung bleibt daher unangetastet. Die Rolle des Telemedizinzentrums besteht dabei in einer unterstützenden Funktion der Primärversorger, insbesondere durch eine engmaschigere Erhebung der medizinisch relevanten Daten. Bei Bedarf ordnet es – in Abstimmung mit dem behandelnden Arzt – den Besuch eines Hausarztes oder im Notfall auch die Einlieferung in eine Klinik an.

Telemedizinische Unterstützung gewinnt insbesondere in der flächendeckenden Versorgung in ländlichen Regionen angesichts des dort herrschenden bzw. zu erwartenden Ärztemangels an Bedeutung. Trotz der Vorteile, die Telemonitoring den Ärzten bietet, gibt es jedoch noch zahlreiche Vorbehalte gegen diese Dienstleistung, insbesondere im ambulanten Bereich. Bezogen auf die stationären Leistungserbringer ist dagegen ein latentes Spannungsverhältnis zu beobachten zwischen den überregional und unabhängig fungierenden Telemedizinzentren und dem Bestreben der Krankenhäuser, selbst stärkeren Einfluss auf den ambulanten Markt zu nehmen. Daher bevorzugen die Kliniken eigene Angebote bzw. Kooperationslösungen, um alle Gesundheitsdienstleistungen aus einer Hand anbieten zu können. Gleichzeitig bedarf Telemonitoring einer Adaption der Strategie sowie einer strukturellen und organisationskulturellen Veränderung in den etablierten Organisationen des Gesundheitswesens; nur so ist eine Weiterentwicklung der einzelnen beteiligten Institutionen zu sektorenübergreifenden Gesundheitsdienstleistern möglich.

Die Kooperationsbereitschaft der Ärzte sowie damit einhergehend die Bereitschaft zur Veränderung von Praxisalltags- und Behandlungsprozessen stellen weitere wichtige Erfolgsfaktoren dar. Die Innovationsbereitschaft der Ärzte ist dabei insofern wichtig, als der eigentliche Nutzen des Telemonitoring in einer Qualitäts- und Effizienzverbesserung durch die Verbesserung des intersektoralen Versorgungsprozesses besteht. Es bedarf daher der aktiven Mitarbeit aller Beteiligten sowie der Integration der telemedizinischen Betreuung in die Behandlungsprozesse. Die Einbindung von Ärzten geht anfänglich jedoch mit einem hohen Implementierungsaufwand einher. Eine solche Kooperation bedeutet neben dem Erlernen des Umgangs mit neuen Technologien und Teilnahmen an Schulungen auch eine Integration entsprechender Software in die bestehende IT-Infrastruktur der Praxis und eine Umstellung von Routineprozessen. Dies bedeutet für ambulante Leistungserbringer häufig einen erhöhten Aufwand, wobei insbesondere in ländlichen Gebieten die Möglichkeiten für solche zeitlichen und finanziellen Investitionen besonders gering sind – trotz des Potentials, das mit einer telemedizinischen Unterstützung der Betreuungsprozesse einhergeht.

Vor diesem Hintergrund ist daher eine intensive Aufklärungsarbeit notwendig, um die Innovationsbereitschaft der Ärzte zu stärken. Die Kommunikation der Leistungspotenziale und der Wirtschaftlichkeit von Telemonitoring muss sich dabei stärker an den spezifischen Bedürfnissen der Ärzte orientieren. Wichtig sind in dem Zusammenhang auch eine angemessene Risikoverteilung der finanziellen Investition, die z.B. durch die Entwicklung entsprechender Konzepte zur

Investitionsfinanzierung erreicht werden kann, sowie die Schaffung geeigneter Abrechnungsmodalitäten der telemedizinischen Leistungen, sodass Aufwand und wirtschaftlicher Nutzen im Einklang stehen.

Anbieter von Telemonitoring stehen darüber hinaus vor der Aufgabe, die Primärversorger bei der Implementierung zu unterstützen und durch geeignete Anreize deren Motivation zu fördern. Möglichkeiten der Unterstützung reichen dabei über die Aufklärung und Schulung des Praxis- und Krankenhauspersonals hinaus. So kann der Aufbau lokaler Gesundheitsnetzwerke aktiv gefördert werden, indem Moderationsaufgaben übernommen und nachhaltige Geschäftsmodelle entwickelt werden, die z.B. Synergieeffekte durch Einkaufsgemeinschaften oder zusätzliche Erlöse durch weitere Selektivverträge nutzen. Zudem gilt es, den Leistungserbringern das Potential aufzuzeigen, das mit dem Engagement in innovativen Selektivversorgungsverträgen einhergeht und insbesondere in einer besseren wirtschaftlichen Leistungsfähigkeit durch die Qualitätssteigerung besteht. Die Anreize auf ärztlicher Seite sollten sich im Sinne eines Pay-for-Performance-Ansatzes an den realisierten Ergebnissen orientieren und nicht auf reine Einschreibeprämien beschränkt sein; auf diese Weise werden Fehlanreize, die zum Einschließen nur bedingt geeigneter Patienten führen, vermieden. Ferner sollten die realisierbaren Einsparungen sowie weitere Mehrwerte, die sich aus einer telemedizinischen Behandlung ergeben, in die Refinanzierungssystematik mit einfließen. So können beispielsweise Krankenhäuser, die durch eine bessere Planbarkeit der Behandlung chronisch Kranker durch Telemonitoring profitieren, dieses bewusst auch als Element des Einweisungs- und Entlassungsmanagements nutzen und entsprechend die Telemonitoring-Dienstleistung vergüten.

2.3   Kostenträgerorientierung als Erfolgsfaktor

Krankenkassen sind aus der Sicht vieler Akteure im Telemonitoring-Markt wenig offen und flexibel im Umgang mit neuen Versorgungsansätzen. Neben regulativen Einschränkungen ist dies oftmals auf die fehlende Erfahrung und Kompetenz im Umgang mit innovativen Versorgungsansätzen und die stark ausgeprägte kameralistische Budgetplanung und Buchführung zurückzuführen. So besteht grundsätzlich die Möglichkeit einer Kostenübernahme durch Krankenkassen, z.B. im Rahmen von Selektivverträgen oder im Rahmen der integrierten Versorgung nach § 140 SGB V. Die Freiräume und Gestaltungsmöglichkeiten für die integrierte Versorgung und für einen stärkeren Einsatz der Telemedizin werden jedoch bei Weitem nicht ausgeschöpft. Dies würde Prozessveränderungen innerhalb der Kostenträgerorganisationen nach sich ziehen und teilweise strukturelle Anpassungen erfordern. Erschwerend kommt hinzu, dass sich auch die Kostenträger in einem Lernprozess hinsichtlich des Umgangs mit innovativen Versorgungsformen befinden und die erforderlichen Kompetenzen im Versorgungsmanagement noch nicht in ausreichender Form vorliegen.

Die Kostenträger selbst hingegen führen eine mangelnde Evidenz des Patientennutzens und der Kosteneinsparungen als wesentliche Schwierigkeiten an. Zwar liegen bereits zahlreiche Studien und Erfahrungsberichte vor, diese weisen jedoch aus Sicht der Kostenträger erhebliche Schwachstellen auf, insbesondere werden hier eine zu geringe Evidenzklasse sowie eine mangelnde Unabhängigkeit angeführt. Die schwierige Vergleichbarkeit vieler Studien, die ebenfalls bemängelt wird, lässt sich auf die Heterogenität des Telemonitoring sowie auf die komplexen und sich erst langfristig manifestierenden Effekte zurückführen. Die Patienten- und Arztauswahl, die medizinische Versorgung der Maßnahmen- und Kontrollgruppen sowie der getestete Umfang des Telemonitoring sind wichtige Variablen, die das Studienergebnis beeinflussen und damit die Übertragbarkeit auf die Versorgungsrealität einschränken können. Klassische Evaluierungsansätze aus der Medizintechnik und aus dem pharmazeutischen Bereich und die damit einhergehenden Anforderungen an das Studiendesign werden dem ganzheitlichen Versorgungsmanagement-Ansatz des Telemonitoring nur bedingt gerecht. Daher müssen klare und verbindliche Anforderungen an klinische und gesundheitsökonomische Studien definiert werden, die neben Qualitäts- auch Effizienzeffekte abdecken. Zudem ist auch die Evaluierung von patientenzentrierten Outcomes wichtig, wie z.B. der Compliance oder der Patientenzufriedenheit. Ansätze aus der Versorgungsforschung können somit bei der Entwicklung geeigneter Bewertungskriterien entsprechend eingebracht werden. Liegen nach der Durchführung der geforderten Studien schließlich positive Resultate vor, die den Nutzen des Telemonitoring belegen, kann ein Zulassungsverfahren über den Gemeinsamen Bundesausschuss initiiert werden, sodass schließlich Telemonitoring in den Regelleistungskatalog aufgenommen wird.

Betrachtet man die Problematik im Rahmen der aktuellen Entwicklungen, gestaltet sich die Finanzierung neuer medizinischer Dienstleistungen durch die Krankenkassen schwierig. Eng damit verbunden ist auch die Fokussierung auf kurzfristig realisierbare Effizienzsteigerungen, was insbesondere angesichts des sich oftmals erst längerfristig manifestierenden Nutzens von Telemonitoring problematisch erscheint. Für die Anbieter ergibt sich damit die Notwendigkeit, im Sinne von Risk-Sharing-Ansätzen den langfristigen Nutzen nicht nur zu kommunizieren, sondern das bestehende Risiko nicht allumfänglich realisierter Effekte der Krankenkasse abzunehmen. Dies inkludiert jedoch auch ein Benefit-Sharing zur Partizipation des Anbieters an positiven gesundheitsökonomischen Effekten.

3 Erfolgsfaktoren aus medizintechnischer Perspektive

Telemonitoring stellt ein neues technologisches Prinzip der Verknüpfung von medizinischen Datenmessgeräten und moderner Kommunikationstechnologie dar. Für die auf das gesamte Wertschöpfungsnetzwerk bezogenen Case- und Care-Management-Programme, insbesondere für die digitale Verarbeitung patientenrelevanter Daten, wird eine entsprechende IT-Infrastruktur benötigt. Um komplexere Verarbeitungsprozesse und Datentransfers zuzulassen, müssen zudem neue Schnittstellen geschaffen und standardisiert werden, die den Anwendungsfähigkeiten der Endnutzer entsprechen. Die Gebrauchstauglichkeit der Endgeräte stellt dabei einen wesentlichen Schlüsselfaktor dar. Hier gilt es, sowohl den Ansprüchen der medizinischen Leistungserbringer nach einem effizient in den Praxisalltag integrierbaren System als auch den Bedürfnissen der gesundheitlich eingeschränkten Endnutzer, die auf eine möglichst intuitive und leicht zu erlernende Bedienung angewiesen sind, gerecht zu werden.

Trotz erheblicher technischer Fortschritte liegen die gravierenden technischen Probleme im Bereich der Interoperabilität vieler eigenständiger technischer Komponenten. Die in den letzten Jahren gewachsenen Anwendungen haben eine Vielzahl an Unternehmen hervorgebracht, die jeweils ihre eigenen Lösungen für einzelne Komponenten einer Telemonitoring-Gesamtlösung entwickelt haben. Da sich bisher jedoch kein einzelnes Unternehmen großflächig als Anbieter durchsetzen konnte, existiert eine Vielfalt an inkompatiblen Komponenten. Dadurch ist die Entwicklung von ganzheitlichen Systemlösungen erschwert, was eine mangelnde Kompatibilität mit bestehenden technischen Lösungen und Prozessen zur Folge hat. Insbesondere im ambulanten ärztlichen Bereich hat sich im Laufe der Jahre eine Vielzahl an unterschiedlichen Primärsystemen herausgebildet, mit denen Telemonitoring-Systeme kompatibel sein müssen.

Die mangelnde Interoperabilität der von unterschiedlichen Akteuren entwickelten Prozesse und technischen Komponenten kann privaten und öffentlichen Investoren den Eindruck eines noch unausgereiften Systems vermitteln, was wiederum ein erhöhtes Investitionsrisiko bedeutet. Ferner schränken die derzeit teilweise unausgereiften Schnittstellenlösungen reibungslose Prozessabläufe und Datentransfers ein, z.B. in der Interaktion mit Praxis- und Krankenhausinformationssystemen. Neben den Herstellern sind dabei insbesondere auch die Ärzte an einer schnellen Einigung auf technische Standards und Normen interessiert, da sie auf einen reibungslosen Ablauf der Prozesse und Datentransfers angewiesen sind. Die Interoperabilität wird daher als notwendige Voraussetzung angesehen, um den bundesweiten Einsatz sowie eine Vergleichbarkeit der Systeme zu ermöglichen.

Die hohe Anzahl an bereits vorhandenen Standards, die maßgeblich für die fehlende Interoperabilität ist, geht dabei vor allem auf die Bestrebungen der einzelnen Unternehmen zurück, mit der Entwicklung von Lösungen nach jeweils eigenem Standard eine höchstmögliche Durchdringung des Marktes zu erreichen. Um die erforderliche Interoperabilität voranzutreiben, bedarf es daher zunächst der Verständigung auf einheitliche Standards. Entsprechende Bemühungen sind bereits zu beobachten, sie gehen jedoch mit langwierigen und diffizilen Abstimmungsprozessen einher. Der stark gesplittete Markt stellt zwar eine große Herausforderung für die Hersteller dar, gleichzeitig jedoch bietet er auch die Chance zur möglicherweise entscheidenden Bündelung von Marktkräften durch eine Einigung auf einige wenige international geltende Spezifikationen. Als Erfolgsfaktor gilt daher die Zusammenführung und Einigung auf allgemein akzeptierte Standards und Normen, die so eine Interoperabilität verschiedener Komponenten im Telemonitoring-System gewährleisten.

Eine weitere Herausforderung stellt der Umgang mit den im Verlauf des Nutzungsprozesses gewonnen Daten dar. Dabei gilt es, die gesetzlich geforderten Datenschutzanforderungen, z.B. hinsichtlich der Zugriffsrechte auf die Daten, zu erfüllen. Die Komplexität der Daten und der technischen Anforderungen an die Verarbeitung der großen Datenmengen ergibt sich dabei aus dem Anspruch nach Kompatibilität: Je stärker kompatibel die unterschiedlichen Systeme untereinander sind, desto leistungsfähiger und ausgeklügelter müssen auch die Verarbeitungssysteme und -prozesse sein, um Fehleranfälligkeiten zu vermeiden und entsprechende Zugriffsrechte zu verwehren oder zu gewähren. Zudem müssen die technischen Systeme nicht nur den jeweils aktuell geltenden Prozess- und Qualitätsstandards entsprechen, sondern derart konzeptioniert sein, dass durch entsprechende Anpassungen flexibel auf neue technische Entwicklungen sowie sich ändernde regulative Vorgaben reagiert werden kann. Insbesondere angesichts der sich bereits abzeichnenden konvergenten Entwicklung von telemedizinischen und AAL-Dienstleistungen ist mit einer deutlich stärker werdenden Datenschutz- und Datensicherheitsproblematik zu rechnen.

4 Erfolgsfaktoren aus Wertschöpfungssystem – Perspektive

Telemonitoring verbindet zahlreiche, vormals einzelne Komponenten zu einem ganzheitlichen Komplex und stellt somit eine Systeminnovation dar. Die durch Telemonitoring hervorgerufenen umfangreichen Systemveränderungen im Gesundheitsmarkt betreffen eine Vielzahl an unterschiedlichen Akteuren, Prozessen und Strukturen. Das System Telemonitoring basiert zunächst auf einer integrierten, prozessorientierten und IT-gestützten Infrastruktur sowie auf dem für eine intersektorale Versorgung benötigten Versorgungsmanagementwissen. Darauf aufbauend werden auf unterschiedliche Indikationen ausgerichtete Sensoren (z.B. Blutdruck, Blutzucker, Sauerstoffsättigung etc.), Behandlungspfade (z.B. Routine- und Notfallprozeduren), patientenfokussierte Präventionsprogramme (z.B. Ernährungsberatung) und Qualitätsmanagement-Instrumente (z.B. Leitlinien-Compliance) definiert und angeboten. Das System umfasst zudem auch die Kompetenzen, Prozesse und Technologien des Anbieters und seiner Zulieferer sowie die Bedürfnisse und Anforderungen der Patienten und medizinischen Anwender, die sowohl aktiv in die Aktivitäten des Telemonitoring eingebunden werden als auch diese selbst in ihre eigenen Prozesse und Strukturen integrieren müssen. Die durch den Systemcharakter bedingte Komplexität des Telemonitoring steigt zusätzlich, wenn bei der Betreuung multimorbider Patienten die telemedizinischen Dienstleistungen im Sinne von Synergievorteilen nicht nur für eine, sondern für mehrere Indikationen angeboten werden. In diesem Fall sind die implementierten Prozesse zwar zu einem bestimmten Grad übertragbar; die Ausprägung der einzelnen Komponenten sowie die jeweiligen Nutzer bzw. Anwender des Systems verändern sich jedoch mit jeder neuen Indikation, sodass eine hohe Adaptionsfähigkeit gefordert ist.

Der Systemcharakter des Telemonitoring hängt somit mit zahlreichen Herausforderungen zusammen. So gilt es nicht nur, leistungsfähige Prozess- und Informationssysteme für die telemedizinische Dienstleistung zu entwickeln und zur Verfügung zu stellen, sondern auch die Mitarbeiter entsprechend zu qualifizieren und auf die komplexen und neuen Anforderungen vorzubereiten. Es entsteht der Bedarf nach neuen Berufsbildern, die diesen komplexen Anforderungen gerecht werden – als Beispiele seien an dieser Stelle der telemedizinische Assistent oder der Case-Manager genannt. Erste Entwicklungen in diese Richtung sind auf dem Markt der Aus- und Weiterbildung bereits zu beobachten.

Eine weitere Herausforderung stellt die Tatsache dar, dass es – bedingt durch die Vielzahl an integrierten Komponenten und benötigten Kompetenzen – eines Netzwerks aus verschiedenen Partnern bedarf, um Telemonitoring-Dienstleistungen zu entwickeln und anzubieten. Dieses Netzwerk muss Kompetenzen in der Informations- und Kommunikationstechnologie, der Medizin und im Versorgungsmanagement vereinen. Dies schließt auch Wettbewerber mit ein, um sich an Standardisierungsinitiativen zu beteiligen. Daraus ergeben sich nicht nur besonders hohe Anforderungen an die Interoperabilität – auch klassische Probleme des Allianzmanagements gilt es zu überwinden. So müssen zum einen geeignete technische und medizinische Partner gefunden werden, zum anderen bedarf es einer systematischen Steuerung, Koordination und Evaluation der Geschäftsbeziehungen. Die nachfolgende Abbildung fasst die relevanten Partner im Innovationsnetzwerk eines Telemonitoring-Anbieters zusammen.

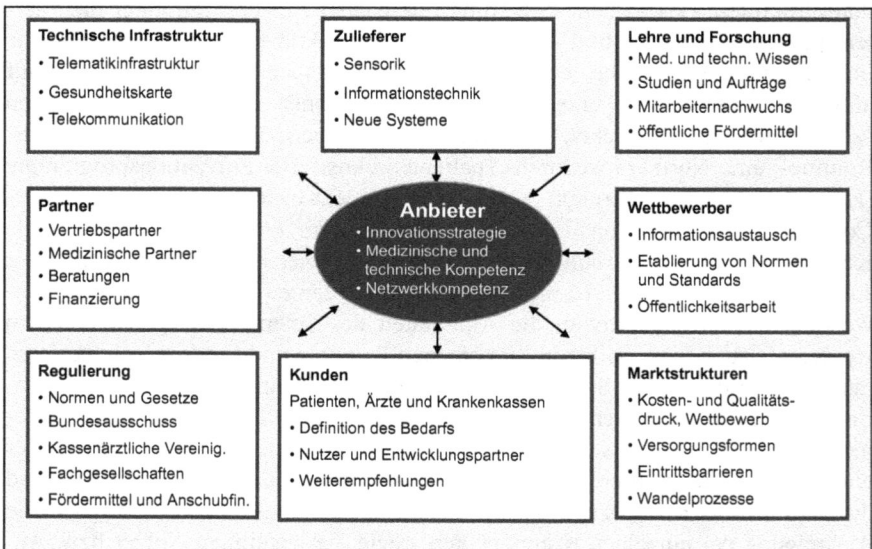

Abb. 2:   Partner im Innovationsnetzwerk von Telemonitoring-Anbietern

Telemonitoring greift in die gewachsene Struktur des bestehenden Gesundheitssystems ein und verändert die dort etablierten Rollen und Aufgabenverteilungen; es erfordert daher völlig neue Wertschöpfungsprozesse und -strukturen. Bestehende Aufgabenverteilungen und die Reorganisation der gesamten Wertschöpfungskette der Gesundheitsversorgung werden infrage gestellt und neu definiert. Neue, engere Formen der Kooperationen, z.B. zwischen Telemedizinzentrum und niedergelassenen Ärzten, sind unumgänglich, um eine sowohl nachhaltigere als auch kosteneffizientere Versorgung zu ermöglichen. Hierzu müssen wiederrum integrierte lokale Versorgungsstrukturen aufgebaut und durch den Telemonitoring-Anbieter unterstützt werden. Dies induziert bei den ambulanten und stationären Leistungserbringern aber auch eine Veränderung bestehender Strategien, z.B. bezüglich der Kooperationen und des Marktverhaltens, sodass die bisherigen Organisationsformen und die dazugehörigen Rollen verändert werden müssen. So gilt es beispielsweise bei der Schaffung von Versorgungsnetzwerken, die Rolle des Netzwerkmanagements zu definieren und durch konkrete Aufgabenbeschreibungen auszufüllen. Ferner müssen die Netzwerke im Laufe der Zeit auch ihre eigene informale Identität herausbilden. Die Schaffung von Versorgungsnetzwerken entspricht dabei nicht nur dem Wunsch vieler Kostenträger nach einer höheren Effizienz. Es wird durch den besseren Informationsaustausch, effizienteren Ressourceneinsatz, die Kosten- und Risikoverteilung und die gemeinsame Ausrichtung auf Versorgungsziele auch eine hochwertigere Patientenversorgung gewährleistet.

5 Erfolgsfaktoren aus Perspektive der Unternehmensumwelt

Damit neue medizinische Dienstleistungen erfolgreich im Markt etabliert werden, gilt es auch, die regulatorischen und gesetzlichen Anforderungen zu beachten und entsprechende Rahmenbedingungen zu schaffen. Die bei der Einführung innovativer Dienstleistungen entstehende gesundheitspolitische und regulatorische Lücke muss geschlossen werden, um Marktunsicherheiten zu minimieren und um die im Aufbau begriffenen Prozesse und Strukturen nicht zum Erliegen zu bringen. Eine an die Anforderungen des Telemonitoring neu angepasste gesundheits- und sozialpolitische Gesetzgebung sowie entsprechend adjustierte regulatorische Rahmenbedingungen müssen dabei insbesondere dafür etabliert werden, eine klare Grundlage für die aufzubauende Infrastruktur und die Wertschöpfungs- und Abrechnungsprozesse zu schaffen. Im Fall des Telemonitoring stellt die fehlende Vergütungsregelung einen bislang offenen Punkt und somit eine erhebliche Innovationsbarriere dar. Weiterhin sollten auch haftungsrechtliche, berufsständische und datenschutzrechtliche Regelungen spezifiziert und bundesweit vereinheitlicht werden, um die z.B. noch immer bestehende Unsicherheit in Folge des Fernbehandlungsverbotes abzubauen.

Der Zulassungsprozess über den Gemeinsamen Bundesausschuss wird von vielen Beteiligten als aufwendig und gleichzeitig unsicher in seinem Ausgang empfunden. Als kritisch wird oftmals auch die Preisbildung angesehen, da die Preise nach erfolgreicher Zulassung nicht mehr individuell, sondern kollektiv ausgehandelt werden und daher unter Umständen auch mit Preissenkungen zu rechnen ist. Kommt es zu einer erfolgreichen Umsetzung einer Vergütungsregelung im Rahmen des SGB V, könnten zudem auch alle anderen Anbieter dieser Gesundheitsleistung von der Pionierleistung profitieren – ohne selbst ein Risiko eingegangen zu sein. Die fehlende Aufnahme in den Regelleistungskatalog stellt daher auch eine wichtige Markteintrittsbarriere für Imitatoren dar.

Eine weitere wesentliche Hürde, welche die Implementierung des Telemonitoring hemmt, stellt die derzeit noch relativ starke Ausrichtung des Gesundheitssystems auf die kurative Medizin und eine entsprechend gestaltete Gesetzgebung dar. Ein Umdenken hin zur Präventivmedizin, die den Gesundheitserhalt fokussiert, ist ein wesentlicher langfristiger Erfolgsfaktor zur Entlastung des Gesundheitssystems. Hierfür bedarf es jedoch der Einführung entsprechender Standards und Normen sowie einer strategischen Neuausrichtung des gesamten Gesundheitssystems – dies wiederum geht mit einer Überarbeitung bestehender Gesundheitsgesetzgebungen, der Schaffung neuer Bewertungskriterien, der Durchführung medizinischer Studien sowie der Initiierung neuer Regulierungsprozesse einher.

Handlungsfelder im Umfeld des Telemonitoring umfassen jedoch nicht nur rechtliche und regulatorische Aspekte, sondern auch die gesellschaftliche Kritik, der es entgegenzuwirken gilt. Diese schlägt sich insbesondere in Vorwürfen nieder, die eine mögliche Entmenschlichung und Ökonomisierung der Medizin sowie Datenschutzvorbehalte betreffen. Hier müssen entsprechende, an die breite Öffentlichkeit gerichtete Kommunikationsmaßnahmen ein besseres Verständnis des Telemonitoring fördern und gleichzeitig die Qualität und Zuverlässigkeit der Telemedizinanbieter hervorheben. Neben der Kooperation mit etablierten Einrichtungen des Gesundheitswesens bieten sich hierfür beispielsweise Gütesiegel und Zertifikate als mögliche Instrumente an.

6   Status quo der Akzeptanz und Zusammenfassung

Die beschriebenen Handlungsfelder rufen einzeln und in Kombination vielfältige Diffusionsprobleme des Telemonitoring hervor. Beispielsweise führt die hohe Komplexität des Telemonitoring in Verbindung mit der Relevanz neuer, vor allem langfristiger Nutzenaspekte dazu, dass der Nutzen von Patienten, Ärzten und Krankenkassen nur schwer eingeschätzt werden kann. Die starke Einbeziehung der Anwender in die Leistungserstellung gemeinsam mit dem dort notwendigen Kompetenzaufbau und den Prozessveränderungen führt zu einer potentiellen Überschätzung des mit dem Telemonitoring verbundenen Aufwandes.

Die praktische Erfahrung der aktiven Telemonitoring-Anbieter sowie empirische Befunde zeigen im Einklang damit noch immer eine Zurückhaltung gegenüber derartigen eHealth-Lösungen aufseiten der Leistungserbringer. Insbesondere niedergelassene Ärzte und Pflegekräfte zeigen geringe Akzeptanzraten. Ursachen sind der als gering eingeschätzte relative Vorteil (Nutzenzuwachs gegenüber dem Status quo), die mangelnde Kompatibilität (mit bestehendem Wissen und Prozessen) und das wahrgenommene Risiko (z.B. hinsichtlich wirtschaftlicher Auswirkungen) gemeinsam mit der hohen Komplexität (Umsetzungs- und Verständnisschwierigkeiten). Anbieter von Telemonitoring sollten sich demnach neben dem Nachweis und der Kommunikation des Nutzens (individuell für Patienten, Ärzte und Krankenkassen) darauf konzentrieren, dass sich das Telemonitoring einfach in bestehende Strukturen des Gesundheitswesens integrieren lässt. Diese regionale Komponente ist nicht zuletzt auch deshalb von Bedeutung, da das Telemonitoring gerade in regional integrierten Gesundheitsnetzwerken seine positive Wirkung entfalten kann und auch jenseits der Akzeptanzfrage ein essentieller Bedarf am Aufbau und Management dieser Netzwerke besteht.

Zusammenfassend zeigt sich, dass trotz vorhandener technologischer Grundlagen und dokumentierten Nutzens des Telemonitoring die Verbreitung im Gesundheitsmarkt noch am Anfang steht. Die Telemedizin generell und insbesondere das hier fokussierte Telemonitoring ist eine radikale Innovation mit vielfältigen Potentialen, aber auch genauso vielen Barrieren. Diese wurden im vom BMBF geförderten Projekt SITE in enger Zusammenarbeit mit allen involvierten Akteursgruppen – von den Krankenkassen über die Provider telemedizinischer Dienstleistungen bis zum Anbieter technischer Geräte – analysiert. Als die drei größten Innovationsbarrieren wurden dabei identifiziert:

1. die hohe Markunsicherheit, insbesondere hinsichtlich von Aussagekraft und Evidenz der bisher durchgeführten Telemedizinstudien und der unklaren Vergütungsregelungen von Telemedizinleistungen,
2. die geringe Innovationsfähigkeit medizinischer Leistungserbringer, von der grundsätzlichen Bereitschaft, Alltags- und Behandlungsprozesse zu ändern, über die Erfahrung, systematisch Versorgungsstrukturen weiterzuentwickeln, bis hin zur mangelnden Interaktion der Telemedizinanbieter mit den Ärzten bei der Entwicklung neuer telemedizinischer Anwendungen und
3. mangelnde Kooperationsfähigkeit der Telemedizinanbieter bei der Entwicklung und dem Betrieb, insbesondere aufgrund von Defiziten bei Standardisierung und Schnittstellenkompatibilität, aber auch aufgrund fehlender unabhängiger mediierender Institutionen.

Aus dem Projekt heraus wurden auch einige konkrete Maßnahmen zur Überwindung der Barrieren angestoßen und begleitet. Neben der Moderation der Standardisierungsprozesse wird ein gemeinsames Weiterbildungsangebot zum telemedizinischen Assistenten initiiert. Einen besonderen Stellenwert nimmt die Zertifizierung von Telemonitoring-Angeboten ein. Die Zielsetzung ist es, zum einen die Unsicherheit im Gesundheitsmarkt hinsichtlich der Qualität derartig neuer Versorgungsansätze zu reduzieren. Zum anderen werden damit aber auch Innovationsimpulse für die Verbesserung bestehender Angebote geschaffen.

Rechtliche Grenzen des medizinischen Fortschritts

Jürgen G. Waldheim

1 Einleitung

Die Telemedizin zielt nach allgemeiner Auffassung darauf ab, die medizinische Versorgung im Hinblick auf Wirtschaftlichkeit und Qualität zu verbessern. Oftmals aufwendige Doppeluntersuchungen sollen überflüssig werden bei gleichzeitiger Verbesserung der Diagnosequalität durch Doppelbefunde, (Transport-)Kosten sollen eingespart und bettlägerigen Patienten der beschwerliche Weg zum Arzt erspart werden. Auch im europäischen Gesundheitswesen ist die Telemedizin für die Zukunft fest eingeplant.[1] In einigen europäischen Ländern (wie z.B. Polen) ist die Anwendung von Telemedizin weit vorangeschritten. Die Telemedizin kann ein neuer starker Wirtschaftszweig werden. Es ist daher an der Zeit, die derzeit noch bestehenden rechtlichen Unsicherheiten und tatsächlichen Hindernisse abzubauen.

2 Der Status quo

Einleitend ist positiv hervorzuheben, dass trotz aller rechtlichen Probleme immerhin von der grundsätzlichen Zulässigkeit der Telemedizin ausgegangen werden darf, da das SGB V die Telemedizin nicht untersagt, sondern eine gewisse Offenheit für telemedizinische Leistungen erkennen lässt.[2] Ebenso stehen das Bundesversicherungsamt als Aufsichtsbehörde der GKV und das BMG der Telemedizin offen gegenüber und setzen mit dieser Haltung ein positives Signal für die Telemedizin.

Die Anwendbarkeit von telemedizinischen Leistungen gestaltet sich allerdings meist deshalb schwierig, weil es kein umfassendes „Telemedizingesetz" gibt, das

---

[1]   EU-Gesundheitskommissar John Dalli setzt auf Telemedizin. In: IT-Kompakt Nr. 16, Mai 2011, S. 7.

[2]   Gaßner/Strömer: Telemedizin in der GKV. KrV 2011, S. 22–26, 23.

die Anwendung explizit regelt, sondern Regelungen diverser Gesetze, wie z.B. das Telemediengesetz, das Bundesdatenschutzgesetz, die Röntgenverordnung, das Strafgesetzbuch sowie die zahlreichen landesrechtlichen Vorschriften u.v.m., zu beachten und miteinander in Einklang zu bringen sind. Von zentraler Bedeutung ist für den Praktiker außerdem, ob und unter welchen Voraussetzungen der Einsatz von Telemedizin abgerechnet werden darf.[3]

Zu diesen rechtlichen Unsicherheiten kommen erschwerend rein tatsächliche, wie die Finanzierung der Anschaffung kostenintensiver Apparaturen, Informationslücken und die Marktintransparenz, hinzu.

Ungeachtet dieser rechtlichen und tatsächlichen Hürden werden derzeit aber diverse Einzelprojekte in verschiedenen Bundesländern Deutschlands durchgeführt, wenn es sich dabei auch überwiegend nur um Pilotprojekte und Testläufe handelt. Beispielhaft ist hier auf das von der AOK – Die Gesundheitskasse, der Barmer und der Kassenärztlichen Vereinigung Brandenburg initiierte Modellprojekt AGnES II zu erwähnen. Dieses nutzt telemedizinische Technologien zur Entlastung der Ärzte durch nichtärztliche, aber hoch qualifizierte Fachkräfte.[4] Ein zumindest für die Bekämpfung eines drohenden Ärztemangels in der Region Brandenburg bedeutsamer Ansatz.

Bemerkenswert ist das unter der Bezeichnung Cisco HealthPresence laufende schottische Pilotprojekt. Hier werden Patienten zuerst in einer mit hoch moderner Technologie ausgestatteten Kabine in Anwesenheit eines Assistenten telemedizinisch untersucht und anschließend nochmals durch denselben Arzt auf herkömmliche Weise. So können die Ergebnisse der telemedizinischen Untersuchung auf ihre Richtigkeit hin überprüft werden.[5] Die hier erzielten Ergebnisse dürften richtungsweisend für die etwaige Akzeptanz der Telemedizin sein.

Die Bemühungen sind nicht zu übersehen, die Telemedizin als Behandlungsmethode auch Patienten näherzubringen und die zweifelsohne bestehenden Vorbehalte und Ängste abzubauen. Öffentlichkeitswirksam demonstrierte das Telemedienzentrum am Campus Charité Mitte in Berlin im Mai 2011 im Rahmen der Nacht der Wissenschaften Interessierten, wie mit Hilfe von Telemedizin Notfallpatienten in Flugzeugen, auf Schiffen oder in entlegenen Weltregionen behandelt werden können.

Das folgende Kapitel fasst den Stand der Diskussion zum Fernbehandlungsverbot und zur Abrechenbarkeit zulässiger telemedizinischer Leistungen zusammen und soll den Praktiker zudem über sein Haftungsrisiko sowie datenschutzrechtliche Vorgaben informieren. Der Beitrag hat keinen Anspruch darauf, sämtliche

---

[3]   Krüger-Brand: Ungeklärte Finanzierung bremst Telemedizin. Deutsches Ärzteblatt 2011, S. 108ff., 114.

[4]   Märkische Oderzeitung vom 3.1.2011, Autor: Henning Kraudzun; zitiert von dgtelemed.de/de/news/2011-01-04.php; Ärztezeitung vom 15.12.2010.

[5]   Ausführlich hierzu: Juffernbruch, Klaus: Telekonsultation – Die Zukunft der Medizin? Telemedizinführer Deutschland, Ausgabe 2009.

Probleme umfassend zu erörtern, sondern kann die Rechtslage nur punktuell darstellen.

3 Das Fernbehandlungsverbot

3.1 Allgemeines

Das Fernbehandlungsverbot wird aus § 7 Abs. 3 der Musterberufsordnung (MBO) hergeleitet, der sich in den jeweiligen Berufsordnungen der Landesärztekammern wiederfindet und folgenden Wortlaut hat:

> „Der Arzt darf individuelle ärztliche Behandlung, insbesondere auch Beratung, weder ausschließlich brieflich noch in Zeitungen oder Zeitschriften noch ausschließlich über Kommunikationsmedien oder Computerkommunikationsnetze durchführen."

Nach dieser Regelung sind ärztliche Behandlungen, die ausnahmslos auf die modernen Kommunikationsmöglichkeiten setzen, untersagt. Die Berufsordnungen erwarten vielmehr von dem Arzt, dass er sich ein genaues Bild vom Gesundheitszustand des Patienten macht, was nur durch einen – zumindest einmaligen – direkten Arzt-Patienten-Kontakt gewährleistet werden könne. Im Umkehrschluss bedeutet dies aber auch, dass die Vorschrift nicht die Fernbehandlung schlechthin verbietet.

3.2 Anwendungsmöglichkeiten der Telemedizin

Vor diesem Hintergrund sind hier einige ausgewählte und sich durchaus überschneidende Anwendungsmöglichkeiten der Telemedizin auf ihre Vereinbarkeit mit dem Fernbehandlungsverbot zu überprüfen:

- Das **Telemonitoring**, also die Fernüberwachung von Risikopatienten durch mobile Untersuchungseinheiten, wie sie z.B. im Rahmen eines Telemedizinprojektes ab Herbst 2011 von Brandenburg aus zur Kontrolle von Herzinfarktpatienten anlaufen soll,[6] dient lediglich der unterstützenden Behandlung und soll nicht ausnahmslos jeden Arzt-Patienten-Kontakt ersetzen.[7] Ein Verstoß gegen das Fernbehandlungsverbot liegt somit jedenfalls dann nicht vor, wenn im Ernstfall ein Arzt vor Ort eingreifen kann, also der Facharztstandard vor Ort in zumindest vertretbarer Zeit hergestellt werden kann.[8]
- Das **Telekonsil** (auch Telekonsultation oder Telediagnostik bzw. Telekonferenz, wenn sich mehr als zwei Ärzte an dem Telekonsil beteiligen), also die

---

[6] Berliner Tagesspiegel vom 6.9.2011, S. 13.

[7] Ausführlich zum Telemonitoring auch Barwig, Judith: Arzt- und Krankenhausträgerhaftung bei Telemedizin-Anwendungen. Wissenschaftlicher Dienst des Dt. Bundestages, Nr. 15/11, 2008, S. 31.

[8] Voigt, Peer-Ulrich: Telemedizin – Rechtliche Problemfälle sowie Lösungsvorschläge. Rechtsgutachten der Initiative Gesundheitswirtschaft e.V. vom 10.6.2010, S. 5f.

Hinzuziehung eines weiteren, vor Ort nicht präsenten Arztes zwecks Erstellung einer Diagnose (second opinion) oder Festlegung eines Behandlungsplans, verstößt nicht gegen das Verbot der Fernbehandlung: Der unmittelbare Arzt-Patienten-Kontakt wird in diesem Fall durch den erstbehandelnden Arzt gewährleistet.[9]

- Gleiches gilt für die **Telepathologie**, die Erbringung einer Dienstleistung der Pathologie aus der Ferne, die damit ebenfalls die Einholung einer second opinion[10] ermöglicht.

- In dem praxisrelevanten Bereich der **Teleradiologie** geht es um die Auswertung radiologischer Bilder wie beispielsweise Röntgenaufnahmen durch einen nicht am Ort der technischen Durchführung anwesenden Teleradiologen. Mit § 2 Nr. 24 RöV existiert eine Spezialdefinition für telemedizinische Behandlungen/Untersuchungen in der Radiologie und eine Genehmigungsregelung in § 3 Abs. 4 Nr. 3 Röntgenverordnung[11], sodass bei genehmigter Teleradiologie kein Verstoß gegen das Fernbehandlungsverbot in Betracht kommt.

- Anders verhält es sich bei der **Telepräsenz**, falls der spezialisierte Telearzt dergestalt in die laufende Operation integriert wird, dass er durch seine Anweisungen maßgeblich die Vorgehensweise des Arztes vor Ort beeinflusst.[12] Das Dominieren des Operationsverlaufs aus der Entfernung ist mit dem Verbot der Fernbehandlung nicht mehr vereinbar.[13] Zwar ist hier ein Arzt vor Ort, da dieser das Geschehen aber nicht wirklich steuert, sondern seinerseits von einem abwesenden Arzt „gesteuert" wird, dürfte hier die Grenze zur *unzulässigen Fernbehandlung* überschritten sein.

- Im Rahmen der **Telechirugie** steuert der Telearzt den operativen Eingriff aus der Ferne mit Hilfe von Telerobotern, was gegenwärtig noch eher ungebräuchlich ist.[14] Mit dem Fernbehandlungsverbot ist dies *nicht* mehr vereinbar.[15]

- Zulässig ist dagegen die **Telenotfallmedizin**, wenn es darum geht, die bereits am Unfallort elektronisch erfassten Patientendaten an das Krankenhaus zu übermitteln.[16] Da der Datenübermittlung regelmäßig ein Arzt-Patienten-Kontakt nachfolgen wird, sobald der Patient im Krankenhaus angekommen ist, ist ein Verstoß gegen das Fernbehandlungsverbot nicht ersichtlich.

---

[9]   Barwig, a.a.O., S. 28.

[10] Ausführlich zur Telepathologie: Barwig, a.a.O., S. 29f.

[11] Ausführlich hierzu: Wigge/Kaiser/Fischer/Loose: Zusammenarbeit zwischen Radiologen und anderen Ärzten. MedR 2010, 700–710, 706; Barwig a.a.O., S. 29.

[12] Voigt, a.a.O., S. 22; ausführlich hierzu Barwig, a.a.O., S. 42/43 und 32.

[13] So schon Nr. 8 der „Einbecker Empfehlungen zu Rechtsfragen der Telemedizin".

[14] Barwig, a.a.O., S. 33.

[15] So schon Nr. 8 der „Einbecker Empfehlungen zu Rechtsfragen der Telemedizin" und zustimmend Voigt: Rechtsgutachten Telemedizin der Initiative Gesundheitswirtschaft e.V. vom 10.06.2010, S. 11.

[16] Barwig, a.a.O., S. 34.

- **Ärztliche Onlineberatung** begegnet im Hinblick auf das Fernbehandlungs-verbot keinen rechtlichen Bedenken, sofern sie gegenüber einem bereits be-kannten Patienten erfolgt oder bei einem neuen Patienten mit einer anschlie-ßenden Kontaktaufnahme verbunden wird.[17] Im Unterschied dazu ist die Ferndiagnose, die ohne jeglichen Arzt-Patienten-Kontakt erfolgt, nicht statt-haft, wenn es nicht nur um Informationen allgemeiner Natur geht.[18]

3.3 Fazit

Soweit die telemedizinische Behandlung gegen das Fernbehandlungsverbot ver-stößt, ist dem einzelnen Arzt von der jeweiligen telemedizinischen Behandlung abzuraten. Die Berufskammern sind aufgerufen, über eine Änderung dieser Vor-schrift nachzudenken oder zumindest konkrete Ausnahmen zuzulassen,[19] damit – endlich – Klarheit für den behandelnden Arzt herrscht.

4   Die Vergütung der telemedizinischen Leistungen

Hinsichtlich der Abrechnungsmöglichkeiten für telemedizinische Leistungen sind mehr Fragen offen als geklärt.[20] Lediglich Problemen, die sich aus der Zu-sammenarbeit von Ärzten verschiedener Länder und damit verschiedener Rechtssysteme ergeben könnten, lassen sich mit einer Vereinbarung über das anzuwendende Recht und den Gerichtsstand vorbeugen.

Im Einzelnen:

a.   Abrechnung in der PKV

aa. Für die Abrechnung ambulanter niedergelassener Ärzte ist die Gebührenord-nung für Ärzte (GOÄ bzw. die GOZ für Zahnärzte) in der jeweils aktuellen Fassung einschlägig, die alle Gebühren für ärztliche Leistungen auflistet. Sie wird Bestandteil des Behandlungsvertrages zwischen Arzt und Selbstzahler (privat Krankenversicherten, Beihilfeberechtigten sowie bei Bestehen einer privaten Zusatzversicherung auch GKV-Patient).[21]

Die Gebühren gemäß § 3 GOÄ sind in dem als Anlage zur GOÄ beigefügten Gebührenverzeichnis geregelt, wonach derzeit lediglich Konsiliar- und Gut-

---

[17] Ratzel/Lippert: Kommentar zur MBO der deutschen Ärzte. Rz. 12 zu § 27/28 MBO zur telefo-nischen Beratung. Barwig, a.a.O., S. 31/32.

[18] Barwig, a.a.O., S. 44.

[19] So auch Voigt, a.a.O., S. 12.

[20] So auch Ulsenheimer/Heinemann: Rechtliche Aspekte der Telemedizin. MedR 1999, 197–203, 203 a.E.

[21] Uleer/Miebach/Patt: Abrechnung von Arzt- und Krankenhausleistungen, Kommentar. 3. Aufl., 2006, Rz. 2 zum 1. Teil A.

achtertätigkeiten sowie teilweise auch telefonische Beratungen abrechenbar sind.[22]

Dort nicht aufgeführte Leistungen – wie z.b. aus dem Bereich Telemonitoring, Teleradiologie und -pathologie[23] – könnten allenfalls gemäß § 6 Abs. 2 GOÄ „entsprechend" abzurechnen sein. Es sei an dieser Stelle auch noch auf § 12 Abs. 4 GOÄ hingewiesen, der für analoge Leistungen besondere Abrechnungskriterien vorschreibt.

Eine analoge Abrechnung kommt aber nur bei Bestehen einer Abrechnungslücke infrage. An einer solchen fehlt es, wenn die jeweilige ärztliche Leistung Bestandteil einer vorhandenen Abrechnungsposition oder die Abrechnung der konkreten Leistung sogar ausdrücklich ausgeschlossen (vgl. z.b. § 10 Abs. 2 GOÄ) ist.

Zwar bemüht sich die Bundesärztekammer (BÄK) unter anderem durch ihr Verzeichnis der analogen Bewertungen dem einzelnen Arzt die Abrechnung zu erleichtern. Da aber kein Arzt verpflichtet ist, sich nach diesem Verzeichnis zu richten, ist dieses nicht geeignet, die Abrechnungsfragen verbindlich zu klären. Vor diesem Hintergrund erscheint die Telemedizin unattraktiv, zumal falsche Abrechnungen auch einen strafrechtlichen Betrugsverdacht aufkommen lassen können.

Als Zwischenergebnis bleibt daher festzuhalten, dass letztlich kein Weg an einer gründlichen Überarbeitung der GOÄ vorbeiführt, die auch telemedizinische Leistungen erfasst und damit den Abrechnungs-Unzulänglichkeiten ein Ende setzt. Die Bundesärztekammer fordert dies schon seit Längerem.[24] Bundesgesundheitsminister Bahr versprach bei der Eröffnungsveranstaltung des 114. Deutschen Ärztetages am 31.5.2011 in Kiel eine Anpassung der GOÄ an den Stand der Wissenschaft, und zwar noch in dieser Legislaturperiode. Bis es soweit ist, hat der Praktiker in Problemfällen nur die Möglichkeit, von dem Konsultationsausschuss für Gebührenordnungsfragen bei der BÄK eine Stellungnahme zu der konkreten Abrechnung einzuholen. Zwar ist das Votum der BÄK nicht rechtsverbindlich, es wird bei rechtlichen Auseinandersetzungen aber regelmäßig herangezogen, wenn es darum geht, die Abrechenbarkeit oder Angemessenheit einer Honorarforderung zu prüfen. Letztlich bleibt es Arzt und Patient außerdem unbenommen, eine eigenständige Honorarvereinbarung über die Erbringung telemedizinischer Leistungen abzuschließen.

ab.   Eine Neuregelung wird für den Bereich der Telemedizin zu berücksichtigen haben, dass gemäß § 4 Abs. 2 GOÄ nur selbständige ärztliche Leistungen

---

22   Voigt, a.a.O., S. 22.

23   Voigt, a.a.O., S. 22.

24   So auch das Argumentationspapier der Bundesärztekammer vom 12.5.2011: „GOÄ jetzt – 5 Punkte, warum die Novellierung der GOÄ nicht länger aufgeschoben werden darf.

(analog) abgerechnet werden dürfen.[25] Für den Bereich Telemedizin, für den die Leistungserbringung aus der Ferne – und somit nicht selbstständig, sondern oftmals in Kooperation mit einem Arztkollegen vor Ort – geradezu charakteristisch ist, bedeutet dies eine weitere ernstzunehmende Hürde.[26]

b. Abrechnung in der GKV

ba. Grundlage für die Abrechnung im ambulanten Bereich ist nach § 87 SGB V der Einheitliche Bewertungsmaßstab (EBM). Seit dem 1.4.2011 ist der EBM 2011 die gültige Gebührenordnung für die gesetzlich Krankenversicherten. Eine besondere Vergütung der Telemedizin sieht der EBM nicht vor, lediglich Konsiliar- und Gutachtertätigkeiten sowie telefonische Beratungen sind teilweise abrechnungsfähig.[27]

Ansonsten kommt eine Honorierung für telemedizinische Behandlungen nur auf der Basis der integrierten Versorgung gemäß den §§ 140a ff. SGB V infrage; nach § 140 c SGB V regeln die Verträge zur integrierten Versorgung auch die Vergütung. Gleiches gilt für Modellvorhaben nach Maßgabe der §§ 63, 64 SGB V sowie für Strukturverträge im Sinne von § 73a SGB V. Unbenommen bleibt es auch hier den Ärzten, mit den Patienten eine eigenständige Honorarvereinbarungen hinsichtlich einer telemedizinischen Behandlung abzuschließen. Die gesetzlich Versicherten müssen dies jedoch ausdrücklich verlangen und schriftlich bestätigen, die Mehrkosten zu tragen (§ 18 BMV-Ä). Es handelt sich daher wohl eher um eine seltenere Anwendungsmöglichkeit.

Angesichts dieser unbefriedigenden Abrechnungssituation empfiehlt denn auch Nr. 22 a) des Referentenentwurfs zum GKV-Versorgungsgesetz unter anderem, § 87 Abs. 2 a SGB V um den folgenden Satz zu ergänzen: „Im Rahmen der Überprüfung nach Absatz 2 S. 2 prüft der Bewertungsausschuss bis spätestens zum 31.10.2012 in welchem Umfang ambulante telemedizinische Leistungen erbracht werden können; auf dieser Grundlage beschließt er bis spätestens zum 31.3.2013 inwieweit der einheitliche Bewertungsmaßstab für ärztliche Leistungen anzupassen ist." Ob diese Anregung zu einer Schaffung von EBM-Ziffern für den Bereich Telemedizin führt, bleibt abzuwarten.

bb. Wie im Bereich der PKV gilt es aber auch hier, die persönliche Leistungserbringungspflicht gemäß § 28 SGB V, § 19 MBO-Ä zu berücksichtigen oder gegebenenfalls über eine Gesetzesänderung nachzudenken. Denn laut EBM kann eine ärztliche Leistung in der Regel nur dann abgerechnet werden,

---

25 Hierzu ausführlich Wigge/Kaiwer/Fischer/Loose: Zusammenarbeit zwischen Radiologen und anderen Ärzten. MedR 2010, S. 700–710, 704.

26 Dazu auch Gaßner/Strömer, a.a.O., S. 22–26, 25; Voigt, a.a.O., S. 23.

27 Voigt, a.a.O., S. 22.

wenn sie persönlich erbracht wurde, was im Bereich der Telemedizin oftmals zweifelhaft sein wird.[28]

Als Zwischenergebnis ist hiernach festzuhalten, dass die Rahmenbedingungen der Abrechnung im Hinblick auf den Stand der Technik anzugleichen sind. Eine Änderung des oben beschriebenen Grundsatzes der persönlichen Leistungserbringung ist unumgänglich. Der Gesetzgeber ist zu unmittelbarem Handeln aufzufordern.

c. Abrechnung im stationären Bereich

Leistungen im stationären Bereich werden überwiegend pauschaliert leistungsbezogen nach Maßgabe des DRG-Fallpauschalen-Systems abgerechnet.[29] Auch für den stationären Bereich existieren keine ausdrücklichen Abrechnungsvorgaben für telemedizinische Anwendungen, sodass hier viele Unklarheiten bestehen. Auch hier sollte unbedingt Rechtsklarheit durch den Gesetzgeber geschaffen werden.

5   Telemedizin und Haftung

a. Zivilrechtliche Haftung

Für die Haftungsfrage ist überwiegend auf die allgemeinen Grundsätze zur Arzthaftung abzustellen.[30] Das bedeutet für die Telemedizin, dass die Haftung nicht etwa bereits deshalb entfällt, weil der Telearzt nicht vor Ort ist. Abhängig von den konkreten Vertragsverhältnissen muss der Telearzt vielmehr mit einer vertraglichen und/oder deliktischen Haftung rechnen. Im Rahmen der grenzüberschreitenden Telemedizin macht die Haftung auch vor Grenzen nicht halt.

Eine Haftung des Telearztes wegen eines Behandlungsfehlers kommt vor allem immer dann in Betracht, wenn er gegen den medizinischen Facharztstandard verstößt,[31] der durch die Richtlinien des Gemeinsamen Bundesausschusses für (Zahn-)Ärzte und Krankenkassen nach Maßgabe der §§ 90ff. und hier insbesondere § 92 Abs. 1 S. 2 Nr. 5 SGB V i. V. m. § 135 Abs. 1 SGB V[32] konkretisiert wird.

Als problematisch erweist es sich in diesem Zusammenhang, dass die Telemedizin aktuell noch nicht zur Standardversorgung gehört, sondern als Innovation zu betrachten ist.[33] Es ist zwar zu erwarten, dass in naher Zukunft

---

[28] Vgl. die Ausführungen oben zur PKV.

[29] Vgl. aber auch § 6 Abs. 1 GOÄ für wahlärztliche Leistungen.

[30] Ulsenheimer/Heinemann, a.a.O., S. 198; Voigt, a.a.O., S. 17.

[31] Zu anderen Haftungstatbeständen: Barwig, a.a.O., S. 93ff.

[32] Dazu D. Felix: Innovative Medizin im ambulanten und stationären Bereich. MedR 2011, S. 67–71.

[33] Gaßner/Strömer, a.a.O., S. 23.

möglicherweise die Teleradiologie, die Telepathologie sowie die Telekardiologie als medizinischer Standard angesehen werden.[34] Aktuell sei dem Telearzt aber noch dringend empfohlen, vom Patienten vorab eine ausdrückliche – und zu Beweiszwecken schriftliche – Einwilligung mit der telemedizinischen Behandlung einzuholen, eben weil diese noch nicht dem Standard entspricht.[35] Zugleich ist der Patient über die Behandlungsalternative, die dem medizinischen Standard entsprechen würde, aufzuklären.[36] Der an der Telemedizin interessierte Arzt sollte sich über die Modalitäten der Einwilligung und der vorausgehenden Aufklärung womöglich auch in Bezug auf etwaige Mehrkosten für den Patienten gründlich beraten lassen, um das Haftungsrisiko weitestgehend zu reduzieren.

Umgekehrt sollte sich der konventionelle Behandlungsmethoden bevorzugende Arzt dahingehend beraten lassen, ob er bei Bestehen einer Erfolg versprechenden telemedizinischen Behandlungsalternative über diese aufzuklären verpflichtet ist.[37]

b. Strafrechtliche Haftung

Abhängig von den konkreten Folgen der telemedizinischen Behandlung kommen, wie bei der medizinischen Behandlung sonst, die Straftatbestände der fahrlässigen Körperverletzung und Tötung in Betracht. Zusätzlich kann noch, insbesondere bei einer Verletzung datenschutzrechtlicher Bestimmungen, eine strafbare „Verletzung von Privatgeheimnissen" gemäß § 203 StGB in Betracht zu ziehen sein. Diese kann jedoch verhältnismäßig einfach ausgeschlossen werden:

6 Datenschutz

Grundsätzlich gilt, dass sofern die telemedizinische Anwendung auch mit anonymisierten Patientendaten möglich ist, auf die Übermittlung personenbezogener Daten verzichtet werden muss. Andernfalls richtet sich der Datenschutz nach dem Bundes-/Landesdatenschutzgesetz (BDSG/LDSG), sofern nicht die Landeskrankenhausgesetze für Krankenhäuser Sonderregelungen erlassen haben. Nach § 4 BDSG ist grundsätzlich die Erhebung, Verarbeitung und Nutzung personenbezogener Daten nur zulässig, soweit dies spezialgesetzlich oder durch das BDSG selbst gestattet ist oder der Patient eingewilligt hat. Derartige spezialgesetzliche Regelungen finden sich etwa im Bundesseuchengesetz oder in den §§ 294ff. SGB V für die automatisierte vertragsärztliche Abrechnung. In diesem Zusam-

---

[34] Barwig, a.a.O., S. 81, 93.

[35] Voigt, a.a.O., S. 31.

[36] Voigt, a.a.O., S. 13.

[37] Bejahend Barwig, a.a.O., S. 156; so auch Voigt, a.a.O., S. 31, wenn konkrete telemedizinische Anwendung zum Standard geworden ist.

menhang ist auch die allgemeine ärztliche Schweigepflicht von Bedeutung. Schließlich hat der Arzt sicherzustellen, dass die Patientendaten nicht von Unbefugten eingesehen werden können; andernfalls kann ihm ein Verstoß gegen die Schweigepflicht vorgeworfen werden. Vorsorglich sollte der Arzt den Patienten darüber aufklären, dass ein Datenverlust und die Einsicht Unbefugter nicht gänzlich auszuschließen sind. Der Patient muss also ausdrücklich in die Übermittlung der Daten mittels Internet einwilligen.[38]

Es ist daher zu empfehlen sich – sofern möglich – eine schriftliche Einwilligung des Patienten (vgl. § 4a Abs. 1 S. 2 BDSG) einzuholen.[39] Nur in besonderen Ausnahmesituationen kann im Einzelfall auf eine Schriftform verzichtet werden. Aus Beweisgründen sollte sie aber letztlich immer in dieser Form in der Patientenakte zu finden sein.

7   Zusammenfassung

Nicht alle telemedizinischen Behandlungsmöglichkeiten stehen mit dem Fernbehandlungsverbot im Einklang. Es ist zu erwägen, das Fernbehandlungsverbot derartig zu modifizieren, dass mehr telemedizinische Anwendungen als bisher berufsrechtlich erlaubt werden. Auch die zulässigen telemedizinischen Behandlungen können aber derzeit nicht ohne Weiteres abgerechnet werden. Weder die GOÄ noch der EBM oder die Fallpauschalen bieten hierfür die nötige Grundlage; zudem stellt sich die Verpflichtung zur persönlichen Leistungserbringung als Hindernis dar. Unter dem Gesichtspunkt der Haftung und Vergütung ist die Aufnahme der eigenständigen Telemedizinleistungen in die Richtlinien gemäß §§ 91ff. SGB V zu fordern. Die erforderlichen Änderungen sollten zeitnah angegangen werden, damit die Ärzteschaft die Telemedizin als echte Behandlungsalternative in Betracht zieht. Der Bedarf ist angesichts der steigenden Lebenserwartung und der damit einhergehenden gesteigerten Nachfrage nach medizinischer Betreuung nicht zu übersehen.

Vor diesem Hintergrund sind alle Leistungserbringer, Leistungsträger sowie sonstige Entscheider aufgerufen, die sich zum Teil widersprechenden ideologischen und wirtschaftlichen Interessen zu überbrücken. Zwar heiligt der Zweck – die nützlichen telemedizinischen Projekte in die Tat umzusetzen – nicht die Mittel bzw. Verstöße gegen die Rechtsordnung, wie sie derzeit zum Teil unvermeidbar wären. Der Zweck gebietet es aber, die derzeitigen rechtlichen Hindernisse durch Anpassung der relevanten Vorschriften an den Stand des medizinischen Fortschritts anzugleichen; immer vorausgesetzt, das Wohl des Patienten wird dadurch nicht gefährdet.

Für weitere Fragen steht der Verfasser unter office@wws-law.de gern zur Verfügung.

---

[38]   Voigt, a.a.O., S. 25.
[39]   Ulsenheimer/Heinemann, a.a.O., S. 201.

Telemonitoring

Telemonitoring von Implantatpatienten – Ein Versorgungsmodell mit Zukunft

Leila Sad, Manfred Elff

Am 11. Oktober 2001 wurde das telemedizinische System *Home Monitoring* (HM) des Unternehmens Biotronik von der amerikanischen Food and Drug Administration (FDA) in die „Hall of Fame" aufgenommen. Seitdem hat sich das telekardiologische Implantatmonitoring sehr viel weiter entwickelt und wird von vielen Kliniken und Praxen als Routineanwendung zur Fernbetreuung ihrer Implantatpatienten genutzt.

Weltweit sind Millionen von Menschen mit lebensgefährlichen Herzrhythmusstörungen auf einen Herzschrittmacher, implantierbaren Cardioverter/Defibrillator (ICD) oder ein Gerät zur kardialen Resynchronisationstherapie (CRT) angewiesen. Für diese Patienten ist die regelmäßige Kontrolle der Herz- und Gerätefunktionen von herausragender Bedeutung. Denn trotz der hohen Qualitätsstandards, die die heutigen Therapiesysteme mittlerweile erreichen, lassen sich Komplikationen nie vollständig ausschließen. An den Veränderungen der Herzaktivität, die die Patienten häufig selbst nicht spüren, können kritische Veränderungen am Krankheitsbild frühzeitig abgelesen und Gegenmaßnahmen eingeleitet werden. So lassen sich schwerwiegende Verschlechterungen im Gesundheitszustand von Patienten mit einer Herzschwäche sowie Schlaganfälle oder ungewollte Gerätetherapien für Implantatträger rechtzeitig verhindern.

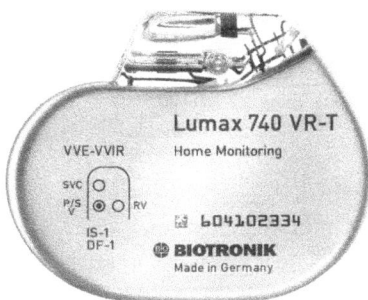

Abb.1:   Abbildung eines Home Monitoring fähigen Implantats

Um die Sicherheit dieser Patienten zu verbessern, hat Biotronik Ende der 1990er Jahre ein weltweit einzigartiges Fernnachsorgesystem entwickelt: das sogenannte Home Monitoring. Übersetzt heißt es soviel wie „zu Hause betreut werden" und es liefert dem Arzt bei Bedarf wichtige Informationen zum kardiologischen Gesundheitszustand seiner Patienten.

1   Telemedizinische Betreuung mit Home Monitoring

Mit dem BIOTRONIK Home Monitoring® Service können Patienten mit einem Herzschrittmacher, implantierbaren Defibrillator (ICD) oder System zur kardialen Resynchronisationstherapie (CRT) zu jedem beliebigen Zeitpunkt von Ärzten weltweit über räumliche Distanzen telemedizinisch betreut werden. Home Monitoring erlaubt die tagesaktuelle Übermittlung von systembezogenen, therapeutischen und diagnostischen Daten – vollautomatisch und ohne Mitwirkung des Patienten (**Verlaufsmonitoring**). Die Daten können sowohl zeit- als auch ereignisgesteuert über eine im Implantat befindliche Antenne an ein mobilfunkfähiges Patientengerät, den **CardioMessenger**, versendet werden. Der CardioMessenger leitet die Daten aus dem Implantat an ein Rechenzentrum (Servicecenter) weiter, wo die Daten nach definierten Vorgaben des Arztes gefiltert und in übersichtlicher Form als **Cardio Report** über einen geschützten Internetzugang für ihn zur Verfügung stehen.

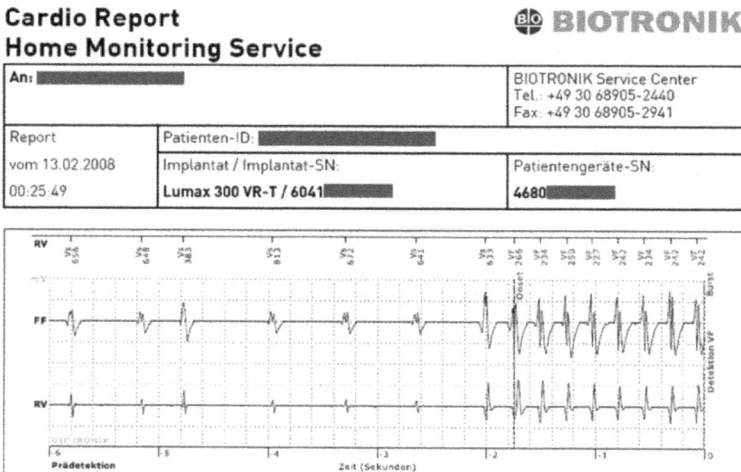

Abb. 2:   Cardio Report Beispiel

Über die Home-Monitoring-Plattform kann ein Kardiologe zusätzlich die Auslöser für bestimmte Alarmmeldungen festlegen und damit priorisieren, auf welche Monitoringbefunde er seine Aufmerksamkeit bei jedem Patienten besonders konzentrieren möchte (**Ereignismonitoring**). Kritische Komplikationen werden dem Zentrum dann innerhalb der nächsten 24 Stunden wahlweise per E-Mail, Fax oder SMS mitgeteilt. Die tagesaktuellen Datenübertragungen mit Home Monitoring ermöglichen es, nicht nur das Therapiesystem, sondern bei Bedarf die Therapie und den Krankheitsverlauf eines Patienten zu beobachten, z.B. um den Erfolg einer bestimmten Behandlungsstrategie zu überprüfen. Über die Home-Monitoring-Daten stehen dem Arzt zahlreiche diagnostische Informationen zur Verfügung, die ihm Aufschluss über den aktuellen Gesundheitsstatus von Patienten geben und gesundheitliche Veränderungen frühzeitig anzeigen. Dadurch kann er beispielsweise nachvollziehen, wann eine Therapie erfolgreich ist oder ob eine Anpassung der aktuellen Systemeinstellung angebracht wäre.

Heute bieten fast alle Implantathersteller die Möglichkeit eines Implantatmonitorings an. Home Monitoring ist jedoch das einzige vollautomatisierte Monitoringkonzept, das jederzeit eine tagesaktuelle Fernabfrage unabhängig vom Aufenthaltsort des Patienten erlaubt. Ein intelligentes „**Ampelkonzept**" zur automatischen Früherkennung und Priorisierung von klinisch relevanten Ereignissen unterstützt zusätzlich die optimierte Versorgung der Patienten. Chronologisch gesammelte Ereignisse werden als **Monitoringbefunde** erfasst und bilden in der Summe den **Patientenstatus**. Dieser gibt dem Arzt u.a. Aufschluss darüber, ob eine Klinik- oder Praxisnachsorge eines Patienten angeraten ist oder eher nicht. Verschiedene Studien haben die Effektivität des Home-Monitoring-Systems mehrfach bestätigt und belegt, dass die Patientensicherheit im Alltag mit dem Implantat nicht nur verbessert, sondern Nachsorgeprozesse ökonomisch sinnvoll unterstützt werden können.

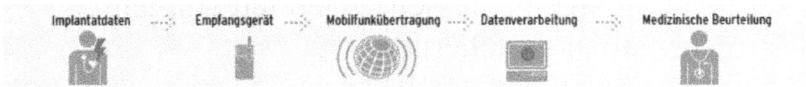

Abb. 3:   Weg der Patientendaten beim Home Monitoring

2   Überwachung der Systemintegrität

Neben wichtigen Vitalparametern ist beim Home Monitoring die Übertragung verschiedener technischer Messwerte zur Überprüfung des implantierten Therapiesystems von besonderer Bedeutung. Das umfasst u.a. die kontinuierliche Überwachung der Elektrodenfunktionalität zur Erkennung möglicher Elektrodenprobleme, wie z.B. Dislokationen oder Isolationsdefekte. Die Übertragung ventrikulärer Reizschwellenwerte ermöglicht es daneben, das Einwachsverhalten von Elektroden nach einer Implantation zu beobachten und Probleme im Vergleich zu üblichen Präsenznachsorgen in der Klinik oder Praxis deutlich früher zu erkennen bzw. zu behandeln. Dies ist besonders wichtig, um die daraus resultierende Gefahr ungewollter Therapieabgaben (Kammerstimulationen oder Schockentladungen) der Geräte zu vermeiden und lebensrettende Therapien jederzeit sicherzustellen. Auch die Batteriespannung wird mit Home Monitoring

Pacing-Impedanz

● RA-Pacing-Impedanz [Ohm]   ◆ RV-Pacing-Impedanz [Ohm]   ▲ LV-Pacing-Impedanz [Ohm]

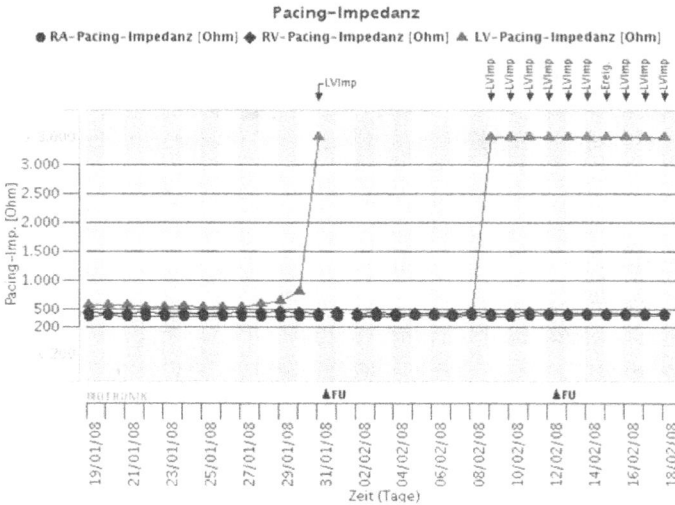

Abb. 4:   Home Monitoring-Beispiel eines detektierten Impedanzanstiegs nach einem Elektronen-
            defekt

regelmäßig überwacht. So werden erforderliche Aggregatwechsel rechtzeitig und
unabhängig von der Nachsorgefrequenz angezeigt und die Therapiesicherheit für
die Patienten bis in die letzte Lebensphase des Gerätes garantiert.

3 Vermeidung unangemessener Gerätetherapien für mehr Patientensicherheit

Die meisten Patienten mit Sinusknotenerkrankung erhalten einen Zweikammer-
schrittmacher, der die Kammer nur dann stimuliert, wenn der Eigenrhythmus
ausbleibt. Da die Erregung nach der Schrittmacherstimulation aber von der rechten Herzspitze ausgeht, ist sie nicht physiologisch. Dies kann zu einer Dissyn-
chronie der Herzarbeit führen und das Risiko für Vorhofflimmern oder eine
Herzschwäche begünstigen. Aktuelle Schrittmachermodelle versuchen, den Vorteil der natürlichen Herzerregung zu erhalten und gleichzeitig eine sichere Stimulation bei auftretenden Erregungsstörungen im Ventrikel zu gewährleisten. Ziel
ist es also, nur dann zu stimulieren, wenn der Eigenrhythmus des Patienten ausbleibt, um unnötige Ventrikelstimulationen bestmöglich zu verhindern. Jedes
Herz verändert sich im Laufe seines Lebens auch. Mit Hilfe von Home Monitoring kann der Kardiologe alle Schrittmacheraktivitäten durchgehend verfolgen
und die Programmierung sowie die Medikation immer wieder den Erfordernissen
des Patienten anpassen, um überflüssige Stimulationen oder ungewollte Schock-
abgaben bei ICD-Trägern zu vermeiden. Denn ICD-Träger müssen regelmäßig
damit rechnen, im Falle von Herzrasen oder Kammerflimmern lebensrettende
Schockimpulse ihres ICDs zu erhalten. Die Verabreichung und Stärke der Im-

pulse kann mit Hilfe von Home Monitoring besser kontrolliert und patientenindividuell optimiert werden. Wenn das Gerät nicht gut eingestellt ist, kann es jedoch unter Umständen ungerechtfertigte Therapieabgaben auslösen, z.B. im Falle sogenannter T-Wellen-Oversensings. Während der ICD hierbei die Herz- und Systemfunktionalität misst, filtert er auch Störsignale aus, die nicht zur Herzaktivität (QRS-Komplex) gehören. Wechselstromsignale von elektrischen Geräten oder P- und T-Wellen-Signale können jedoch manchmal ähnliche Signale aussenden und den ICD so in die Irre führen. Die falsche Interpretation dieser Signale kann den ICD veranlassen, unangemessene Therapien auszulösen und Tachykardien dadurch sogar fördern. Durch die zuverlässige Unterscheidung solcher Störsignale lassen sich ICD-Einstellungen rechtzeitig korrigieren und Fehltherapien für Patienten so vermeiden.

4 Früherkennung von Vorhofflimmern

Vorhofflimmern ist weltweit die mit Abstand häufigste Herzrhythmusstörung innerhalb der Bevölkerung. Unter den über 65-Jährigen kann von einer Prävalenz von über 5 % ausgegangen werden (Framingham-Studie). Neben den gesundheitlichen und psychischen Folgen, die unbehandeltes Vorhofflimmern nach sich ziehen kann, ist auch der Kostendruck auf die Gesundheitssysteme nicht zu unterschätzen. HM unterstützt die frühzeitige Erkennung von Vorhofflimmern, indem es die Häufigkeit und Dauer von atrialen Rhythmusepisoden übermitteln und für den Arzt sichtbar machen kann – selbst wenn der Patient die Rhythmusstörung gar nicht wahrnimmt. Denn Vorhofflimmern tritt meist völlig unbemerkt auf, was der Einleitung einer medikamentösen Therapie zur Schlaganfallprophylaxe ent-

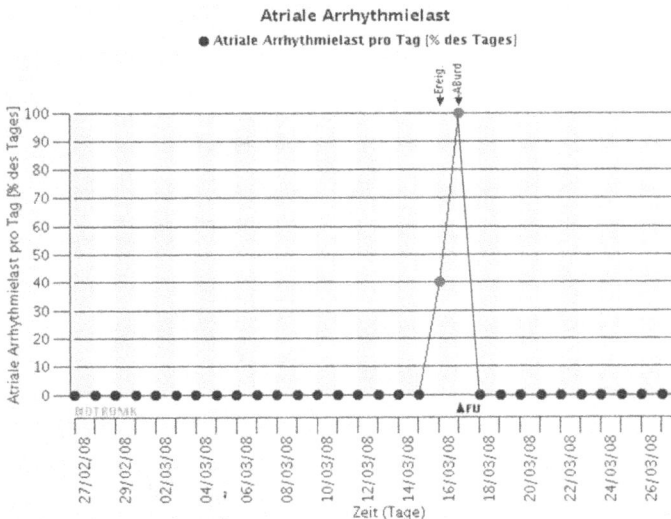

Abb. 5:   Home Monitoring-Beispiel: Anstieg der Vorhofflimmerlast

gegensteht. Durch das Home Monitoring kann der Verlauf und der Schweregrad solcher Rhythmusepisoden kontinuierlich überwacht und rechtzeitig gegengesteuert werden. Dadurch können Schlaganfälle und nachhaltige Schädigungen des Herzmuskels (Herzschwäche) effektiv vermieden werden. Um die klinische Beurteilung atrialer Rhythmusstörungen zu verbessern, wird häufig die Kammerfrequenz telemetrisch mit übertragen.

5 Engmaschige Betreuung von herzinsuffizienten CRT-Patienten

Seit 2003 wird Home Monitoring auch zur Betreuung von geräteabhängigen Herzinsuffizienzpatienten mit ICD- und CRT-Systemen eingesetzt – dort also, wo die Implantationen in den vergangenen Jahren die höchsten Zuwachsraten aufwiesen. Die telekardiologische Überwachung nimmt hier einen besonderen Stellenwert ein. Die CRT-Therapie muss stets eine synchrone und durchgängige (100%ige) Stimulation der linken und rechten Herzkammern gewährleisten. HM wird hier erfolgreich eingesetzt, um neben den o.g. Systemparametern spezielle Diagnostikparameter zu übertragen, die es ermöglichen, den Status der Herzinsuffizienz sowie die Therapieeffektivität zu kontrollieren. Hierzu werden diagnostische Vitalparameter übertragen, die Schwankungen in der Herzfrequenz (Herzratenvariabilität) und die über 24 Stunden gemittelte Herzfrequenz in Ruhe und Belastung ausweisen sowie Anzahl und Dauer von auftretenden Rhythmusstörungen im Vorhof und in der Kammer dokumentieren. Außerdem werden die Patientenaktivität sowie der Anteil der biventrikulären Kammerstimulationen (CRT-Anteil) mit übermittelt.

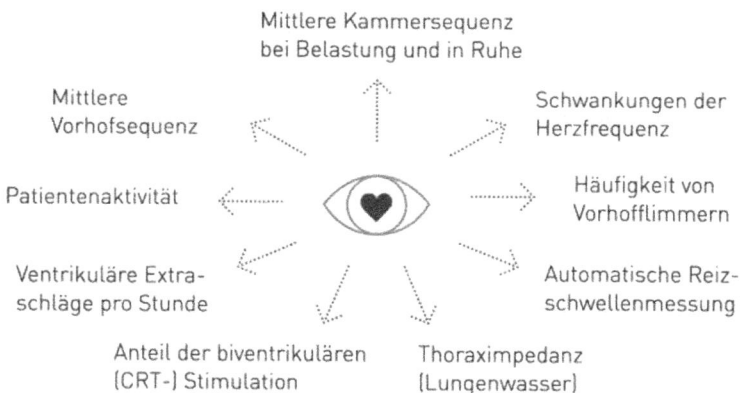

Abb. 6:   Vitalparameter zur Überwachung der Herzinsuffizienz (Herzinsuffizienz-Monitor)

Alle Messwerte bilden zusammengenommen ein wertvolles Diagnostikinstrument, den sogenannten **Herzinsuffizienz-Monitor**, das eine umfassende Verlaufskontrolle einer Herzschwäche erlaubt. Vorrangiges Ziel der telekardiologischen

Parameterüberwachung ist es dabei, das Voranschreiten einer Herzinsuffizienz so lang wie möglich aufzuhalten und klinische Verschlechterungen früh genug aufzuspüren, um rechtzeitig agieren und so langwierige Klinikaufenthalte vermeiden zu können. Um die Aussagekraft des Herzinsuffizienz-Monitors weiter zu erhöhen, werden zusätzliche Sensorinformationen ergänzt, die beispielsweise intrathorakale Spannungsänderungen infolge einer Flüssigkeitsansammlung in der Lunge oder eine Verschlechterung der Blutzirkulation im Herzen sichtbar machen. Beide Parameter, angestautes Lungenwasser sowie die schlechtere Durchblutung des Herzens, geben wichtige Hinweise auf eine bevorstehende Dekompensation (Pumpversagen des Herzens). Diese sind oft durch langwierige Krankenhausaufenthalte und eine weitere Verschlechterung der allgemeinen Herzfunktion begleitet. Durch die frühzeitige Warnung des Arztes lassen sich solche Entgleisungen des Gesundheitszustands deutlich reduzieren.

Wie für Schrittmacher- und ICD-Patienten auch werden für CRT-Patienten intrakardiale Elektrogramme (**IEGM Online**®) aufgezeichnet und unmittelbar nach der Detektion einer Episode automatisch mit ins Servicecenter übertragen, um die klinische Beurteilung zu unterstützen und online eine umfassende Fernnachsorge zu ermöglichen. Die mit den IEGMs übermittelten Informationen umfassen u.a. den Beginn und den Endpunkt einer Episode, die Episodendauer, die Therapieabfolge und den Therapieerfolg. Mit Unterstützung der oben beschriebenen Parameter können unangemessene Therapieabgaben (Stromstöße) zuverlässig erkannt und notwendige Umprogrammierungen bedarfsgerecht durchgeführt werden.

6   Routinemäßige Fernnachsorge

Home Monitoring verfügt nicht nur über die längste Erfahrung beim Implantatmonitoring, sondern auch über eine sehr breite Wissenschaftsbasis. Home Monitoring ist auch das erste und bis heute einzige mobilfunkbasierte Monitoringkonzept gewesen, das Kardiologen eine vollautomatisierte Überwachung des Patientenzustands ermöglicht. Nicht selten lassen sich Rhythmusstörungen und Entgleisungen bestimmter Vitalparameter korreliert unmittelbar vor einem schweren Ereignis oder einer Hospitalisierung feststellen. Die tagesaktuelle Übertragung dieser Messwerte und eine hohe Übertragungssicherheit sind damit eine wesentliche Voraussetzung für die sichere Früherkennung und Ferndiagnose schwerwiegender Komplikationen. Für die Durchführung von Fernnachsorgen muss das Telemonitoring imstande sein, eine zur Präsenznachsorge vergleichbare Informationsbasis zur Verfügung zu stellen.

Sicherheit und Vorteile der Home-Monitoring-Technologie wurden in zahlreichen klinischen Untersuchungen wiederholt belegt und schließlich auch durch die amerikanische Zulassungsbehörde FDA und den deutschen TÜV bestätigt: Im Jahr 2009 wurde daraufhin auch die Zweckbestimmung der BIOTRONIK Home-Monitoring®-Technologie erweitert, um hervorzuheben, dass Home Moni-

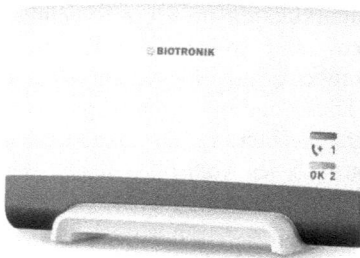

Abb. 7:   CardioMessenger S   Abb. 8:   CardioMessenger II

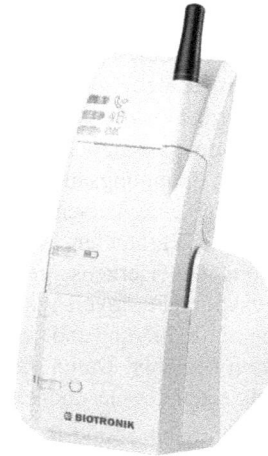

toring eine sichere Früherkennung klinisch relevanter Probleme erlaubt und in
der Lage ist, routinemäßige Geräteabfragen über die räumliche Distanz ohne
Nachteil für die Patienten zu ermöglichen.

Alle Schrittmacher, ICD- und CRT-Systeme verfügen über umfangreiche Spei-
cherkapazitäten zur Aufzeichnung von Herzrhythmusstörungen, Gerätetherapien
und allgemeinen Funktionsdaten. Mit Hilfe der Elektroden ist das Aggregat in
der Lage, die Herzaktivität rund um die Uhr zu beobachten, festzuhalten und zu
regulieren. Darüber hinaus kann es Elektrokardiogramme (EKG) im Herzen
aufzeichnen und seine eigene Funktionstüchtigkeit lückenlos überwachen. Letzteres umfasst die Funktionen des Aggregats, der Batterie sowie der Elektroden.
All diese Informationen könnten ohne Telemonitoring nur im Rahmen regelmä-
ßiger Arztbesuche über das Programmiergerät ausgelesen und in deutlich größeren
Zeitabständen überprüft werden. Bei der telemedizinischen Home-Monitoring-
Nachsorge spielt der aktuelle Aufenthaltsort zum Zeitpunkt einer Geräteabfrage
hingegen keine Rolle. Denn alle erforderlichen Messwerte von der Diagnostik
bis zum EKG stehen dem Arzt online zur umfassenden Fernnachsorge zur Verfügung. So kann der Gesundheitszustand kontinuierlich verfolgt und nötigenfalls
direkt auf Vorkommnisse reagiert werden.

7   Zusammenfassung

Das kontinuierliche Telemonitoring von Implantatpatienten bietet beste Möglichkeiten für ein einfaches und effektives Patientenmanagement und ermöglicht
gleichzeitig den Paradigmenwechsel von einer „Just-in-time-" zu einer **„Just-in-
case"-Versorgung**. Die automatische Datenübertragung per Mobilfunk erlaubt
zudem den weltweiten Einsatz des Systems und die zuverlässige Früherkennung

möglicher Komplikationen. Insbesondere für Herzinsuffizienzpatienten bildet die Kombination aus innovativer Sensortechnik und lückenloser Fernbetreuung die Grundlage für eine bessere medizinische Versorgung in der Zukunft.

Literatur

Elsner et al.: A prospective multicenter comparison trial of home monitoring against regular follow-up in MADIT II patients: additional visits and cost impact. Comput Cardiol 2006; 33, pp. 241–244.

Kacet et al.: ESC Congress 2011. ECOST Trial Presentation.

Kolb et al.: Reduction of Right Ventricular Pacing with Advanced Atrioventricular Search Hysteresis: Results of the PREVENT Study. PACE 2011, 34, pp. 975–983.

Lazarus: Remote, Wireless, Ambulatory Monitoring of Implantable Pacemakers, Cardioverter Defibrillators, and Cardiac Resynchronization Therapy Systems: Analysis of a Worldwide Database. Pacing Clin Electrophysiol 2007 Nov, 30 (11), p. 1424.

Mabo et al.: Home Monitoring for pacemaker follow-up: The COMPAS trial; Eur. Heart J 2010, 31 (Suppl. 1), p. 879.

Nielsen et al.: Automatic home monitoring of implantable cardioverter defibrillators. Europace 2008, 10, pp. 729–735.

Sack et al.: Potential value of automated daily screening of cardiac resynchronization therapy defibrillator diagnostics for prediction of major cardiovascular events: results from Home-CARE (Home Monitoring in Cardiac Resynchronization Therapy) study. European Journal of Heart Failure 2011, 13, pp. 1019–1027.

Varma et al.: Efficacy and Safety of Automatic Remote Monitoring for Implantable Cardioverter-Defibrillator Follow-Up. The Lumos-T Safely Reduces Routine Office Device Follow-Up Trial (TRUST). Circulation 2010, pp. 122, 325–332.

Telemonitoring für Patienten mit chronischer Herzinsuffizienz – die Systemlösungen von Deutscher Telekom und GETEMED AG

Michael Scherf, Ralph Wöhrl, Robert Downes

Jochem Gerdesmann hat doppeltes Glück. Obwohl der 65-Jährige vor acht Jahren einen schweren Herzinfarkt hatte, übt er noch immer seinen Beruf aus. Er entwickelt für die GETEMED AG in Teltow Geräte für die telemedizinische Betreuung von Herzinsuffizienzpatienten und hilft damit nicht nur sich selbst. Das kontinuierliche Monitoring der Vitaldaten erhöht vor allem die Sicherheit von Herrn Gerdesmann als Patient. Darüber hinaus aber bedeutet es auch mehr Lebensqualität für ihn und seine Familie, da das medizinische Fachpersonal und der Arzt aus der Ferne den Gesundheitszustand bewerten und bei Bedarf jederzeit Kontakt aufnehmen und in kritischen Situationen den Rettungswagen rufen können. Das Telemonitoring ermöglicht so trotz chronischer Krankheit einen normalen Alltag, zu Hause wie auch unterwegs.

Knapp zwei Millionen Menschen leiden wie Herr Gerdesmann in Deutschland an chronischer Herzschwäche. Die Krankheit ist der zweithäufigste Anlass für eine stationäre Behandlung. Mit dem Alter steigt das Risiko chronischer Erkrankungen. Dabei werden ältere Menschen zunehmend nicht nur von einer, sondern von mehreren Krankheiten (Multimorbidität) betroffen sein. Der demographische Wandel vollzieht sich im ländlichen Raum besonders rasch. Der Mangel an medizinischem Personal führt bereits heute zu regionaler Unterversorgung. Diese gesundheitspolitischen Herausforderungen lassen sich nur durch signifikante Produktivitätssteigerungen im Gesundheitssektor bewältigen. Kosteneffektive Betreuungsstrukturen zu schaffen und gleichzeitig eine qualitativ hochwertige medizinische Versorgung beizubehalten, kann nur gelingen, wenn Ärzte, Schwestern und Pflegekräfte ortsungebunden auf Basis moderner Informations- und Kommunikationstechnologien arbeiten können. Der Einsatz von Telemedizin kann dazu einen erheblichen Beitrag leisten.

1   Chancen und Herausforderungen für Anbieter von Telemonitoring-Systemen

Das Telemonitoring gewinnt sowohl in der Diagnostik und Therapie als auch bei der kontinuierlichen Betreuung von Patienten an Bedeutung. Der medizinische Nutzen und die Wirtschaftlichkeit von modernen telemedizinischen Betreuungsformen wurden in einer Reihe von klinischen und gesundheitsökonomischen Studien nachgewiesen, so beispielsweise im Projekt „Partnership for the Heart" (Köhler et al., 2011) der Charité. In amerikanischen Studien werden zudem die durch Telemedizin erreichbaren Einsparungen auf bis zu 5 % der jährlichen Kosten des Gesundheitswesens insgesamt geschätzt. Die Produktivitätspotenziale stecken insbesondere im Zeitgewinn durch weniger Verwaltungsaufgaben und die steigende Zahl der Behandlungsfälle. Die Studien zeigen, dass durch Telemedizin die Zahl der Patienten in den Kliniken stärker stieg als die Zahl der medizinischen Fachkräfte.

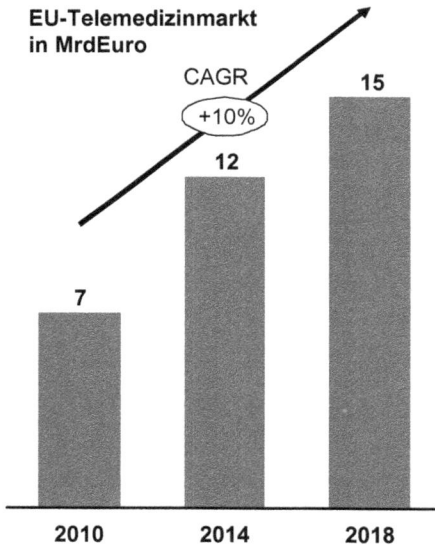

Abb. 1:   EU-Telemedizin-Markt in Mrd. Euro

Marktforschungsinstitute wie DB Research (DB Research, 2010) gehen davon aus, dass die Telemedizin in den kommenden Jahren EU-weit breite Anwendung finden wird. Von 2006 bis 2020 soll das Marktpotenzial für Telemedizin mit einem Plus von 10 % jährlich auf knapp 19 Mrd. Euro ansteigen.

Die Telemedizintechnik hat derzeit ein Marktvolumen von etwa 5 Mrd. Euro und wächst jedes Jahr um etwa 5 %. Die Markterschließung erfolgt weitestgehend durch innovative und flexible KMUs. Standardisierungen werden der Entwicklung helfen und die Generierung von Größenvorteilen ermöglichen.

2 Voraussetzungen und Triebkräfte von flächendeckenden Telemonitoring-Netzen

Neben der Teleradiologie und der Telekonsultation, die heute bereits im Klinikalltag genutzt werden, ist es das Telemonitoring, welches durch die Fernübertragung der Vitaldaten vom Patienten zum Arzt eine Qualitätsverbesserung der Diagnose, der Therapie und in der Sekundärprävention erreicht. Der europäische Vergleich zeigt, dass die rechtlichen Rahmenbedingungen für den Durchbruch von Telemonitoring-Anwendungen in die Regelversorgung ganz entscheidend sind. IV-Verträge erlauben bereits heute den Einstieg in intersektorale Versorgungsmodelle. Der breite Einsatz und damit der größtmögliche Nutzengewinn für das Gesundheitswesen lassen sich aber erst erreichen, wenn Telemonitoring in den Leistungskatalog der gesetzlichen Krankenkassen aufgenommen wird.

Die rasante Entwicklung von mobilen Datennetzen hinsichtlich Breitbandgeschwindigkeit und Netzabdeckung ermöglicht heute die breite Anwendung von Telemonitoring in mobilen Medizingeräten. Die Echtzeitübertragung von Vitaldaten gibt Ärzten und Patienten gleichermaßen mehr Sicherheit. Sogar Patienten mit chronischen und gleichzeitig gefährlichen Krankheiten werden rund um die Uhr zu Hause betreut.

Telemedizin steht synonym für die integrierte Gesundheitsversorgung. Die sichere Vernetzung, die elektronische Patientendokumentation und IT-gestützte Behandlungsprozesse sind von zentraler Bedeutung für mehr Patientensicherheit, optimale poststationäre Versorgung und effektive Hilfe in häuslichen Notsituationen.

Telemonitoring-Systeme müssen den höchsten datenschutzrechtlichen Anforderungen genügen. Eine internationale Standardisierung der Sicherheitstechnologien und der Schnittstellen (IHE, eFA oder HL7) zwischen den an der Betreuung beteiligten Telemedizinzentren sind Grundvoraussetzungen für das Patientenmonitoring.

Genauso wie die Monitoringsysteme – inklusive Medizintechnik und Anwendungssoftware – die Konformität mit dem Medizinproduktegesetz (MPG) einhalten müssen, sollten für das medizinische Personal und die betreuenden Ärzte allgemein gültige Qualitätsstandards eingeführt werden. Ohne einen solchen „Medizin-TÜV" für das medizinische Telemonitoring lässt sich die nötige hohe Qualität in der Betreuung schwer sicherstellen – insbesondere, wenn der flächendeckende Einsatz erfolgen soll. Die Ärzteschaft auf Landes- und/oder Bundesebene ist mit Unterstützung aus der Politik gefordert, SOPs für die telemedizinische Rund-um-die-Uhr-Betreuung von chronisch kranken Patienten festzulegen.

3 Telemonitoring – Element der Integrierten Versorgung

Die Telemedizin wird in Zukunft auch nach einer erfolgreichen Markterschließung keinen eigenständigen Sektor innerhalb der Gesundheitswirtschaft bilden. Die indikationsspezifischen Anwendungen werden vielmehr die Arbeit der Ärzte und Schwestern in der stationären und ambulanten Versorgung – vor allem im ländlichen Raum – ergänzen und unterstützen. Effektive Telemonitoring-Systeme kann es nur geben, wenn alle an der medizinischen Versorgung der Patienten beteiligten Leistungserbringer miteinander vernetzt sind.

Nicht nur in Deutschland, sondern europaweit lassen sich derzeit drei unterschiedliche Marktmodelle für den Einsatz von Telemonitoring-Systemen unterscheiden:

- das Krankenhaus-Modell: ein Angebot für die post-hospitale Betreuung, qualitativ hochwertig mit modernster Medizin- und Messtechnik für Vital- und Biodaten;
- das Kassen-Modell: ein Angebot im Rahmen des sogenannten „Case Managements", das durch kontinuierliche und gleichzeitig kostengünstige Betreuung der Patienten eine hohe Compliance erreicht;
- das Konsumenten-Modell: ein Angebot für den besonders gesundheitsbewussten Bürger, der als sein eigener Gesundheitsmanager jederzeit gut über seinen Gesundheitszustand informiert sein will.

Voraussetzung für diese Modelle sind wirtschaftlich tragfähige Kooperationsformen. Nur alle Beteiligten gemeinsam, Medizintechnikhersteller, Telekommunikationsanbieter und Anbieter von Gesundheits-IT sowie nicht zuletzt die medizinischen Leistungserbringer, können Effektivität und Effizienz der Monitoring-Systeme sicherstellen.

4 Praxisbeispiele für die Entwicklung von Telemonitoring-Netzen in der Region Berlin-Brandenburg

Nach einer Erörterung der regionalen Besonderheiten folgen Darstellungen der ersten drei bis heute erfolgreich realisierten telemedizinischen Entwicklungsgenerationen. Ein Ausblick auf die noch in der Entwicklung befindliche vierte Generation von Telemonitoring-Systemen beschließt die Praxisbeispiele.

4.1 Besonderheiten der Region Berlin-Brandenburg

Die jüngste Bevölkerungsprognose für das Land Brandenburg zeigt, dass bis zum Jahr 2030 infolge des Geburtendefizits mit einem Bevölkerungsrückgang um 295.000 Menschen von, im Jahr 2008, 2,522 auf 2,227 Mio. gerechnet werden muss. Dabei wird die Bevölkerungszahl im Verflechtungsgebiet um Berlin leicht zunehmen und in den Berlin fernen Landesteilen deutlich abnehmen. Das bedeutet im Ergebnis, dass sich die eine Hälfte der Bevölkerung auf 15 % der Fläche konzentrieren wird und die andere Hälfte sich auf 85 % der Landesfläche verteilt. Zudem werden die Menschen auch in Brandenburg immer älter. Ist 2008 jeder fünfte Brandenburger im Rentenalter, so wird es im Jahr 2030 bereits jeder dritte sein, und das bei steigender Lebenserwartung. (Staatskanzlei Brandenburg, 2011)

Diesen demografischen Zahlen stehen aktuell 3.413 Ärzte für die ambulante medizinische Versorgung im Land Brandenburg gegenüber. Statistisch betreut jeder dieser Ärzte 736 Einwohner; speziell auf die Hausärzte bezogen sind es sogar 1.633 Einwohner pro Arzt. Damit versorgt ein brandenburgischer Arzt im gesamtdeutschen Vergleich mehr Einwohner als seine Kollegen in den anderen Bundesländern.

Im Land Brandenburg kümmern sich 1.538 Hausärzte (Fachärzte für Allgemeinmedizin, hausärztlich tätige Internisten und Praktische Ärzte) und 1.750 Fachärzte um die Gesundheit der Bevölkerung.

Das Durchschnittsalter aller brandenburgischen Vertragsärzte beträgt 52,23 Jahre. Eine differenzierte Betrachtung der Altersstruktur in den beiden Versorgungsbereichen lässt jedoch gravierende Unterschiede erkennen: So sind 23,2 % der Hausärzte und immer noch 15,4 % der Fachärzte 60 Jahre und älter. (Kassenärztliche Vereinigung Brandenburg, 2011)

In der Großstadt Berlin hingegen gibt es eine Vielzahl von Einrichtungen zur Gesundheitsversorgung. Die hohe Dichte an Haus- und Fachärzten sowie Universitätskliniken und Krankenhäusern bietet hier eine flächendeckende Maximalversorgung. Viele Forschungseinrichtungen, die sich mit Versorgungsthemen beschäftigen, und Unternehmen, die den Bereich Gesundheitswirtschaft im Fokus haben, vervollständigen das Bild.

Aus dieser speziellen Konstellation in der Region Berlin-Brandenburg ergibt sich, dass zukünftig in strukturschwachen ländlichen Gebieten größere Schwierigkeiten auftreten werden, Ansätze zu deren Bewältigung aber auch aus der Region kommen können.

Ein seit längerer Zeit diskutiertes Thema ist die Einführung der Telemedizin in die Regelversorgung. Telemedizin kann nicht alle angedeuteten Probleme lösen, kann aber helfen, die vorhandenen Versorgungstrukturen zu stärken, um auch zukünftig eine gleichmäßige, qualitativ hochwertige Versorgung zu sichern. Die Vernetzung der Leistungserbringer aller Sektoren in der Region Berlin-Brandenburg, also in Stadt und Land, ist deshalb eine herausragende Aufgabe.

In der Region Berlin-Brandenburg besteht eine sehr hohe Sensibilität für Gesundheitsthemen. Beide Länder unterstützen in eigenen Initiativen Aktivitäten zur Erforschung, Entwicklung und Einführung von Produkten und Dienstleistungen zur Verbesserung der gesundheitlichen Versorgung. Gemeinsam haben sich beide Länder am 26.10.2007 auf einen Masterplan für die Region Berlin-Brandenburg geeinigt.

Speziell zum Thema Telemedizin und Medizinische Informatik heißt es:

„Die Vernetzung der Akteure des Gesundheitswesens in der ambulanten und stationären Versorgung ist deutlich unterentwickelt und bietet gute Möglichkeiten für innovative Lösungen. Die Umstrukturierung der Gesundheitsversorgung und die Verlagerung hin zu einer integrierten Versorgung erfordern den Ausbau telemedizinischer Dienstleistungen. Besonders vor dem Hintergrund der demographischen Gesellschaftsentwicklung, insbesondere für das Flächenland Brandenburg, welches als Modellregion für die medizinische Versorgung einer alternden und anzahlmäßig abnehmenden Bevölkerung in Flächenstaaten anzusehen ist." (Masterplan Gesundheitsregion BB, 2007)

Im Rahmen des Masterplans wurden im Jahr 2008 erstmals systematisch telemedizinische Potenziale für das Flächenland Brandenburg aufgezeigt. Es wurde ermittelt, dass 17 Telemedizinunternehmen aus Brandenburg und 15 Berliner Unternehmen in länderübergreifenden Netzen arbeiten. In der Region gab es zu diesem Zeitpunkt sieben Telemedizinprojekte mit klinischem Schwerpunkt in Brandenburg und zwölf länderübergreifende Projekte. Mit den Ergebnissen dieser Potenzialanalyse wurde konsequent weiter an einer Bedarfsanalyse für das Land Brandenburg gearbeitet, die im Jahr 2009 durch das Ministerium für Umwelt, Gesundheit und Verbraucherschutz veröffentlicht wurde und unter anderem folgende Empfehlungen für Initiativen der Landesregierung gegeben hat (AGENON, 2009):

• Die Unterstützung der hausärztlichen Versorgung durch die Einführung und Förderung von Telemonitoring insbesondere bei chronisch Kranken. Dabei sollen die Hausärzte zusätzlich durch die Telekooperation mit nichtärztlichen Fachkräften (Gemeindeschwestern) unterstützt werden. Außerdem soll die Kompetenz der Hausärzte durch Telekooperation mit den Krankenhäusern gestärkt werden. Zur Bereitstellung der erforderlichen telemedizinischen Infrastruktur sollen telemedizinische Zentren aufgebaut werden, die insbesondere die telemonitorischen Dienstleistungen erbringen sollen.

• Alle Krankenhäuser im Land Brandenburg sollen telemedizinisch vernetzt werden. Dadurch sollen Zusammenarbeit und Wissensaustausch zwischen den Fachärzten in der stationären Versorgung gefördert werden. In jedem Krankenhaus des Landes soll daher die erforderliche Infrastruktur für Telekooperation bereitgestellt werden. In einer zweiten Phase sollte die Möglichkeit zur Einbeziehung der niedergelassenen Fachärzte bestehen.

Diese politischen Aktivitäten unterstützen das positive Innovationsklima in der Region und die Weiterentwicklung der Telemedizinaktivitäten. Als herausragendes Ergebnis der Zusammenarbeit von Forschungseinrichtungen, Unternehmen, Gesundheitsdienstleistern und Kostenträgern steht ab 2011 erstmalig eine flächendeckende, länderübergreifende Infrastruktur für das Telemonitoring von

Risikopatienten mit chronischer Herzschwäche zur Verfügung. Die bis zu diesem Stand durchlaufenen Entwicklungsprozesse sollen im Folgenden erläutert werden.

4.2 Telemonitoring in Brandenburg – Technik der ersten Generation

Die Basisentwicklung der ersten Generation eines Telemonitoring-Systems entstand in einer Kooperation der GETEMED AG mit Herrn Prof. Dr. med. Michael Oeff für das Klinikum Brandenburg/Havel. Diese gemeinsame Vorentwicklung wurde im Jahr 2004 im Rahmen des Ideenwettbewerbs bb.markt-E-Health prämiert und danach bis zum Jahr 2005 unter Studienbedingungen erprobt. Es schloss sich ein erster Vertrag zwischen dem Klinikum Brandenburg und der AOK Brandenburg (jetzt AOK Nordost) über eine integrierte Versorgung von Patienten mit chronischer Herzinsuffizienz an: Während mehrerer Jahre konnten etwa 300 Risikopatienten telemedizinisch betreut werden.

Zum Einsatz kamen in diesem Projekt adaptierte Vitalfunktionsmonitore der GETEMED AG, die sich bereits seit Jahren bei der Überwachung von Risikoneugeborenen im häuslichen Bereich bewährt hatten. Neben der Aufzeichnung des einkanaligen EKG über Elektroden, die sich der Patient selbst anlegen musste, und der Sauerstoffsättigung über einen Fingerclip konnten die mit weiteren Geräten gemessenen Blutdruck- und Gewichtswerte sowie Angaben zum Befinden und Antworten auf vordefinierte Fragen am Gerät eingegeben werden. Weiterhin war es möglich, den Wunsch nach Kontakt zum betreuen Arzt zu vermerken. Die in der häuslichen Umgebung des Patienten aufgezeichneten Daten wurden verschlüsselt und per Analogmodem an das Auswertezentrum im Klinikum Brandenburg/Havel übertragen. Dort erfolgte die manuelle Auswertung der Daten und bei Bedarf die Kontaktaufnahmen mit dem Patienten oder den betreuenden Haus- und Fachärzten. Dafür standen verschiedene Auswerte- und Berichtsfunktionen zur Verfügung.

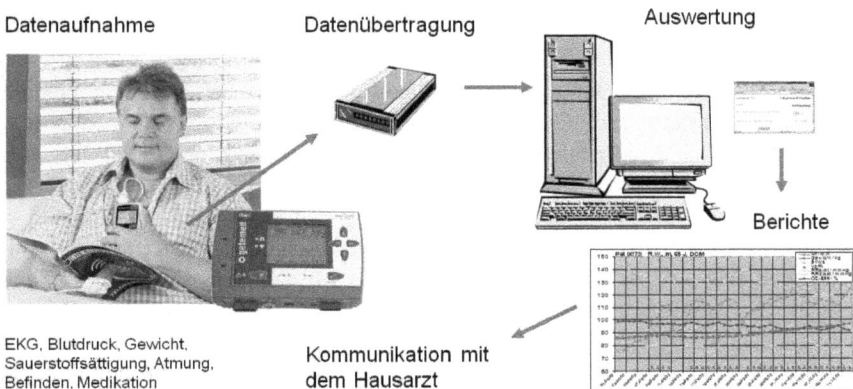

Abb. 2:   Telemonitoring der ersten Generation

Der Impuls, der von diesem Projekt ausging, und die Erweiterungen, die sich daraus in den folgenden Projekten ergaben, führten im Jahr 2010 zum europäischen RegioStar Award, einer Auszeichnung der Europäischen Union, die damit den nachhaltigen Einsatz von Fördermitteln prämiert.

4.3 Telemonitoring in Berlin-Brandenburg – die zweite Generation

Die zweite Generation von Telemonitoring-Systemen wurde zwischen 2006 und 2010 unter Leitung von Herrn Prof. Dr. med. Friedrich Köhler von der Charité Berlin in den Regionen Berlin-Brandenburg und Baden-Württemberg erprobt. Ein von Projektpartnern aus Medizin und Industrie („Partnership for the Heart") entwickeltes mobiles System zur telemedizinischen Betreuung von Patienten mit chronischer Herzinsuffizienz wurde in der klinischen Studie TIM-HF („Telemedical Interventional Monitoring in Heart Failure") mit 710 Patienten validiert.

Es wurde untersucht, wie sich die Lebensqualität, die Anzahl und Dauer von Krankenhausaufenthalten, die Sterblichkeit und die Gesundheitskosten beim Einsatz von Telemonitoring verändern. Ein wesentliches Ziel war es auch, Patientengruppen zu identifizieren, die überproportional vom Einsatz der Telemedizin profitieren. Die mit großem Interesse erwarteten publizierten Ergebnisse (Köhler et al., 2011; Winkler et al., 2010) wurden von der nationalen und internationalen Fachwelt stark beachtet.

Für dieses Projekt hat ein technisches Konsortium unter Beteiligung der Deutschen Telekom und der GETEMED AG ein Telemonitoring-System entwickelt und eingesetzt, das die Endgeräte im Patientenhaushalt so miteinander vernetzte, dass die manuelle Eingabe der Vitalfunktionsparameter nicht mehr notwendig war. Die Einzelgeräte kommunizierten über eine verschlüsselte Bluetooth®-Verbindung mit einem Smartphone, welches die Daten sammelte und wiederum verschlüsselt an das Zentrum für kardiovaskuläre Telemedizin der Charité in Berlin oder an das Telemedizinzentrum am Robert-Bosch-Krankenhaus in Stuttgart übertrug. Über das integrierte Display des Telefons konnten weitere Angaben zum Befinden eingegeben werden.

Speziell für den ambulanten Einsatz in diesem Projekt haben Ingenieure der GETEMED AG den mobilen 3-Kanal-EKG- und SpO_2-Monitor PhysioMem® entwickelt und als Medizinprodukt zugelassen. Dieses handliche Gerät überträgt sowohl eine zweiminütige Einzelmessung als auch in kritischen Situationen eine Dauermessung. Für die tägliche Einzelmessung legt sich der Patient den PhysioMem® auf den Brustkorb, wobei dann vier ins Gehäuse integrierte Edelstahlelektroden das 3-Kanal-EKG ableiten. Für die Messung der Pulsrate und der Sauerstoffsättigung des arteriellen Blutes wird ein Fingersensor benutzt. Bei der Dauermessung legt der Patient vier Klebeelektroden an und verbindet sich via Smartphone mit dem Telemedizinzentrum. Der Arzt kann in diesem Fall die Vitalparameter des Patienten in Echtzeit, wenn notwendig auch über einen Zeitraum von mehreren Stunden, auf seinem Auswerteplatz sehen.

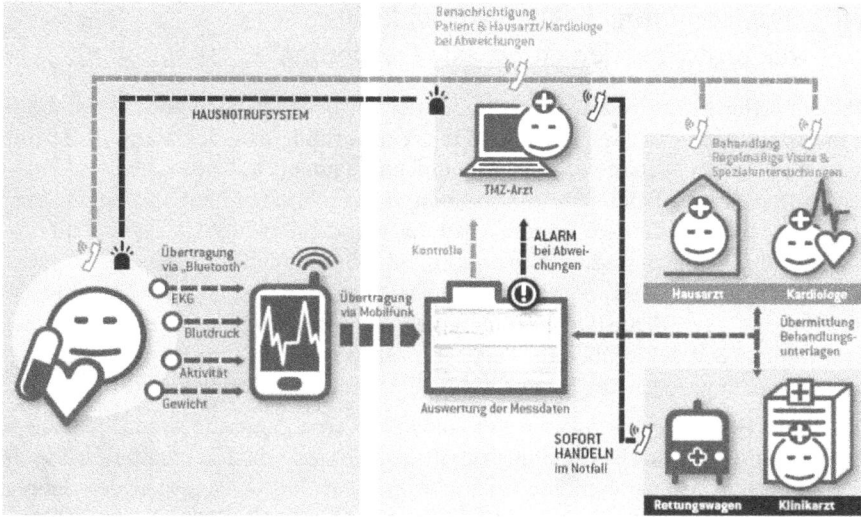

Abb. 3: Telemonitoring „Partnership for the Heart"

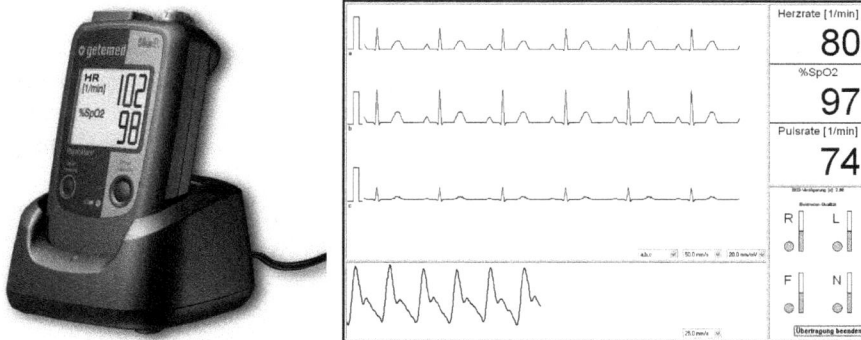

Abb. 4: Monitor PhysioMem® und Anzeigesoftware

Für die Verarbeitung und Analyse der Daten im Telemedizinzentrum wurden im Rahmen des Projektes eine Webservice- und eine EKG-Analysesoftware entwickelt. Damit war es erstmals möglich, eingehende Patientendaten automatisch zu analysieren und zu priorisieren. Die Ergebnisse der Voranalyse wurden genutzt, um die Daten von Patienten mit wesentlichen Werteabweichungen oder deutlichen Veränderungen zu den Ergebnissen der Vortage für eine bevorzugte Bearbeitung zu markieren.

4.4   Telemonitoring in Berlin-Brandenburg – die dritte und derzeit neueste Generation

Der Startschuss für die Entwicklung der derzeit neuesten Generation von Telemonitoring-Systemen fiel 2008, als ein Konsortium aus der Region Berlin-
Brandenburg am Wettbewerb der Gesundheitsregionen teilnahm, den das Bundesministerium für Bildung und Forschung ausgeschrieben hatte. Das unter Leitung von Herrn Prof. med. Friedrich Köhler von der Berliner Charité beantragte
und in Umsetzung befindliche Siegerprojekt „Gesundheitsregion Nordbrandenburg – FONTANE" setzt sich modellhaft mit der Verbesserung der Betreuungsqualität für Herz-Kreislauf-Erkrankungen im strukturschwachen ländlichen
Raum durch den sektorübergreifenden Einsatz moderner Informationstechnologie und biomarkerbasierter Diagnostik- und Therapiesteuerung auseinander.

Das FONTANE-Projekt will die vorhandenen Versorgungsstrukturen besonders
im Bereich der Hausarztversorgung durch den Einsatz von Telemonitoring-Systemen unterstützen. Für Nordbrandenburg wurden in den vergangenen drei Jahren
telemedizinische Prozess- und Produktinnovationen entwickelt, die in kontrol-
lierten Studien getestet werden. Dabei begleiten innovative Versorgungsansätze
die technischen Neuentwicklungen. Bisher umfasste die ambulante Betreuung
den Patienten, Hausarzt und Facharzt. Dieses Dreieck vor Ort wird zu einem
ambulanten Viereck. Das ambulante Viereck umfasst heute den aktiv im Leben
stehenden Patienten, den Hausarzt, das Telemedizinzentrum „Zentrum für kardiovaskuläre Telemedizin" an der Charité und eine ambulante Facharztpraxis, die
sich nicht am Wohnort des Patienten befinden muss. Die Nutzung modernster
Informationstechnologie ermöglicht die notwendige Vernetzung aller Akteure.

Schon bei der ersten öffentlichen Vorstellung des Projektes im Dezember 2008
wurde deutlich, dass diese innovative Technik in allen Regionen des Landes Brandenburg gebraucht wird. Das Brandenburger Ministerium für Umwelt, Gesundheit
und Verbraucherschutz (MUGV) nutzte deshalb Mittel des Konjunkturpaketes II
für Investitionen in eine telemedizinische Infrastruktur für Gesamtbrandenburg.
Diese Investitionsmittel wurden im Rahmen einer europäischen Ausschreibung
im Klinikum Cottbus und im Klinikum Brandenburg/Havel eingesetzt.

Den Zuschlag für die Umsetzung erhielt eine Arbeitsgemeinschaft aus Deutscher
Telekom und GETEMED AG. Am 31. August 2011 wurde die erste flächendeckende telemedizinische Infrastruktur, die länderübergreifend genutzt werden
kann, in Betrieb genommen.

Für die ersten beiden Telemedizinzentren in Cottbus und Brandenburg/Havel
stellt die Arbeitsgemeinschaft eine Plattform zur Erfassung, Speicherung, Übertragung und Auswertung von Vitalfunktionsparametern wie EKG, Gewicht,
nichtinvasivem Blutdruck, Sauerstoffsättigung (SpO$_2$) und weiteren Angaben
zum Befinden des Patienten zur Verfügung.

Das Plattformkonzept ermöglicht die Integration vorhandener medizinischer
Messgeräte, aber auch die Einbindung von Weiterentwicklungen. Über standar-

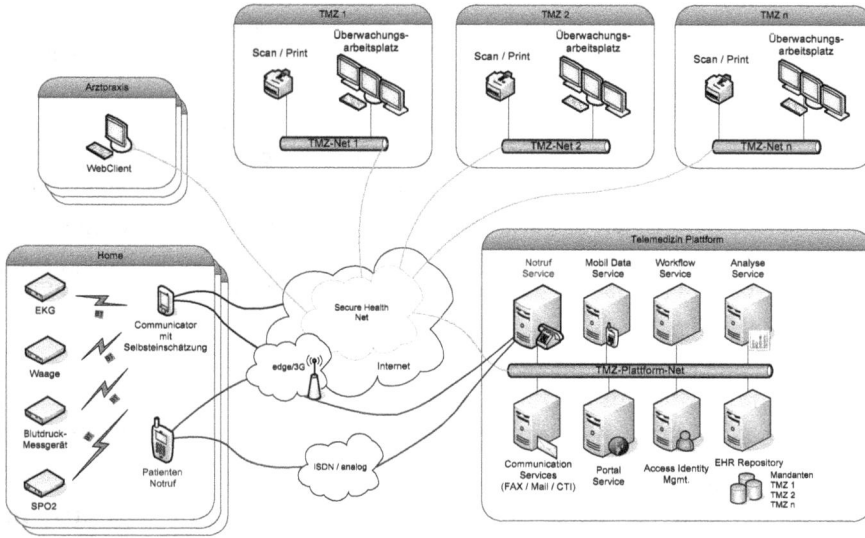

Abb. 5:   Telemedizinische Infrastruktur in Brandenburg

disierte Schnittstellen können zukünftige telemedizinische Geräte, Anwendungen und Verfahren in das Gesamtkonzept integriert werden.

Folgende Endgeräte werden im Patientenhaushalt eingesetzt:

- eine Basisstation (Communicator) zum bidirektionalen Datenaustausch zwischen Patient und Telemedizinzentrum;
- ein mobiler 3-Kanal-EKG- und SpO$_2$-Monitor;
- ein Blutdruckmessgerät;
- eine eichfähige Waage;
- ein Mobiltelefon für den Patientenhilferuf.

Alle ermittelten Vitaldaten der Einzelgeräte werden über eine standardisierte kabellose Schnittstelle zu einer Basisstation (Communicator) übertragen und über standardisierte verschlüsselte Protokolle auf der Basis von Mobilfunk- oder DSL-Verbindungen zum jeweilig verantwortlichen Telemedizinzentrum übermittelt. Weiterhin ist es möglich, über diesen Weg bidirektional Meldungen und Informationen zwischen dem Telemedizinzentrum und dem Patienten auszutauschen (Informationen, Fragenkataloge). Die im Telemedizinzentrum empfangenen Vitaldaten werden in der von der Deutschen Telekom entwickelten Patientenakte eHealthConnect 2.0 gespeichert, bewertet und vorpriorisiert. Bei Abweichungen von den in der Datenbank gespeicherten Normalwerten kann ein Ereignis ausgelöst und können dementsprechende Aktivitäten zur Patientenbehandlung eingeleitet werden.

Wesentliche Leistungsmerkmale der Patientenakte sind das zentrale Management von Stammdaten (Master Patient Index), die Verwaltung medizinischer Daten (eGA, ePA), Import- und Exportfunktionen für Befunde, Berichte oder Bilder, die Schnittstellen (z.B. HL7 v2/v3, DICOM, IHE), die Langzeitarchivierung, die Unterstützung der Kodierung (z.B. ICD 10), das Identifizierungsmanagement sowie die Geräteverwaltung.

Über ein zusätzliches Mobiltelefon besteht für den Patienten die Möglichkeit, in Akutsituationen die Verbindung mit dem Telemedizinzentrum direkt aufzunehmen. Bei Bedarf wird der Kontakt zur Leitstelle der Rettungsdienste hergestellt.

Im Gesamtkonzept ist vorgesehen, zunächst das aus den Telemedizinzentren in Cottbus und Brandenburg/Havel bestehende Netzwerk zu etablieren. Später ist es möglich, weitere Institutionen zur Erweiterung des Telemedizinspektrums in die Struktur einzubinden.

4.5 Telemonitoring in Berlin-Brandenburg – die zukünftige Weiterentwicklung zur vierten Generation

Die im Rahmen des FONTANE-Projektes zu erbringende Entwicklungsarbeit eines Konsortiums aus Industrie- und Forschungspartnern sowie Kostenträgern und Leistungserbringern der Region und die damit einhergehende interdisziplinäre Vernetzung von Forschung und Versorgung ermöglichen es, eigene Entwicklungen vor Ort anzuwenden und als Referenz präsentieren zu können. Für die Patienten bietet sich die Chance, früh von innovativer Technologie zu profitieren. Das Projekt ist dabei in den Masterplan zur Entwicklung Berlin-Brandenburgs zu einem „Kompetenzzentrum für Medizintechnik 2005–2010" eingebunden. In dieser Region sollen wichtige Erkenntnisse für die telemedizinische Anwendung bei anderen Erkrankungen und in anderen strukturschwachen Regionen Deutschlands und Europas gewonnen werden.

Die GETEMED AG entwickelte im Rahmen des FONTANE-Projektes bis zum Ende 2011 eine intelligente, telemedizinisch einsetzbare Hardwareplattform „PhysioGate" für die ambulante medizinische Versorgung in strukturschwachen Gebieten. PhysioGate stellt die Verbindung zwischen Patient und ärztlicher Betreuung her; sie ist sowohl in der häuslichen Umgebung als auch vom mobilen medizinischen Fachpersonal, z.B. AGnES (Arztentlastende, Gemeindenahe, E-Health-gestützte, Systemische Intervention) einsetzbar. Die Deutsche Telekom unterstützt den Aufbau und betreibt die Infrastruktur der kardiovaskulären Telemedizinambulanz. Dazu wird die Patientenakte eHealthConnect 2.0 adaptiert und um zusätzliche Module zur Erreichung der Studienziele erweitert.

Der „PhysioGate" erfüllt dabei folgende Funktionen:

- Aufnahme von Messwerten aus verschiedenen Endgeräten des invasiven und nichtinvasiven Monitorings, von Biomarkerdaten sowie, je nach Krankheitsbild, weiterer spezifischer Parameter;
- lokale Speicherung der erfassten Vitaldaten im „PhysioGate";
- Signalvorverarbeitung und intelligentes Signalmanagement zur Erkennung kritischer Gesundheitszustände durch Verknüpfung der verschiedenen Informationen und Zustände;

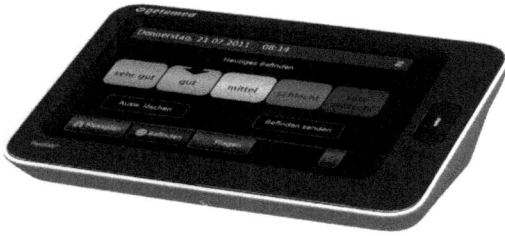

Abb. 6:   PhysioGate®

- User Interface zur Kommunikation mit dem Patienten wie auch die Möglichkeit für diesen, weitere Daten wie z.B. zum persönlichen Befinden (Selbsteinschätzung), zur Medikation oder zum Kontaktwunsch einzugeben;
- telemedizinische Übertragung der Parameter über standardisierte Schnittstellen (EDGE/DSL) in die elektronische Patientenakte des Zentrums für kardiovaskuläre Telemedizin.

Die von der GETEMED AG entwickelte Hardwareplattform ist modular und skalierbar, kann verschiedene Vitalparameter aufnehmen und ambulant eine Voranalyse der Daten durchführen. Bei signifikanten Abweichungen von Normwerten, die patientenindividuell in der plattformeigenen Datenbank und im Telemedizinzentrum hinterlegt sind, werden sowohl die Daten als auch die Analyseergebnisse an ein Telemedizinzentrum weitergeleitet. Die Umsetzung dieses Konzeptes kann zu einer deutlichen Entlastung des Zentrums im Normalfall führen und verhindert die unnötige zentrale Datensammlung. Somit können größere Patientengruppen betreut werden. Weiterhin stehen betreuenden und autorisierten Personen (Heart-Failure-Nurses oder Pflegediensten), die den Patienten im häuslichen Umfeld besuchen, Daten (z.B. Trends) zur Verfügung, ohne dass sie jederzeit Zugriff auf die Datenbank des Telemedizinzentrums haben müssen. Entsprechende Datenschutzkonzepte sind auf diese Weise einfacher zu realisieren. Die flexible Gestaltung des Datenkonzeptes erlaubt den verschiedenen Nutzern, je nach Bedarf die Daten vor Ort auszulesen oder die Übertragungszeitpunkte und die Art der übertragenen Daten jederzeit für einen Patienten anzupassen.

5   Zusammenfassung

Jochem Gerdesmann hat doppeltes Glück und das nicht nur, weil er täglich an der Weiterentwicklung von Systemen für das Telemonitoring arbeiten kann, sondern auch, weil er in einer Region lebt und arbeitet, in der viele Mitstreiter aus Forschung, Gesundheitswesen, Industrie und Politik das Telemonitoring als eine wesentliche Säule der zukünftigen Gesundheitsversorgung verstehen.

Die in der Region entwickelten und eingesetzten Generationen von Telemonitoring-Systemen bauen aufeinander auf und unterstützen das Ziel der Mediziner, diese Systeme in der Regelversorgung zu etablieren, damit noch viel mehr Patienten das Glück haben, davon zu profitieren.

Literatur

AGENON, 2009: Entwicklung der Telemedizin im Land Brandenburg aus versorgungs-inhaltlicher Sicht. AGENON Gesellschaft für Unternehmensentwicklung im Gesund-heitswesen mbH.

Deutsche Bank Research, 2010; Aktuelle Themen 472: Telemedizin verbessert Patienten-versorgung.

Kassenärztliche Vereinigung Brandenburg, 2011 http://www.kvbb.de

Koehler, F./Winkler, S./Schieber, M./Sechtem, U./Stangl, K./Böhm, M./de Brouwer, S./ Perrin, E./Baumann, G./Gelbrich, G./Boll, H./Honold, M./Koehler, K./Kirwan, BA/ Anker, SD.: Telemedicine in heart failure: Pre-specified and exploratory subgroup analyses from the TIM-HF trial. Int J Cardiol. 2011 Oct 7. [Epub ahead of print]

Koehler, F./Winkler, S./Schieber, M./Sechtem, U./Stangl, K./Böhm, M./Boll, H./Baumann, G./Honold, M./Koehler, K./Gelbrich, G./Kirwan, B.A./Anker, S.D.: On behalf of the TIM-HF Investigators. The impact of remote telemedical management on mortality and hospitalizations in ambulatory patients with chronic heart failure: TIM-HF study. Circulation. 2011 May 3; 123 (17); pp. 1873–1880. Epub 2011 Mar 28.

Masterplan Gesundheitsregion BB, 2007 www.healthcapital.de

Staatskanzlei Brandenburg, 2011 http://www.demografie.brandenburg.de

Winkler, S./Axmann, C./Schannor, B./Kim, S./Leuthold, T./Scherf, M./Downes, R./ Nettlau, H./Koehler, F.: Diagnostic accuracy of a new detection algorithm for atrial fibril-lation in cardiac telemonitoring with portable electrocardiogram devices. J Electrocardiol. 2011 Mar 17.

Telemedizinische Vernetzung

Telemedizinische Vernetzung von ambulanter und stationärer Versorgung für herzkranke Patienten

Prof. Dr. med. Michael Oeff

Die Chronische Herzinsuffizienz ist eine lebenslange, nicht heilbare Erkrankung mit langsamer Progredienz. Die Therapie erfolgt medikamentös, aber auch nicht-medikamentös zur Stabilisierung der Herzleistung, um erneute Dekompensationen zu verhindern sowie durch Vermeidung belastender Faktoren. Ein weiteres Ziel ist es, die Patienten in ihr eigenes Krankheitsgeschehen einzubeziehen und insgesamt die Lebensqualität zu erhöhen.

Da bei sorgfältiger ambulanter Führung auch mit Unterstützung telemedizinisch engmaschig erhobener Vitaldaten gerade bei der chronischen Herzinsuffizienz eine stabile Gesundheitssituation erreicht werden kann, stellt dieses kardiologische Krankheitsbild derzeit geradezu ein exemplarisches Telemedizin-Modell dar.

Die Voraussetzung dazu ist allerdings eine enge, vertrauensvolle sektorenüber-greifende Versorgung primär im ambulanten Sektor durch die Haus- und Fach-ärzte. Ihre medizinische Betreuung kann ergänzt werden durch die in kurzen, meist täglichen Intervallen erhobenen Befunde der Vitaldaten und der Patienten-angaben, die von telemedizinisch ausgebildeten Ärzten und ihrem Assistenzper-sonal in genauer Kenntnis des kardiologischen Krankheitsbildes und seiner Ko-morbiditäten bewertet werden. Ein stabiler Verlauf wird im Telemedizinzentrum lediglich beobachtet, jedoch auf neu auftretende krankhafte Befunde, auf unzu-reichende Medikamenteneinnahme oder auch auf Notrufe wird dort adäquat unter Einbeziehung des behandelnden Arztes reagiert.

Durch den engen Kontakt mit dem Telemedizinzentrum, auch durch die Rück-kopplung seiner von ihm erhobenen Vitaldaten, kann der Patient einvernehmlich mit seinem behandelnden Arzt eng in seinen Krankheitsverlauf einbezogen und damit zu einer sorgfältigen Lebensführung motiviert werden.

Die Telemedizin kann somit helfen, die im *Programm für nationale Versorgungs-leitlinien zum Thema „Chronische Herzinsuffizienz"* formulierte Prozessqualität zu fördern [1]:

- Durch Empfehlungen und Informationen zu Risikofaktoren, Prävention und Diagnostik soll die Wahrnehmung bei allen Beteiligten in der Versorgung verstärkt werden.
- Es soll ein stärkeres Augenmerk auf Prävention und frühzeitige Erkennung erreicht werden, um das Auftreten einer chronischen Erkrankung oder zu häufige Dekompensationen zu vermeiden.
- Durch entsprechende Information soll die Problematik einer adäquaten Langzeitbetreuung erhellt werden.
- Durch optimale und zeitnahe Therapie soll die Rate an vermeidbaren Krankenhauseinweisungen auf dem Boden erneuter kardialer Dekompensationen gesenkt werden.
- Bei akuten Dekompensationen ist eine sektorenübergreifende Versorgung dringend geboten.
- Durch Information und Schulung der Patienten soll die Therapietreue verbessert und damit der Ressourceneinsatz effektiver werden.

Nach den bisherigen Untersuchungen zum Einsatz des telemedizinischen Monitorings bei Herzkranken profitieren Hochrisikopatienten am meisten von diesem Konzept. In Metaanalysen entsprechender Studien wurde sogar ein lebensverlängernder Effekt festgestellt, sofern eine ernsthafte Befundkontrolle durch Erhebung der Vitaldaten erfolgte [2, 3]. Eine kürzlich publizierte Studie allerdings lässt diesen Überlebensvorteil nicht erkennen [4]. Ein auf Telefongesprächen basiertes Monitoring zeigte nicht die gewünschten Erfolge [5] [2].

Wie sind aber nun die Hochrisikopatienten zu erkennen? Bei der Beantwortung dieser Frage kommt der Partner in diesem Betreuungskonzept, nämlich der stationäre Sektor, ins Spiel. Eine akut dekompensierte Herzinsuffizienz wird stationär behandelt. Jedoch trägt der Herzinsuffizienzpatient noch Monate nach Entlassung aus einer erfolgreichen stationären Behandlung ein hohes Krankheits- und Rezidivrisiko, das möglicherweise durch unmittelbar poststationär beginnendes Telemonitoring abgefangen werden kann. Um diese Indikation zu überprüfen wird im Folgenden anhand vorliegender Daten dieses poststationäre Risiko bewertet. Denn gerade in dieser besonders instabilen Situation könnten präventiv interventionelle Maßnahmen wie telemedizinisches Monitoring und aufklärende Patienteninteraktionen ihre besondere Bedeutung gewinnen.

In der Untersuchung von Solomon an 7.599 Patienten mit Herzinsuffizienz der NYHA-Klasse II bis IV wurde festgestellt, dass gerade die Phase nach stationärem Aufenthalt ein besonderes Risiko darstellt und die Gesamtmortalität im ersten Monat das sechsfache, im dritten bis sechsten Monat noch das dreieinhalbfache verglichen mit der von nicht hospitalisierten Patienten beträgt (siehe Abbildung 1) [6]. Besonders die Herzinsuffizienz als Todesursache zeigte ein unmittelbar nach Entlassung ein 15-faches Relatives Risiko, das im Laufe der folgenden Monate deutlich abnahm. Andere kardiovaskuläre Todesursachen wie der Plötzliche Herztod zeigten diese zeitliche Abhängigkeit nicht in diesem Maße (siehe Abbildung 2) [6].

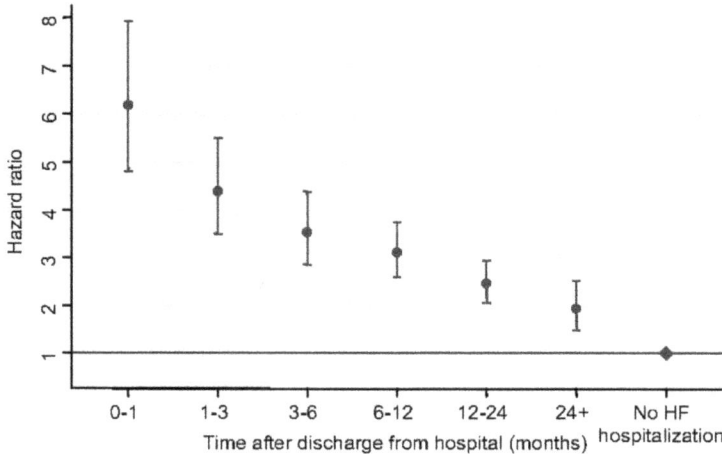

| No. deaths | 63 | 86 | 94 | 130 | 150 | 63 | 1233 |

Abb. 1:   Gesamtsterblichkeit nach stationärer Behandlung wegen Herzinsuffizienz. Hohes Sterberisiko in den ersten Monaten nach Entlassung im Vergleich zu Patienten ohne stationäre Behandlung [6].

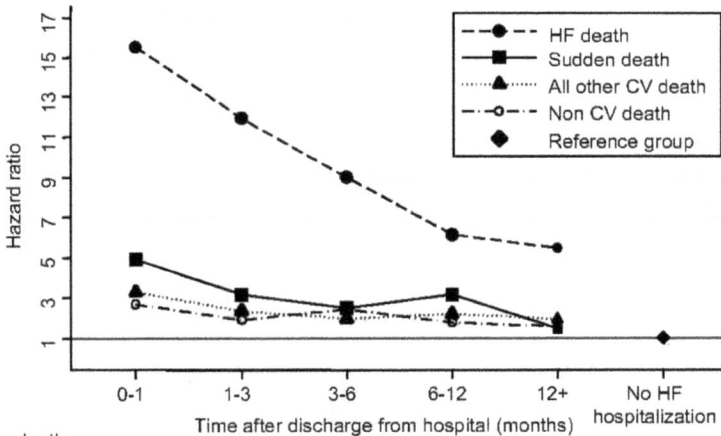

No. deaths						
HF	33	44	44	45	88	209
Sudden	20	22	24	47	47	481
Other CV	7	9	11	20	38	262
Non CV	6	8	15	18	40	281

Abb. 2:   Insbesondere ist die Sterblichkeit durch Herzschwäche (HF death) erhöht (15-faches Sterberisiko) [6].

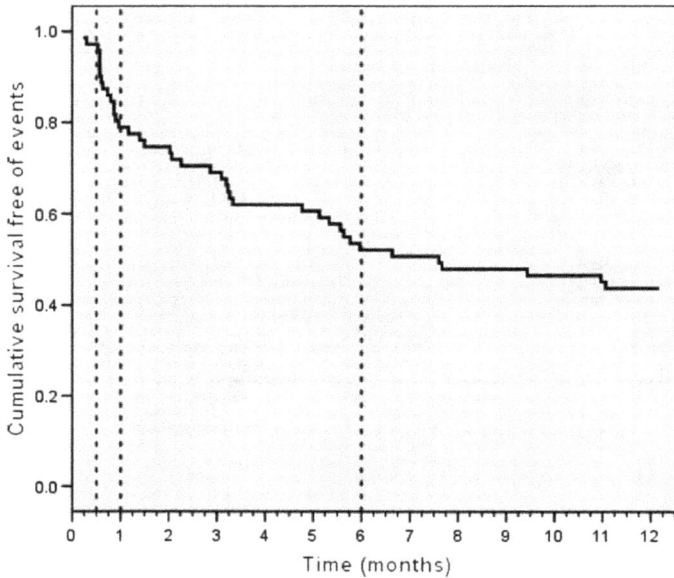

Abb. 3:   Todesfälle oder Rehospitalisationen ereignen sich häufiger kurz nach Entlassung aus
           stationärer Behandlung (Kaplan-Meier-Analyse des ereignisfreien Überlebens) [7].

Bei einer sehr gut nachverfolgten Gruppe von 71 Patienten mit Herzinsuffizienz
erlitten 56 % ein klinisches Ereignis, definiert als kardiovaskulärer Tod oder
Rehospitalisation innerhalb des ersten Jahres der Nachverfolgung [7]. Bereits
nach einem Monat hatten schon 22 % ein Ereignis erlitten, nach sechs Monaten
schon die Hälfte der Patienten (siehe Abbildung 3).

In weiteren Untersuchungen [8] [9] betrug die Sterblichkeitsrate nach eineinhalb
Monaten ca. 10 %, fast ein Drittel dieser Patienten musste in dieser Zeit erneut
stationär behandelt werden [9].

Ähnlich konnte in einer weiteren Untersuchung bei über 4.000 Patienten eine
Sterblichkeitsrate von 10,5 % nach 30 Tagen und von 33 % nach einem Jahr
ermittelt werden. Auch hier wurde herausgestellt, dass gerade die poststationäre
Phase einer relevanten Überwachung bedarf [10].

In der sogenannten Rotterdam-Studie an 7.983 Patienten zeigte sich nach der
Entlassung aus stationärer Behandlung eine 14%ige Mortalität nach 30 Tagen,
eine 37%ige nach einem Jahr und eine 49%ige nach zwei Jahren Nachverfolgung
(siehe Abbildung 4) [11].

In einer aktuellen Übersichtsarbeit aus dem Jahr 2011 zum Verlauf nach Entlassung aus stationärer Behandlung wurde über eine hohe Sterblichkeitsrate von
zirka 25 % innerhalb von sechs Monaten bei sich verschlechternder Herzinsuffizienz sowie eine hohe Rehospitalisationsrate von zirka 50 % berichtet [12]. In
dieser Arbeit werden auch Untersuchungen zur Lebensqualität angestellt, die
durch poststationäre Betreuung wesentlich erhöht ist [12].

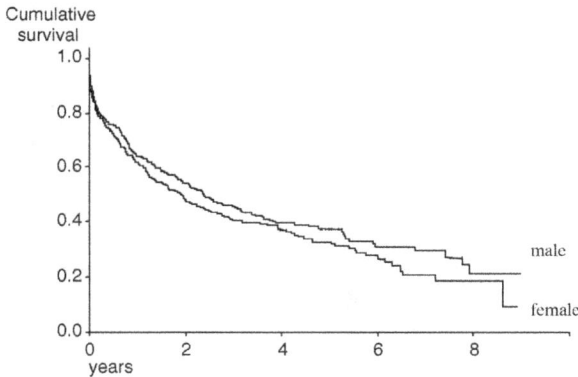

Abb. 4:   Auch in der Rotterdam-Studie zeigt sich in der Kaplan-Meier-Überlebenskurve das erhöhte Sterberisiko nach Erstdiagnose einer Herzinsuffizienz [11].

Zuletzt seien noch die Ergebnisse einer Analyse der Krankenakten von 11 Millionen Versicherten referiert. Ein Fünftel dieser Patienten wurde innerhalb von 30 Tagen rehospitalisiert, ein Drittel innerhalb von 90 Tagen. Nur die Hälfte der Patienten, die innerhalb von 30 Tagen rehospitalisiert wurden, hatten Gelegenheit, den Hausarzt aufzusuchen [13]. Die Analyse hinsichtlich der Dauer des Krankenhausaufenthalts bei Rehospitalisation ergab, dass dieser fast einen Tag länger erforderlich war, als bei den Patienten, die in den letzten sechs Monaten mit derselben Diagnose stationär lagen. Es wurde geschätzt, dass sich im Jahr 2004 die Kosten für die ungeplante Rehospitalisation auf 17 Billionen US-Dollar beliefen [13].

Fazit

Es wurden in zahlreichen Untersuchungen zum klinischen Verlauf herzinsuffizienter Patienten übereinstimmend häufige und frühzeitige Rehospitalisierungen und eine erhöhte Mortalität nach notwendig gewordenem stationärem Aufenthalt nachgewiesen, die möglicherweise durch sorgfältiges poststationäres Monitoring zu vermeiden gewesen wären.

Wir haben mit dieser Fokussierung des Themas „Chronische Herzinsuffizienz" auf die poststationäre Phase des Krankheitsverlaufes versucht, die Bedeutung der intensiven Überwachung im Sinne eines interventionellen präventiven Telemonitorings auch und gerade nach einem stationären Aufenthalt hervorzuheben. Da diese Erkrankung nicht kausal therapierbar ist, muss die Dauer der telemedizinischen Betreuung vorerst offenbleiben.

Eine enge sektorenübergreifende Versorgung dieser Patienten ist erforderlich und erfolgt derzeit. Eine telemedizinische Betreuung von Hochrisikopatienten durch einen weiteren Partner könnte die Versorgungssituation weiter verbessern und die Gesundheits- und Lebensqualität der Patienten erhöhen.

Telemedizinische Zentren im Land Brandenburg

Um die telemedizinische (Mit-)Versorgung und Betreuung von Hochrisikopatienten mit chronischer Herzinsuffizienz im Land Brandenburg flächendeckend
zu ermöglichen, wurde am Städtischen Klinikum Brandenburg GmbH in Brandenburg an der Havel und am Carl-Thiem-Klinikum in Cottbus jeweils ein Telemedizinisches Zentrum eingerichtet. Diese Zentren kommunizieren miteinander
und mit den Kollegen im ambulanten Sektor und können sich so untereinander
ergänzen und vertreten. Die Einrichtung dieser hochmodernen Zentren mit neuester zukunftsweisender Technologie erfolgte mit Unterstützung des Ministe-
riums für Umwelt, Gesundheit und Verbraucherschutz des Landes Brandenburg,
der laufende Betrieb wird über einen Vertrag zur Integrierten Versorgung mit der
größten Krankenkasse des Landes sichergestellt.

Die betreuenden Ärzte werden durch diese Zentren angemessen über den Krankheitsverlauf ihrer Patienten informiert. Es wird erwartet, dass mit diesem zu-
kunftsweisenden Konzept eine verbesserte Gesundheitsbetreuung und eine höhere Lebensqualität dieser chronisch kranken Patienten erreicht werden kann.

Literatur

[1]   BÄK, KBV and AWMF: Nationale VersorgungsLeitlinie Chronische Herzinsuffi-
      zienz. Programm für Nationale VersorgungsLeitlinien 2009.

[2]   Inglis, S.C./Clark, R.A./McAlister, F.A./Ball, J./Lewinter, C./Cullington, D./Stewart,
      S. and Cleland, J.G.: Structured telephone support or telemonitoring programmes for
      patients with chronic heart failure. Cochrane Database Syst Rev 2010; 8 CD007228.

[3]   Klersy, C./De Silvestri, A./Gabutti, G./Regoli, F. and Auricchio, A.: A meta-analysis
      of remote monitoring of heart failure patients. J Am Coll Cardiol 2009; 54 (18);
      pp. 1683–94.

[4]   Koehler, F./Winkler, S./Schieber, M./Sechtem, U./Stangl, K./Bohm, M./Boll, H./
      Baumann, G./Honold, M./Koehler, K./Gelbrich, G./Kirwan, B.A. and Anker, S.D.:
      Impact of Remote Telemedical Management on Mortality and Hospitalizations in
      Ambulatory Patients With Chronic Heart Failure: The Telemedical Interventional
      Monitoring in Heart Failure Study. Circulation 2011; 123 (17); pp. 1873–1880.

[5]   Chaudhry, S.I./Mattera, J.A./Curtis, J.P./Spertus, J.A./Herrin, J./Lin, Z./Phillips,
      C.O./Hodshon, B.V./Cooper, L.S. and Krumholz, H.M.: Telemonitoring in Patients
      with Heart Failure. N Engl J Med 2010; 363 (24), pp. 2301–2309.

[6]   Solomon, S.D./Dobson, J./Pocock, S./Skali, H./McMurray, J.J./Granger, C.B./
      Yusuf, S./Swedberg, K./Young, J.B./Michelson, E.L. and Pfeffer, M.A.: Influence
      of nonfatal hospitalization for heart failure on subsequent mortality in patients with
      chronic heart failure. Circulation 2007; 116 (13); pp. 1482–1487.

[7]   Pascual-Figal, D.A./Domingo, M./Casas, T./Gich, I./Ordonez-Llanos, J./Martinez, P./
      Cinca, J./Valdes, M./Januzzi, J.L. and Bayes-Genis, A.: Usefulness of clinical and

NT-proBNP monitoring for prognostic guidance in destabilized heart failure outpatients. Eur Heart J 2008; 29 (8); pp. 1011–1018.

[8]   O'Connor, C.M./Abraham, W.T./Albert, N.M./Clare, R./Gattis Stough, W./Gheorghiade, M./Greenberg, B.H./Yancy, C.W./Young, J.B. and Fonarow, G.C.: Predictors of mortality after discharge in patients hospitalized with heart failure: an analysis from the Organized Program to Initiate Lifesaving Treatment in Hospitalized Patients with Heart Failure (OPTIMIZE-HF). Am Heart J 2008; 156 (4); pp. 662–673.

[9]   Chaudhry, S.I./Wang, Y./Gill, T.M. and Krumholz, H.M.: Geriatric conditions and subsequent mortality in older patients with heart failure. J Am Coll Cardiol 2010; 55 (4); pp. 309–316.

[10] Lee, D.S./Austin, P.C./Rouleau, J.L./Liu, P.P./Naimark, D. and Tu, J.V.: Predicting mortality among patients hospitalized for heart failure: derivation and validation of a clinical model. JAMA 2003; 290 (19); pp. 2581–2587.

[11] Bleumink, G.S./Knetsch, A.M./Sturkenboom, M.C./Straus, S.M./Hofman, A./ Deckers, J.W./Witteman, J.C. and Stricker, B.H.: Quantifying the heart failure epidemic: prevalence, incidence rate, lifetime risk and prognosis of heart failure. The Rotterdam Study. Eur Heart J 2004; 25 (18); pp. 1614–1619.

[12] Allen, L.A./Gheorghiade, M./Reid, K.J./Dunlay, S.M./Chan, P.S./Hauptman, P.J./ Zannad, F./Konstam, M.A. and Spertus, J.A.: Identifying patients hospitalized with heart failure at risk for unfavorable future quality of life. Circ Cardiovasc Qual Outcomes 2011; 4 (4); pp. 389–398.

[13] Jencks, S.F./Williams, M.V. and Coleman, E.A.: Rehospitalizations among patients in the Medicare fee-for-service program. N Engl J Med 2009; 360 (14); pp. 1418–1428.

Telemedizinisches Zentrum Lausitz – Medical Network aus dem Carl-Thiem-Klinikum Cottbus

Heidrun Grünewald, Holger Roschke

1   Einleitung

Unser Carl-Thiem-Klinikum Cottbus feiert 2014 sein 100-jähriges Bestehen. Seit fast 100 Jahren wird hier in der Lausitz wissenschaftlich fundierte Medizin ambulant und stationär für die Bevölkerung eines großen, eher ländlichen Einzugsgebietes angeboten. Deshalb ist dieses Jubiläum ein Ereignis, das wir nicht nur im Klinikum, sondern in und mit der Stadt feiern wollen. Anlässe, auch aktuelle, gibt es genug. Als Krankenhaus der Schwerpunktversorgung mit 25 Kliniken und Instituten in den wichtigsten Disziplinen der Medizin sind wir gut aufgestellt.

Zu den jüngsten erfreulichen Ereignissen im CTK gehört die Einrichtung eines Telemedizinzentrums, des ersten Verbundes dieser Art für Hochrisikopatienten in Deutschland. Ausgerechnet in Cottbus? Schon hier lohnt sich wieder der Rückblick in die Historie: Unser Klinikgründer Professor Carl Thiem war einer der Pioniere der Unfallchirurgie in Deutschland und etablierte hier in Cottbus neben der Chirurgie damals neu das Fachgebiet Unfallchirurgie. Robert Koch wirkte in der Lungenklinik des ausgelagerten Klinikteils Kolkwitz. Wissenschaftliche Ergebnisse zum Nutzen der Menschen wurden damals schon hier in der Lausitz in die Praxis umgesetzt. Die aufstrebende Stadt Cottbus, mit der Textilindustrie und als Behördenzentrum und später durch den Braunkohletagebau auch Energieregion, wuchs an Bevölkerung im städtischen Bereich, aber auch im Umland. Sie bot das Umfeld für medizinisches und wissenschaftliches Wirken – und profitierte davon. Der begonnene Weg der Spezialisierung der stationären und ambulanten Versorgung der Bürgerinnen und Bürger wurde mit dem Klinikum stetig fortgesetzt. Als Großklinikum etablierte sich das Haus zwischen den Großstädten Breslau, Dresden und Berlin.

In den 1970er Jahren erfolgte ein Komplexneubau, einschließlich einer großen Poliklinik mit moderner technischer Ausstattung. Strahlentherapie, Computerto-

mographie, Ultraschalldiagnostik und Kardiologie standen zur Verfügung – für
junge, gut ausgebildete Ärzte eine hervorragende Adresse, um Kenntnisse in die
Praxis umsetzen zu können. Die wissenschaftliche Anbindung an die Humboldt-
Universität mit der Charité als Universitätsklinikum und der Akademie für Ärztliche Fortbildung schufen Voraussetzungen für die akademische Anbindung und
eine Facharztausbildung auf neuestem wissenschaftlichen Stand. Generationen
von praktischen Ärzten, Allgemeinmedizinern und Fachärzten wurden in diesem
Klinikum auf ihre Arbeit in Kliniken und Praxen vorbereitet.

Mit der deutschen Wiedervereinigung begann ein beispielloser Modernisierungs-
prozess, sowohl in der baulichen und gerätetechnischen Ausstattung als auch in
der Organisation der Prozesse und der Einführung neuer medizinisch-wissen-
schaftlicher Methoden. Allein in den größten Klinikbauvorhaben im Land Brandenburg wurden bisher circa 80 Millionen Euro investiert und weitere 40 Millionen Euro sind zurzeit in der Umsetzung.

16 hochmoderne Operationssäle, ein 160-Betten-Haus für Orthopädie und Unfallchirurgie, ein modernes Apothekenzentrum sind entstanden. Ein Hochleis-
tungslabor mit klinischer Chemie, Mikrobiologie und Pathologie wird errichtet;
gleichzeitig werden moderne Kreißsäle mit Neonatologie fertiggestellt. Die kardiologische und neurologische Funktionsdiagnostik wird neu strukturiert; die
bildgebende Diagnostik vollkommen neu organisiert und ausgestattet. Wieder ein
Technologiewandel! Magnetresonanztomographie, Computertomographie, nukle-
armedizinische Diagnostik und Kameras helfen möglichst schnell, Erkrankungs-
ursachen zu finden und einer möglichen Therapie zuzuführen. Mittels PACS ist
das aufgenommene Bild im Operationssaal, auf der Station und im Behandlungs-
zimmer sofort verfügbar – eine technische Revolution und schon Alltag!

Aber bei allem technischen, wissenschaftlichen und medizinischen Fortschritt ist
und bleibt die Ausbildung der Ärzte, des medizinischen und übrigen Personals
medizinischer Einrichtungen die wichtigste Voraussetzung. Alle diese Verände-
rungsprozesse gehen mit lebenslangen Lernprozessen einher. Neben dem schon
fast als selbstverständlich vorausgesetzten umfänglichen medizinischen Wissen
sind Fertigkeiten in der Bedienung modernster Technik und Verfahren notwendig. Eine Endoskopieschwester muss den Vorgang einer Endoskopie sowie das
Endoskopiegerät genauso wie der Arzt beherrschen. Sie muss bei der sich an-
schließenden Sterilisation genau um Hygiene- und Bedienvorschriften und dergleichen mehr wissen und diese sicher anwenden. Der Patient erwartet diese
höchste Behandlungsqualität selbstverständlich – wie auch gleichzeitig menschliche Zuwendung, Geduld und Einfühlungsvermögen.

Die Prozesse in einem Klinikum straffen sich. Die Verweildauer verkürzt sich
stetig, teure Behandlungen müssen routiniert ablaufen, jeder Krankenhausauf-
enthalt kostet die Versichertengemeinschaft viel Geld. Kliniken sind heute Wirt-
schaftsunternehmen, die, um diese Leistungen für die Menschen vorhalten zu
können, neben der Erfahrung und dem Wissen gut bezahlter angestellter Mitarbeiter auch die Technik ständig erneuern.

Das Krankenhaus von vor 100 Jahren gibt es so nicht mehr: Es wandelt sich erneut und wird zum Gesundheitszentrum für Bürgerinnen und Bürger mit hohem Anspruch an ihr Gesundheitssystem, es ist „Verbindungsstück" zwischen ambulanter Medizin, stationärer Versorgung, Rehabilitation, zwischen Geburt und Altersmedizin. Das Krankenhaus trägt dem Wunsch der Patienten Rechnung, möglichst schnell aus dem stationären Klinikbereich entlassen zu werden, aber trotzdem in der Gewissheit, jederzeit medizinisch auf hohem wissenschaftlichen Stand versorgt und sicher betreut zu sein. Deshalb – nun auch noch Telemedizin!

Herzinsuffiziente Patienten im Hochrisikobereich kommen in moderne kardiologische Kliniken der Krankenhäuser, werden therapiert, erhalten eventuell einen Stent, Schrittmacher oder werden medikamentös eingestellt. Es geht ihnen besser. Aber was, wenn der Patient wieder zu Hause ist? Wie halten wir den Therapiestandard, der, einmal stationär eingestellt oder erzielt, möglichst lange stabil bleiben soll? Der Haus- oder Facharzt ist nicht ständig zu speziellen Fragen erreichbar. Und wie soll er alles überwachen, therapieren? Dieser Aufgabe stellen sich unsere Ärzte, IT- und Biomedizintechniker. Wieder ein Technologiewandel, der neue Möglichkeiten eröffnet. Das Klinikum wirkt als Telemedizinzentrale – als Rund-um-die-Uhr-Ansprechpartner für diese Risikopatienten. Wir „überwachen", betreuen unsere Patienten bis in den Wohnbereich täglich zu ihrer Sicherheit und zur Sicherung des höchstmöglichen Behandlungserfolges.

Nach einem stationären Aufenthalt bleiben Arzt und Case Manager mit dem Patienten visuell über Telematikanwendungen bis nach Hause in die Privatsphäre verbunden. Täglich prüfen sie dessen individuelle Befunddaten. Es entsteht ein Gesundheitsnetzwerk ganz spezieller Art. Für das Klinikum ist dieses Betreuungsangebot wieder ein neuer Weg, eine neue Betreuungsform. Und ein neues Aufgabenfeld: Mitarbeiter mit umfangreichen IT-Kenntnissen, Systemadministratoren, die die Datenleitungen, Server betreuen, gemeinsam mit Partnern wie der Firma Getemed in Teltow, einem erfahrenen Gerätehersteller, und der Telekom dieses neue Geschäftsfeld betreiben, höchste Sicherheit für die Patienten garantieren – das ist jetzt die Aufgabe des sich entwickelnden Gesundheitszentrums.

Wir brauchen – und wir haben dazu Mediziner, die diesen anspruchsvollen Weg der Betreuung nicht scheuen und an Bildschirmen, in neuen Netzwerken die Daten der Patienten ständig im Auge haben – rund um die Uhr, 24 Stunden am Tag, sieben Tage in der Woche. Nicht zuletzt gehören dazu ein neues Vertragswerk, spezielle Kalkulationen und separate Abrechnungswege. Zunächst stellt das einen zusätzlichen Aufwand dar.

Die Zukunft beginnt heute – und morgen werden Risikoschwangerschaften, Diabetiker, Schlaganfallpatienten, pflegebedürftige Patienten u.a. in virtuelle Betreuungsnetze eingebunden sein. Kliniken wie unser Carl-Thiem-Klinikum Cottbus werden mit niedergelassenen Ärzten, Physiotherapeuten, Hebammen, Altenpflegeheimen gemeinsam neben der virtuellen Welt die reale, zuwendungsorientierte, auf den individuellen Patienten angepasste Betreuung weiter direkt leisten. Ein Blick in die Geschichte und viele nach vorn: Carl Thiem hat uns mit seinem Wirken in Cottbus die Messlatte sehr hoch gelegt. Wir erinnern uns an ihn und nehmen die Botschaft ernst, für unsere Patienten und die Region.

Nun einige konkrete Daten und Fakten zum Telemedizinzentrum Cottbus-Brandenburg:

Die Carl-Thiem-Klinikum Cottbus gGmbH und das Städtische Klinikum Brandenburg betreiben den Aufbau eines kardiologischen telemedizinischen Netzwerkes. Beide Kliniken sind regional für die Patientenversorgung tätig und schließen Patienten in das telemedizinische Programm „Herzinsuffizienz" ein. Die Zentren arbeiten eng beim Aufbau des Netzwerkes und der medizinischen, technischen und logistischen Betreuung der im Programm eingeschlossenen Patienten zusammen.

Der Aufbau des Telemedizinzentrums Lausitz (TMZ) am CTK und des Telemedizinzentrum Brandenburg (tmzb) in der westbrandenburgischen Region am Städtischen Klinikum Brandenburg fokussiert sich auf Risikopatienten mit schwerer Herzinsuffizienz (NYHA Stadium 3 und 4) einschließlich der Komorbiditäten.

Eine günstige Voraussetzung ist dabei die gewachsene Zusammenarbeit des CTK mit dem Ärztenetzwerk PROSPER Lausitz, in dem derzeit etwa 303 Allgemein- und Fachärzte im gesamten südbrandenburger Raum sowie ca. 28.000 KBS-Versicherte und ca. 9.400 DAK-Versicherte zusammengeschlossen sind. Zum Einschluss der Patienten in die telemedizinische Mitbetreuung soll gezielt die schon vorhandene Zuweiserstruktur des Netzwerkes PROSPER Lausitz genutzt werden. Darüber hinaus sollen geeignete Patienten auch unmittelbar nach stationärem Aufenthalt im CTK in die telemedizinische Mitbetreuung eingeschlossen werden.

Aufgrund dieser Strukturen und der Prävalenzdaten für chronische Herzinsuffizienz wird eine Betreuung von ca. 500 Telemedizinpatienten im Programm angestrebt.

Durch die Schaffung eines Telemedizinnetzwerkes und den damit konzeptionell geplanten Möglichkeiten der Kommunikation und Zusammenarbeit zwischen den beiden brandenburgischen Telemedizinzentren (Cottbus und Brandenburg) sowie den angeschlossenen ambulant tätigen Ärzten wird eine sehr gute Vernetzung zwischen stationärer und ambulanter Medizin erreicht.

Folgende Ziele sollen erreicht werden:

1. Verhinderung/Vorbeugung von Rehospitalisierungen;
2. Vermeidung medizinisch nicht notwendiger Konsultationen beim Hausarzt/ Facharzt;
3. Information des Hausarztes zum Krankheitsverlauf, durch die er bei den ambulanten Visiten des Patienten die zur Beurteilung des Krankheitsablaufes notwendigen objektiven Monitoringdaten erhält;
4. Sicherung einer leitliniengerechten Therapie in enger Zusammenarbeit mit dem Hausarzt/Facharzt;
5. Verbesserung der Lebensqualität der Patienten;

6. deutlich höhere Patientensicherheit;
7. Koordinationsmöglichkeit für die Eskalierung der Rettungskräfte (Vermei-
    dung unnötiger Notarzteinsätze, im Bedarfsfall gezielte Notarztunterstüt-
    zung).

Funktionalitäten und Technische Parameter

Das Ziel ist die Bereitstellung einer offenen Plattform zur Erfassung, Speicherung und Überwachung von Patientenvitaldaten wie Gewicht, nichtinvasiver
Blutdruck, Sauerstoffsättigung (SPO_2) und Patientenselbsteinschätzung sowie
die Erfassung und Speicherung von EKG-Daten. Die Überwachung erfolgt sieben Tage die Woche und 24 Stunden täglich.

Dafür werden folgende Endgeräte benötigt, die in der technischen Spezifikation
noch genauer erläutert werden:

*   telemedizinischer EKG-Monitor in drei Betriebsmodi (Regelbetrieb, Not-
    fallbetrieb, Eventrecorder);
*   Messgerät zur Sauerstoffsättigung (SPO_2);
*   Blutdruckmessgerät;
*   Waage;
*   Communicator (bidirektionaler Datenaustausch Patient und TMZ).

Die Vital- und EKG-Daten werden über eine standardisierte kabellose Daten-
übermittlung (Bluetooth) zu einer sich im Haushalt der Patienten befindenden
Basisstation (Communicator) übertragen und über standardisierte verschlüsselte
Protokolle auf Basis von Mobilfunk (UMTS/EDGE) und Internetverbindungen
dem jeweilig verantwortlichen Telemedizinischen Zentrum (TMZ) übermittelt.
Der Versender erhält eine Quittung zum Versandstatus.

Die im TMZ empfangenen Vitaldaten werden gespeichert, bewertet und priori-
siert. Gegebenenfalls wird ein Event ausgelöst und dementsprechende Aktivitäten zur Patientenbehandlung eingeleitet. EKG-Daten werden als Rohdaten der
einzelnen Kanäle übertragen, gespeichert und an eine Spezialsoftware (EKG-
Analysesoftware) weitergeleitet. Die Verarbeitung von EKG-Streaming-Daten ist
möglich. Die EKG-Software dient der Speicherung, der Analyse und Befundung
der übermittelten EKG-Daten.

Über den Patientenhilferuf besteht für den Patienten die Möglichkeit, in Akutsituationen die Verbindung mit dem TMZ direkt aufzunehmen. Der Kontakt zur
Leitstelle der Rettungsdienste wird über das TMZ hergestellt.

Im Gesamtkonzept ist vorgesehen, zunächst das TMZ-Netzwerk, bestehend aus
den TMZ in Cottbus und Brandenburg, zu etablieren. Später sollte es möglich
sein, weitere Institutionen in die TM-Struktur zur Bereitschaftsübernahme, aus
Gründen der Ausfallsicherheit oder zur Erweiterung des Telemedizinspektrums
einzubinden.

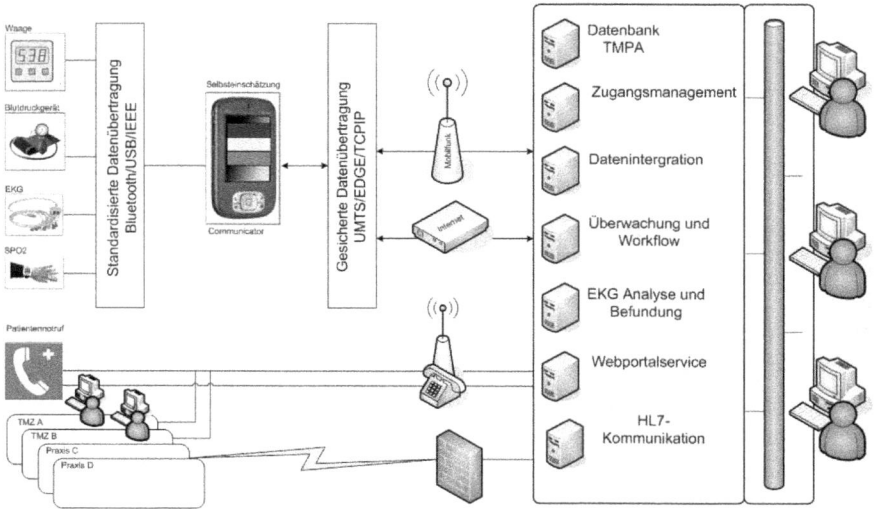

Abb. 1:   Strukturmodell TMZ

Auch ist die Bereitstellung einer Webportallösung zur Integration niedergelassener Praxen, Krankenhäuser und anderer Leistungserbringer im Prozess der Patientenbetreuung vorgesehen. Diese Portallösung dient als Informationsplattform
für externe Leistungserbringer und soll gleichzeitig als telemedizinischer Arbeitsplatz (Web-Frontend) fungieren.

2   Systemkomponenten

Infrastruktur und Basissysteme

Die notwendigen Serverkomponenten des telemedizinischen Überwachungssys-
tems werden redundant in zwei Brandabschnitten des Carl-Thiem-Klinikums
betrieben. Somit wurde eine hochverfügbare Lösung zur 7 × 24-Stunden-Betreu-
ung der Hochrisikopatienten geschaffen. Das System setzt auf Webservices auf.
Die Überwachungslösung ist als Webapplikation konzipiert. Dieses Plattformkonzept gewährleistet den gesicherten ortsunabhängigen Betrieb des Überwachungs-
systems über moderne Internettechnologie. Somit ist es möglich, weitere telemedizinische Zentren und auch weitere telemedizinische Programme einzubinden.

Zentrale Basiskomponenten

Patientenhilferuf

Das Hilferufsystem dient der Ad-hoc-Kontaktaufnahme des Patienten mit dem
TMZ bei akuten Zuständen und Ereignissen. Der Akutnotruf wird durch Drücken
des Notfallknopfes an der Notfalleinheit des Patienten ausgelöst und an das TMZ

übermittelt. Das System besteht aus der zentralen Komponente im TMZ und aus der dezentralen Komponente beim Patienten.

Zentrale Einheit

Das zentrale Hilferufsystem ist integrativ in die Telemedizinische Patientenakte eingebunden.

Funktionen:

* Wechselsprechanlage zur Kommunikation des Patienten mit dem medizinisches Personal;
* Möglichkeit der Umleitung des Notrufes auf das Notrufsystem eines anderen TMZ zur Mit- und Weiterbetreuung der Patienten;
* Notrufsoftware zur Ermittlung der Patientenidentität und Dokumentation der Notrufablaufes;
* Notrufsoftware besitzt Schnittstelle zur Telemedizinischen Patientenakte (TMPA) – mögliche Generierung eines patientenbezogenen Kommunikations-Events in der TMPA;
* Aufzeichnungsmöglichkeit der über das Notrufsystem geführten Gespräche;
* Kontakt zu allen Rettungsleitstellen in Berlin/Brandenburg.

Dezentrale Notrufeinheit

Die dezentrale Notrufeinheit am Patienten besteht aus Notrufhandy mit folgenden Funktionen:

* Einheit ist Netzanbieterunabhängigkeit;
* Mobilfunk der Notrufeinheit ist gegen Missbrauch geschützt (SIM-Karte nur für Notrufsystem gebrauchsfähig);
* gute Sprachqualität;
* Ortsunabhängigkeit durch Mobilfunkfunktion;
* Akutnotruf mit TMZ und Rettungsleitstelle ist möglich.

Überwachungsarbeitsplätze

Die Überwachungsarbeitsplätze bestehen aus drei Monitor-PC-Systemen. Die Darstellung der administrativen Patientendaten, der medizinischen Daten, wie Vitaldaten und weitere medizinische Informationen, sowie der EKG-Befundung ist übersichtlich auf 3 Monitore verteilt. Weitere notwendige Gerätetechnik in der Überwachungszentrale ist die Druck- und Scantechnik. Die Arbeitsplätze sind mit Computertelefonie, Fax- und E-Mailanbindung ausgestattet.

Funktionen:

* gleichzeitige Überwachungs- und Bearbeitungsmöglichkeit an **einem** PC-System (TMPA, EKG-Überwachung, Notrufsoftware);
* 3-Monitorsystem;
* Anbindung von Scantechnik zum Import von Dokumenten in die TMPA;

- Telefonintegration am PC (CTI);
- Software zum elektronischen Faxversand.

Telekommunikation

Für die Kommunikation mit allen am System beteiligten Partnern und unter Berücksichtigung des unterschiedlichen Standes der technischen Möglichkeiten erfolgt das System des Informationsaustausches und der Benachrichtigung auf Basis computergestützter Verfahren. Es kommen Mobilfunk, E-Mail, Chat, Computer Telefon Integration (CTI) und Faxservices zum Einsatz. Dies bietet die Möglichkeit, einen Aktions- und Benachrichtigungsworkflow im System zu etablieren und somit die Übermittlung von Informationen und Aktivitäten entsprechend der Risikobewertung zeitnah einzuleiten.

Funktionen:

Elektronische Faxlösung:

- Generierung von elektronischen Faxen Faxgruppe 3 am Überwachungsplatz aus der TMPA;
- Generierung von Faxen aus externen Applikationen als Druckservice;
- Protokollfunktion aller ein- und ausgehenden Faxe;
- möglicher patientenbezogener Eintrag des Faxevents in die TMPA.

Mail-Lösung:

- Generierung von E-Mails am Überwachungsarbeitsplatz aus der TMPA oder aus externen Applikationen;
- möglicher patientenbezogener Eintrag des Mailevents in die TMPA.

Telefonie-Lösung:

- Telefonie aus der TMPA (Tapi-Unterstützung);
- patientenbezogener Eintrag zum Telefonat in die TMPA;
- Telefonie gekoppelt mit Haussystem intern, extern und Notrufsystem.

Zentrale Überwachungslösung – Komponenten und Services

Die zentrale Überwachungslösung ist eine Sammlung von Komponenten und Services zum Betrieb des TMZ. Sie besteht aus Komponenten, welche über Services und Applikationen bereitgestellt werden.

Komponenten:

- Telemedizinische Patientenakte (siehe Datenbankservice);
- Administrationssoftware (siehe Zugangsmanagementservice);
- Überwachungssoftware (siehe Überwachungs- und Workflowservice);
- EKG-Analyse- und Befundungssoftware (siehe Analyseservice);
- Datenintegrationssoftware (siehe Datenintegrationsservice);
- Webportalsoftware (siehe Portalservice).

Notwendige Services:

- Datenbankservice (DBS) für die Telemedizinische Patientenakte (TMPA);
- Zugangsmanagementservice (AMS);
- Überwachungs- und Workflowservice (WMS);
- Analyseservice (AS);
- Datenintegrationsservice (DIS);
- Webportalservice (WPS).

Telemedizinische Patientenakte (TMPA)

Die TMPA ist die Grundlage des Informationsaustausches zwischen allen am Netzwerk teilnehmenden Partnern, wie den niedergelassenen Praxen, den Telekardiologischen Zentren und den klinischen Bereichen. Sie dient der Erfassung, Archivierung und dem Austausch tagesaktueller medizinischer Informationen und beinhaltet ausschließlich Daten des Patientengutes des telekardiologischen Projektes.

Die TMPA ist die Basis für eine sektorenübergreifende Mitbetreuung durch Hausarzt und Facharzt sowie die telemedizinische Mitbetreuung durch die Einrichtung. Der datenschutzrechtlich gesicherte Informationsaustausch erfolgt unter Berücksichtigung der technischen Möglichkeiten der Partner über HL7-Schnittstellen, FAX, E-Mail und Mobilfunk. Alle Betreuungsaktivitäten müssen in die TMPA einfließen.

Die Datenstruktur der TMPA ist flexibel anpassbar, um die Speicherung zukünftiger telemedizinischer Daten aufnehmen zu können, und bildet damit die Basis für den Ausbau weiterer telemedizinischer Projekte. Denkbare Bereiche sind Diabetes, Notfallmedizin und Geburtenüberwachung.

Die für die Telekardiologie relevanten abzuspeichernden Daten sind Medikamente, Befunde, Epikrisen, EKG-Befunde, Laborwerte, Gewicht und Abfragergebnisse zur Selbsteinschätzung. Weitere Informationen sind Telefonnummern und Adressdaten von Angehörigen und Ärzten, Familienstand, patientenspezifische Bedingungen, wie Urlaubsplan, Medikamentenpläne, Messpläne und Verlaufsdaten für Blutdruck und Gewicht.

Die Anpassung der TMPA an das laufende Verfahren und an weitere telemedizinische Projekte muss flexibel möglich sein. Die Skalierbarkeit ist ein entscheidendes Leistungskriterium.

Accessmanagement (AMS) – Zugangsmanagement

Das Zugangsmanagement ist ein Service zur Festlegung von Mandanten, Accounts, Rechten und Rollen. Er dient der Administration der Zugriffsmanagements auf Datenbanken, Applikationen und Portallösungen.

Überwachungs- und Workflowmanagement (WMS)

Dieser Service stellt die eigentliche Überwachungsapplikation dar. Sie wird an den Überwachungsplätzen aktiv als Überwachungs- und Steuerungskomponente eingesetzt. Der Service dient aber auch zur Generierung von Events und Aktivitätenvorschlägen auf der Basis von hinterlegten Prioritätenvorgaben und SOPs.

Analyseservice (AS)

Unter Analyseservice ist die Verarbeitung spezieller telemedizinischer Daten mit Spezialapplikationen zu verstehen. Diese Software verfügt neben den spezifischen Analyse- und Bewertungsfunktionalitäten über standardisierte Schnittstelle zum Empfang und Versand von Daten vom oder zum Datenintegrationsservice (DIS) und zu anderen Applikationen, wie der TMPA (XML, HL7 etc.).

Datenintegrationsservice (DIS)

Der Datenintegrationsservice ist die zentrale Kommunikationslösung im TMZ zum Empfang der Vital- und EKG-Daten. Er kommuniziert über Mobilfunk und Internet mit den Communicator-Modulen der Patienten. Der bidirektionale Datenaustausch erfolgt über standardisierte verschlüsselte Protokolle. Der Dienst empfängt Daten und speichert diese in der TMPA. Gleichzeitig werden EKG-Daten (EKG-Streaming) in die Spezialsoftware zur EKG-Analyse- und Befundungssoftware übertragen.

Portalservice (PS)

Der Portalservice dient erstens der Bereitstellung von Behandlungsinformationen für die niedergelassenen Praxen und Leistungserbringer. Zweitens dient er als Telearbeitsplatz für medizinisches Personal, welches aktiv an der Patientenbetreuung mitwirkt.

Auswertesoftware – EKG-Speicherung, Analyse und Befundung

Spezialapplikation zur Speicherung, Analyse und Befundung von EKG-Daten (auch EKG-Streaming).

Funktionen:

- Befundungsunterstützung, aus den eingehenden drei Ableitungen der Einzelmessungen wird manuell oder automatisch die am besten geeignete ausgewählt;
- schematische Befundung, manuell bzw. automatisch;
- Berechnung, automatisch werden aus den Markierungen Herzfrequenz, QT-, QS-, PQ-Streckenlängen, QRS-Komplex und QT-Zeit (frequenzabhängig) berechnet;
- Komplexe, die Anzahl der betrachteten Komplexe kann variieren;

- weitere Befundungsunterstützung, automatische Erkennung von Vorhof-flimmern und Bestimmung der Vorhofflimmerfrequenz;
- Anomalien, über die Standardbefundung hinausgehende Anomalien (Vorhof-flimmern vs. Sinusrhythmus, Asystolie, ventrikuläre Extrasystolen) werden von der Software oder mit zusätzlicher manueller Unterstützung markiert und optional mit einem Freitext beschrieben;
- Effizienz, schnelle Durchführung von Befunden ist möglich (Stapelbefundung);
- Speicherung, die Auswertung und Befundung der EKG-Daten steht für andere Systeme zur Verfügung. Es erfolgt die Übertragung ausgewählter Mess- und Befunddaten in die TMPA.

Patientenendgeräte

Basisstation

Diese dient zur Kommunikation zwischen den Patientenendgeräten und dem TMZ. Es besteht die Möglichkeit der gesicherten bidirektionalen Datenübertragung über Mobilfunk und das Internet.

Funktionen:

- offenes Plattformkonzept, Integration und Erweiterbarkeit auf verschie-denste Endgeräte über Industriestandard;
- drahtlose gesicherte Anbindung und Messdatenübertragung über Datenüber-tragungsprotokolle nach Industriestandard (z.B. Bluetooth);
- Basisstation altersgerecht und barrierefrei (großes Display und großen Be-dientasten, Touchscreenfunktion, akustische und visuelle Anzeige bei erfolg-reicher Übertragung oder Fehlfunktionalität);
- Patient bekommt Information über Verbindungsstatus zum Mobilfunknetz;
- der Status der Datenübertragung (Quittung) zum TMZ wird angezeigt;
- Daten verbleiben bei fehlerhaften Verbindungsaufbau auf der Basisstation;
- Gerät initiiert zyklisch den erneuten Versand;
- manuelle Eingaben von Patientenbefindlichkeiten per Touchscreen;
- automatischer Verbindungsaufbau und Versand nach Erhalt neuer Messdaten (Vitaldaten, EKG-Streams oder Befindlichkeitsänderungen);
- Verbindung zum DIS des TMZ über Mobilfunk (Edge/UTMS) und Internet;
- Mobilfunkkarte der Basisstation ist gegen Missbrauch geschützt;
- Parametrisierung und Konfiguration der Basisstation ist online remote mög-lich.

EKG-Recorder

Die Übertragung eines Kurzzeit-EKGs (zwei Minuten) inklusive Sauerstoffsätti-gung im Rahmen des Messplanes erfolgt über die Basisstation an das TMZ. Auch ist die Übertragung eines Lifestream-EKGs zur Ad-hoc-Begutachtung im Notfall durch den Arzt im TMZ gewährleistet.

Funktionen:

- handlich und kompakt, tragbar, Handheld;
- einfache Zwei-Tasten-Bedienung;
- CE-Zeichen nach EG-Richtlinie 93/42/EWG;
- Stromversorgung: Batterie;
- einfache Patientenbedienung möglich,
- automatische Übertragung zur Basisstation nach Aufzeichnungsende;
- Anschlussmöglichkeit EKG-Kabel mit Klebeelektroden;
- Streaming-Messung für EKG und SPO_2 mit kontinuierlicher Messwertausgabe (3-Kanalmessung, ein bis zwei Stunden, mit Klebeelektroden);
- Aufzeichnung Sauerstoffsättigung bei Kurzzeit und Langzeit-EKG;
- Schnittstelle – Messdatenübertragung im EKG-Rohdatenformat der einzelnen Kanäle (binär);
- drahtlose gesicherte Anbindung und Messdatenübertragung über Datenübertragungsprotokolle nach Industriestandard (Bluetooth).

Blutruckmessgerät

Funktionen:

- handlich und kompakt;
- Oszillometrisches Prinzip;
- CE-Zeichen nach EG Richtlinie 93/42/EWG;
- Manschettengröße anpassbar;
- Stromversorgung: Batterie;
- Display: gut sichtbare Anzeige für Blutdruck und Herzfrequenz;
- automatische Messdatenübertragung nach Messung zur Basisstation;
- drahtlose gesicherte Anbindung und Messdatenübertragung über Datenübertragungsprotokolle nach Industriestandard (Bluetooth).

Patientenwaage

Da der Gewichtsverlauf bei Herzinsuffizienz ein wesentlicher Faktor zur diagnostischen Beurteilung der Patientensituation darstellt, müssen die Waagen geeicht sein. Der Patient soll mobil sein, deshalb wurde eine elektronische Flachwaage ausgewählt. Die Datenübertragung der Messergebnisse zur Basisstation erfolgt automatisch.

Funktionen:

- Tragkraft: bis 200 kg;
- CE-Zeichen nach EG-Richtlinie 93/42/EWG;
- Stromversorgung: Batterie, Netz (230 V);
- gut lesbares Display;
- Ein- und Abschaltautomatik;
- drahtlose gesicherte Anbindung und Messdatenübertragung über Datenübertragungsprotokolle nach Industriestandard (Bluetooth).

Gelebte Telemedizin am Beispiel des Klinikverbundes GLG in Nord-Brandenburg

Anwendungen, Erfahrungen, Trends

Matthias Lauterbach, Andreas Gericke

1   Einleitung

Telemedizin ist die gängige Bezeichnung für den Einsatz von Telekommunikationstechnologien im Gesundheitswesen zur Überwindung einer räumlichen Trennung zwischen Patient und betreuendem Arzt sowie zwischen mehreren Ärzten (bezogen sowohl auf die Bereiche Diagnostik wie auch Therapie). In diesem Beitrag werden folgende Teilbereiche der Telemedizin an praktischen Beispielen erläutert: Telediagnostik, Telekardiologie, Telekonsultation, Telemetrie, Telemonitoring, Teleneurologie, Telepathologie, Teleradiologie.

Es ist noch keine Menschengeneration her, da waren Telefon und Telegramm die schnellsten Möglichkeiten der Informationsweitergabe und „Television" funktionierte nur schwarz-weiß. Die rasante Entwicklung von Mobilfunk, Internet und Computertechnik hat in nur wenigen Jahren die Kommunikationswege revolutioniert. Auch für die Medizin haben sich damit neue Perspektiven eröffnet. Die Vielfalt der Anwendungen wird mit dem Begriff Telemedizin zusammengefasst. Die GLG Gesellschaft für Leben und Gesundheit mbH war von Anfang an dabei und nutzt Telemedizin heute in ganzer Breite – wie sich an vielen Alltagsbeispielen zeigt.

2   Spezialisten entscheiden gemeinsam

Es ist Dienstagnachmittag – Zeit für die telemedizinische Tumor-Konferenz in der Klinikum Barnim GmbH, Werner Forßmann Krankenhaus in Eberswalde. Am Konferenztisch sitzen Ärzte, umgeben von Großbildschirmen an den Wänden. Auf den Monitoren sind CT-Aufnahmen in hoher Auflösung zu sehen. Es herrscht eine konzentrierte Arbeitsatmosphäre. Diagnosen und Behandlungsverläufe von 15 bis 20 Patienten werden innerhalb einer Stunde vorgestellt und von den Ärzten gemeinsam besprochen. Die Ärzte haben dabei Zugriff auf den Datenpool des jeweiligen Patienten, können den kompletten Behandlungsverlauf in allen Einzelheiten abfragen. Es fallen wichtige Entscheidungen.

Dr. Frank Kozian, Facharzt für Gynäkologie, stellt eine Patientin vor, die an Brustkrebs erkrankt ist. Sie hat mehrere Zyklen einer Chemotherapie hinter sich. Wie soll die Behandlung fortgesetzt werden?

Die Anwesenden bewerten die vorliegenden Ergebnisse aus unterschiedlichen Sichten. Dr. Hartmut Hemeling, Chefarzt der Medizinischen Klinik I des Krankenhauses, ist Onkologe und Hämatologe. Er überschaut zahlreiche ähnliche Krankheitsverläufe und ist mit neuen Erkenntnissen aus wissenschaftlichen Studien sowie mit den Leitlinien der medizinischen Fachgesellschaften bestens vertraut. Dr. Walter Krischke, Chefarzt der Klinik für Strahlentherapie und Radioonkologie, schätzt insbesondere die Behandlungsmöglichkeiten durch Bestrahlung ein. Jeder ist auf seine Weise spezialisiert und trägt zur gemeinsamen Entscheidungsfindung bei.

„Die Behandlung von Krebserkrankungen ist sehr komplex, das erfordert ein interdiziplinäres Vorgehen", sagt Dr. Walter Krischke. „Zweit- und Drittmeinungen sind unverzichtbar. Gemeinsam beraten wir, in welcher Reihenfolge welcher Therapieschritt erfolgen soll, um das Beste für die Patientin oder den Patienten zu erreichen. Früher wurden die Patienten dafür von Arzt zu Arzt geschickt. Jetzt treffen sich die Ärzte an einem Tisch – und das standortübergreifend."

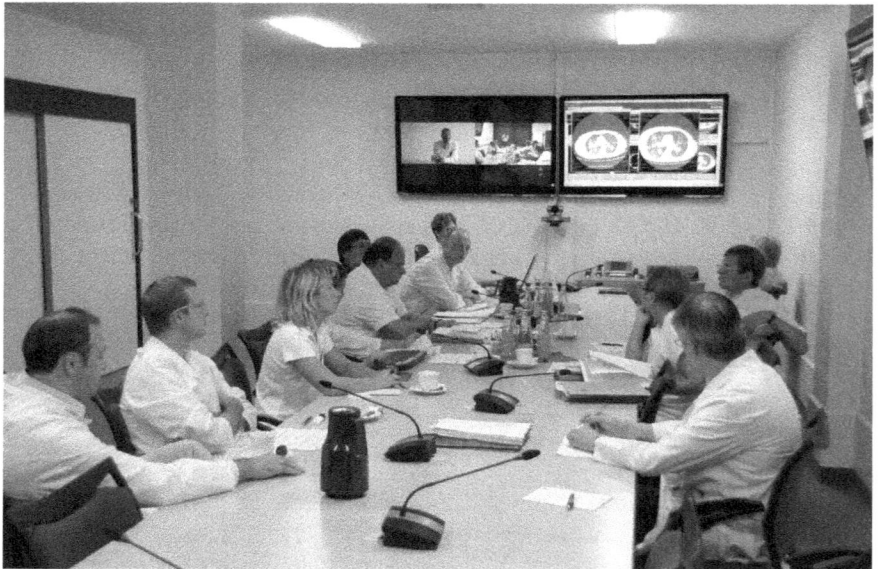

Abb. 1:   Telemedizin-Konferenz im Werner Forßmann Krankenhaus

3   Kooperation kennt keine Entfernungen

Ein weiterer Patient beschäftigt die Ärzte im Konferenzraum. Diesmal geht es um Lungenkrebs. Auf den Monitoren erscheint Dr. Christoph Arntzen, Chefarzt der Klinik für Innere Medizin im Krankenhaus Angermünde und zugleich Spezialist für Lungenheilkunde.

„Guten Tag nach Angermünde", sagen die Ärzte am Konferenztisch. „Verstehen Sie uns gut?"

„Guten Tag nach Eberswalde", antwortet Dr. Christoph Arntzen. „Ich kann Sie sehr gut verstehen und auch sehr gut sehen."

Sowohl im Konferenzraum in Eberswalde als auch im Krankenhaus Angermünde werden jetzt dieselben Befunde des betreffenden Patienten an den Monitoren aufgerufen. Unter den Ärzten im Konferenzraum ist auch Dr. Arpad Pereszlenyi vom Vivantes Klinikum in Berlin-Neukölln. Der Chirurg führt im Rahmen einer Kooperationsvereinbarung einmal wöchentlich im Werner Forßmann Krankenhaus in Eberswalde Lungenoperationen durch.

„Der Tumor ist ziemlich zentral", sagt er. „Ich würde ihn gleich nächste Woche operieren." Dr. Christoph Arntzen ist derselben Meinung: „Wenn wir hier rasch vorgehen, haben wir gute Aussichten."

Ohne moderne Kommunikationstechnik müssten Patienten oder Ärzte im weiträumigen Brandenburg für wichtige Abstimmungen wie diese oft große Entfernungen zurücklegen. Durch Telemedizin werden Entfernungen praktisch bedeutungslos. „Das spart nicht nur Zeit und Ressourcen, sondern verbessert erheblich die Behandlungsmöglichkeiten", sagt Dr. Walter Krischke. „Diagnose und Therapie laufen geordneter, Bewertungen und Entscheidungen sind schneller möglich. Somit ergibt sich ein früherer Therapiebeginn nach kompletter Diagnostik, was für den Erfolg ganz wesentlich sein kann."

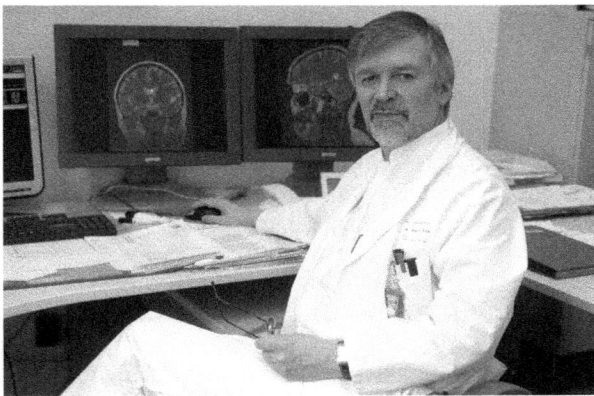

Abb. 2:   „Telemedizin spart nicht nur Zeit und Ressourcen, sondern verbessert erheblich die Behandlungsmöglichkeiten", sagt Dr. Walter Krischke, Chefarzt der Klinik für Strahlentherapie und Radioonkologie des Werner Forßmann Krankenhauses.

4   Die Vorteile sind offensichtlich

Wie schon dieses Beispiel zeigt, ist durch die moderne Kommunikation eine
erhebliche Weiterentwicklung der Qualität in der medizinischen Versorgung der
Region erreichbar. Mit Hilfe der Telemedizin kann im ländlichen Raum das gleiche medizinische Versorgungsniveau gewährleistet werden wie in großen Städten
und Ballungszentren. Deshalb hat die GLG von Anfang an in die Telemedizin
investiert und kann heute stolz darauf sein, in diesem Zukunftsbereich zu den
Vorreitern zu gehören.

Die GLG – ein Verbund von vier Krankenhäusern, mehreren Tageskliniken,
Arztpraxen und anderen Gesundheitseinrichtungen im Nordosten Brandenburgs
unter kommunaler Trägerschaft – sichert in wichtigen Kernbereichen die medizinische Versorgung der Region. Seit 2005 beteiligt sich das Unternehmen an dem
geförderten Europa-Projekt POMERANIA. Dabei geht es um den umfassenden
Ausbau der Infrastruktur und eines komplexen Informationssystems in Nordbrandenburg, Mecklenburg-Vorpommern und länderübergreifend auch in Polen
und Skandianavien. Ein Schwerpunkt des Projektes ist die Telemedizin. Die
telemedizinischen Konferenzen, die inzwischen schon zum Alltag der Ärztinnen
und Ärzte in den GLG-Krankenhäusern gehören, gelten als vorbildhaft.

„Für die Versorgung der Patienten ein enormer Fortschritt", so die Bewertung
von Dr. Walter Krischke. „Früher war es so, dass nur Patienten in besonders
schwer zu entscheidenden Fällen den verschiedenen Ärzten vorgestellt wurden.
Heute werden grundsätzlich alle Patienten von den Experten gesehen und inter-
disziplinär beurteilt. Das ergibt deutlich mehr Sicherheit bei Therapieentschei-
dungen – auch für die Ärzte. Bei dem ständig wachsenden medizinischen Wissen
kann kein Arzt über das eigene Fachgebiet hinaus alles ganz allein überblicken."

Deshalb ist Telemedizin inzwischen auch ein unerlässliches Kriterium für Zertifizierungen. So war es beispielsweise auch bei der Etablierung eines zertifizierten Darmzentrums am Werner Forßmann Krankenhaus in Eberswalde im Jahr
2010. „Eine der wichtigsten Grundlagen für Zertifizierungen ist die interdisziplinäre Konferenz", sagt Dr. Walter Krischke. „Das geht in einem Flächenland nur
telemedizinisch."

Die Vorteile der Telemedizin sind offensichtlich: Zum einen ist es der Zeitgewinn, der für den Therapieerfolg bedeutsam sein kann, zugleich wird aber auch
die interdisziplinäre Zusammenarbeit intensiviert, die Gesamtkonzepte der Behandlung werden optimiert und zu alledem werden Kosten gespart.

5   Zeit ist Hirn – Telemedizin beim Schlaganfall

Zuerst hat sich die Telemedizin dort etabliert, wo Zeitgewinn eine akut lebensrettende Bedeutung hat – in der Notfallmedizin. Ein klassisches Beispiel ist die
medizinische Versorgung von Schlaganfallpatienten. Ein Schlaganfall ist immer

ein Notfall. Bei der Behandlung zählt jede Minute. Voraussetzung für die Behandlung ist eine differenzierte Diagnostik durch den Neurologen. Ist es ein Schlaganfall oder nicht? Diese Frage kann nur der Spezialist sicher beantworten. Dr. Albert Grüger, Chefarzt der Klinik für Neurologie am Martin Gropius Krankenhaus in Eberswalde, leitet die überregionale Stroke Unit der Klinik – eine Schlaganfallspezialstation mit besonderem Versorgungsstatus. Er beurteilt Patienten mit Schlaganfallverdacht nicht nur in Eberswalde, sondern gleichzeitig im 70 Kilometer entfernten Krankenhaus Prenzlau. Das funktioniert problemlos und geschieht fast täglich – mit Hilfe der Teleneurologie.

„In der Regel läuft das folgendermaßen ab", berichtet er. „Ein Patient wird in der Rettungsstelle des Krankenhauses Prenzlau aufgenommen, ein EEG und ein CT werden vor Ort durchgeführt, auch die Laborwerte werden ermittelt. Inzwischen habe ich schon einen Anruf erhalten und mich mit der Notaufnahme zusammengeschaltet. Ich sehe alle erforderlichen Daten und Bilder und ich sehe vor allem auch den Patienten. Die Auflösung auf den Monitoren ist so gut, dass man den Patienten aus der Ferne problemlos untersuchen kann. In Prenzlau ist dafür nur die Hilfe einer Person nötig, die nicht immer ein Arzt sein muss – z.B. eine medizinisch-technische Assistentin. Besonders wichtig ist die telemedizinische Diagnostik für die Abgrenzung verschiedener Formen von Bewusstseinsstörungen, die sich nicht ohne Weiteres unterscheiden lassen. Außer um einen Schlaganfall kann es sich beispielsweise auch um Demenz oder um einen Krampfanfall, einen Status epilepticus nonkonvulsivus, handeln. Der Status epilepticus ist nach dem Schlaganfall der häufigste neurologische Notfall. Auch hier bewahrt nur rasches und gezieltes Vorgehen den Patienten vor größerem Schaden."

Sobald klar ist, ob es sich um einen Schlaganfall handelt oder nicht und falls ja, um welche Form des Schlaganfalls es geht, erfolgt entweder die Thrombolyse oder eine andere Therapie durch die Ärzte vor Ort. Voraussetzung für diese Form der telemedizinischen Kooperation ist der ständige Bereitschaftsdienst eines telemedizinisch erreichbaren Neurologen. Das Werner Forßmann Krankenhaus in Eberswalde teilt sich diese Aufgabe mit der Universitätsklinik Greifswald. So wird die Schlaganfallversorgung in der weiträumigen Region zwischen diesen beiden Standorten gesichert. Dr. Albert Grüger hat für alle Fälle stets zwei Laptops bei sich und außerdem zu Hause einen festen Bildschirmarbeitsplatz, der ebenfalls telemedizinisch vernetzt ist.

„Im Augenblick funktioniert diese Zusammenarbeit noch im Sinne einer Zweierbeziehung zwischen Eberswalde bzw. Greifswald und dem Krankenhaus Prenzlau", sagt Dr. Albert Grüger. „Wir arbeiten daran, daraus ein flächendeckendes Netz zu entwickeln." Theoretisch könnte der Neurologe sogar auf einem anderen Kontinent sitzen. Der Standort des ärztlichen Spezialisten ist aus technischer Sicht völlig egal.

Doch Dr. Albert Grüger sieht in einem regionalen Netzwerk dennoch Vorteile gegenüber beispielsweise einem bundesweiten. „Die Erfahrung zeigt, dass es nicht genügt, einfach eine Kamera aufzustellen", sagt er. „Man muss sich auch persönlich kennen, braucht gemeinsame Standards, gemeinsame Fortbildungen, Austausch und Hospitation. Schlicht gesagt geht es darum, sicherzustellen, dass alle Beteiligten dasselbe meinen und verstehen."

Als Zukunftsprojekt sieht Dr. Albert Grüger die medizinische Betreuung von Patienten mit Morbus Parkinson in ihrem häuslichen Umfeld. „Oft stimmen die Einstellungen vom Krankenhaus nicht mehr, weil sich die Patienten zu Hause anders verhalten", sagt er. Durch Telemedizin und enge Zusammenarbeit mit niedergelassenen Ärzten ließen sich auch hier die Behandlungsmöglichkeiten weiter verbessern. Das entscheidende Stichwort dabei heißt Home Monitoring.

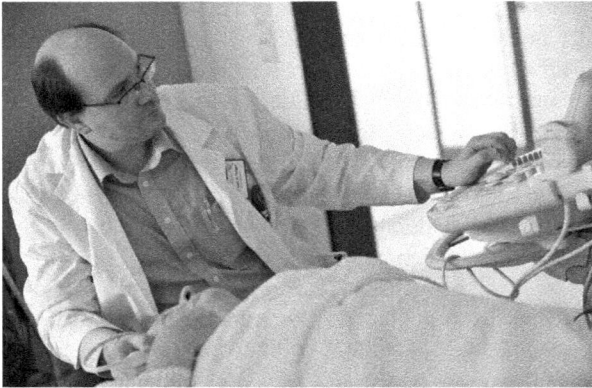

Abb. 3:   Dr. Albert Grüger auf der Stroke Unit bei der Untersuchung eines Patienten

6   Herzüberwachung per Home Monitoring

Dr. Kerstin Hahlweg, Oberärztin in der Kardiologie des Werner Forßmann Krankenhauses, führt regelmäßig Schrittmacherkontrollen durch. Schrittmacher wurden für Patienten entwickelt, deren Herz zu langsam schlägt, der Schrittmacher übernimmt dann dessen Funktion. Eine zweite Form von Schrittmachertypen, die lebensbedrohliche Rhythmusstörungen erkennen und behandeln können, sind Defibrillatoren. Die Herzschrittmacherimplantationen werden zumeist in örtlicher Betäubung durchgeführt. Der Eingriff ist relativ unkompliziert. Für jeden Patienten wird nach seiner Grund- und Begleiterkrankung das passende Schrittmachersystem individuell ausgewählt.

„Für die optimale Funktionsweise müssen die Geräte jedoch vom ausgebildeten Arzt in festgelegten Abständen kontrolliert und programmiert werden", sagt Dr. Kerstin Hahlweg. Daneben speichert der Schrittmacher auch wichtige Informationen über den Herzrhythmus, insbesondere über Rhythmusstörungen. Das geschieht mittels Telemetrie – über dem Aggregat wird ein Abfragekopf auf die Haut aufgelegt. Damit kann eine Verbindung zum Kontrollgerät hergestellt werden. Der Arzt erstellt anhand aller dieser Informationen die aktuelle Diagnose und kann anschließend die Einstellungen des Herzschrittmachers gegebenenfalls neu anpassen.

Der nächste Entwicklungsschritt ist nun das Home Monitoring: Die Patienten können ihre Daten vom Schrittmacher selbst von zu Hause per Telefon an den Arzt leiten und dieser prüft, ob eine Anpassung des Schrittmachers mit entsprechendem Nachsorgetermin nötig ist oder nicht. Eine weitere Entwicklung zur Speicherung von Rhythmusstörungen, insbesondere bei Patienten mit unklaren Synkopen, sind Ereignisrekorder (sog. Eventrekorder). Diese werden mit einem kleinen chirurgischen Eingriff unter die Haut implantiert und können bis zu drei Jahre Daten aufzeichnen.

„Das ist besonders für Patienten interessant, die immer wieder unter plötzlicher Ohnmacht, Schwindel oder Herzklopfen leiden", sagt Dr. Kerstin Hahlweg. „Diese Symptome treten meist unregelmäßig auf und nicht gerade in dem Moment, in dem sich der Patient beim Arzt befindet. Auch das bekannte 24-Stunden-EKG kann nur einen gewissen Ausschnitt darstellen."

Die Daten aus dem Herzmonitor lassen sich per Funk und Telefon an den Computer des Arztes übertragen. Wenn ein Problem auftritt, erreicht die Information den Arzt in wenigen Minuten, und er kann umgehend darauf reagieren. „Wir sind dabei, diesen Schritt zu gehen und wollen demnächst damit arbeiten", sagt Dr. Kerstin Hahlweg. „Wir sind gespannt auf die Ergebnisse, die wir mit der neuen Methode gewinnen werden."

„Wichtig ist uns dabei die enge Abstimmung und Kooperation mit den Hausärzten", sagt Matthias Lauterbach. „Es ist nur eine Frage absehbarer Zeit, bis auch die Betreuung chronisch herzinsuffizienter Patienten in häuslicher Umgebung durch technisch automatisierte Erfassung und telemedizinische Weiterleitung der Daten an den Haus- oder Facharzt zu einer Selbstverständlichkeit werden wird."

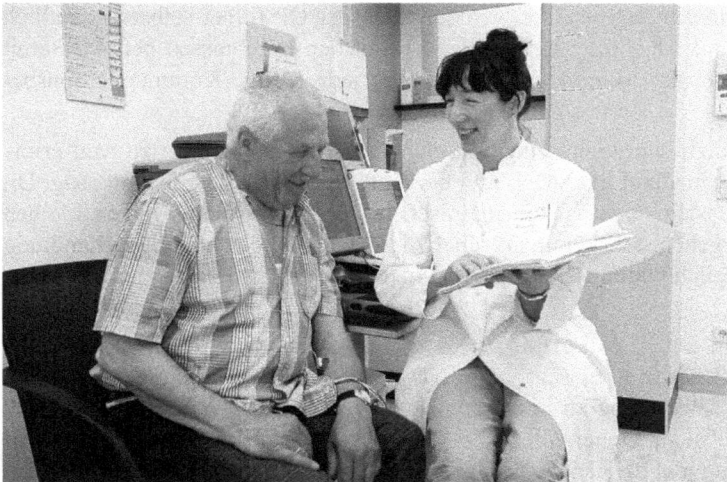

Abb. 4:   Herzschrittmacher-Sprechstunde mit Dr. Kerstin Hahlweg

7   Das Mammobil vor der Tür

Dr. Tilmann Ehrenstein steht vor einer großen Landkarte an der Wand seines
Sprechzimmers und erklärt: „Hier in diesem Bereich sind unsere Mammobile
unterwegs." Seine Hand streift über den Norden Brandenburgs. „Die beiden
Großraumtrucks haben moderne Mammografiegeräte an Bord. 25.000 Frauen in
der Region nutzen jährlich dieses Angebot zur Vorsorgeuntersuchung der weibli-
chen Brust."

Ziel des großangelegten Screenings ist die Erfassung von Brustkrebserkrankun-
gen im frühesten Stadium. Auf diese Weise lässt sich die Sterberate an Brustkrebs langfristig um 30 % senken. Das hat erst vor Kurzem eine Studie in
Schweden gezeigt.

„Wir kommen den Frauen mit den Mammobilen dort entgegen, wo es auf weite
Entfernungen keine anderen Möglichkeiten zur Brustkrebsvorsorgeuntersuchung
gibt", sagt Dr. Tilmann Ehrenstein. „Auf diese Weise können wir bei der Mam-
mografie bis in den letzten Winkel Brandenburgs das gleiche hohe Versorgungsniveau anbieten wie mitten in Berlin."

Der Qualitätsanspruch erfordert neben den mobilen Trucks ein umfangreiches
Maß an Kommunikation. „Um sich das vorstellen zu können, muss man das
Prozedere des Screenings verstehen", sagt Dr. Tilmann Ehrenstein und beschreibt
es daraufhin mit wenigen Sätzen: „Fünf Ärzte nehmen an dem Screening-
Programm teil. Zwei in Berlin, einer in Templin, einer in Eberswalde und einer
in Schwedt. Jedes Bild, das im Mammobil erfasst wird, muss zur Sicherheit von
mindestens zwei Ärzten bewertet werden. Besteht eine Auffälligkeit, so wird
diese in einer Konsensuskonferenz besprochen und damit ein drittes Mal bewertet. Sollte dann die Notwendigkeit einer Operation gesehen werden, gibt es dazu
nochmals eine spezielle präoperative Konferenz, zu der alle benötigten Spezialisten telemedizinisch zugeschaltet werden. Nach der OP findet selbstverständlich
eine postoperative Konferenz statt, die sich mit den Ergebnissen befasst. Somit
besteht rund um das Mammografie-Screening jede Menge Kommunikationsbe-
darf."

Ohne Telemedizin würde das zunächst einmal Postwege von Arzt zu Arzt erfordern. „Mit Telemedizin liegt nach drei bis fünf Tagen ein Ergebnis vor", sagt Dr.
Tilmann Ehrenstein. „Auf telemedizinischem Weg kann nichts liegen bleiben
oder verloren gehen. Wir kommen früher zu Entscheidungen und die Behandlung
kann unverzüglich beginnen. Der ganze Prozess ist effizient und in hohem Maße
transparent."

Aus Sicht von Dr. Tilmann Ehrenstein gibt es zum Mammobil-Projekt keine
vernünftige Alternative. Er sagt: „Um das Mammografie-Programm in die vertragsärztliche Versorgung zu integrieren, gibt es zu wenig Ärzte in der Region.
Die Geräte selbst sind teuer, allein die Wartung kostet schon 2.000 Euro im Monat. Wir hätten nicht die gleiche Effizienz und Qualität."

Seiner Einschätzung nach ist das Mammografie-Screening mit Mammobilen „ein gutes Beispiel für den funktionierenden Routinebetrieb der Telemedizin". Allerdings stehen der optimalen Umsetzung noch ein paar Widrigkeiten entgegen. „Die datentechnische Infrastruktur in der Region ist schlecht", sagt Dr. Tilmann Ehrenstein. „Es fehlen Breitband-Netze, um die Mammografie-Bilder direkt zu verschicken. Pro Frau ergeben sich etwa 80 MB Datenmaterial, pro Tag summiert sich das auf zirka eine DVD. Per Stick werden die Daten einem Server in Neuruppin zugeleitet und von dort aus an die beteiligten Ärzte verteilt."

Ideal wäre dagegen eine Verschickung über Satellit oder Mobilfunk. Was würde dadurch noch besser? „Der organisatorischer Aufwand würde sich verringern und alles würde noch schneller gehen", sagt Dr. Tillmann Ehrenstein.

Zu seinen Zukunftsvorstellungen gehört auch die telemedizinische Sprechstundenplanung. „Ein Buchungssystem wie beim Flugzeug", sagt er. Aber da gibt es auch noch Datenschutzhürden zu nehmen. Auch in der Kooperation zwischen Krankenhäusern und niedergelassenen Ärzten kann man noch viele Synergien erschließen, wobei die Telemedizin eine wichtige Brücke sein kann."

8 Von der Vision zur Umsetzung – die nächsten Schritte

Basis für die Telemedizin ist die entsprechende moderne Technik. An leitender Stelle dafür zuständig ist bei der GLG der EDV-Spezialist Ulf Kartzmareck.

„Wesentliche Voraussetzung für telemedizinische Konferenzen ist die Qualität der Bildübertragung", sagt er. „Das Bild darf nicht ruckeln und nicht wackeln. Man muss alles genau sehen und zugleich etwas damit anfangen können, z.B. bestimmte Details markieren oder darauf zeigen. Wir waren Vorreiter bei der Einführung dieser Videokonferenzen, das heißt, wir mussten zunächst einmal Erfahrungen sammeln. Ziel und Anspruch dabei war die Gewährleistung der medizinischen Versorgung in ländlichen Gebieten auf gleichem Niveau wie in der Großstadt."

Vor vier Jahren begann der Aufbau des Telemedizinnetzes, in das über die GLG-Einrichtungen hinaus auch das Asklepios Klinikum in Schwedt, die Pathologie in Neubrandenburg und die Krankenhäuser der Märkisch-Oderland GmbH in Strausberg und Wriezen einbezogen wurden.

„Die erste Anforderung hieß, mehrmals in der Woche Videokonferenzen zu ermöglichen, bei denen sich die Ärzte virtuell zusammenfinden, sich austauschen und Bilder von Patienten oder Befundaufnahmen betrachten können", berichtet Ulf Kartzmareck. „Dazu kam alsbald die Ausstattung der Ärzte mit mobilen Geräten für Bereitschaftsdienste." Inzwischen hat sich diese von vielen erst skeptisch betrachtete Neuerung als großer Sprung nach vorn erwiesen, verbunden mit deutlichen Verbesserungen für Patienten wie für Ärzte, sowohl in Bezug auf die Behandlung als auch auf viele Abläufe und Prozesse.

„Ein weiterer Fortschritt war die Einführung der Telepathologie", sagt Ulf
Kartzmareck. „Die Schnellschnittuntersuchung erfolgt im Krankenhaus, indem
das Präparat eingescannt und dem Pathologen zugeleitet wird. Der Pathologe
schaut sozusagen aus der Ferne durch das Mikroskop und teilt seinen Befund
mit." Die Verschickung von Präparaten und Proben entfällt, die Behandlung kann
schneller beginnen, die Zeitersparnis macht oft ganze Tage aus.

„Der nächste Schritt heißt Telemonitoring", sagt Ulf Kartzmareck. „Nicht nur in
der Herzmedizin, wo die Umsetzung bereits begonnen hat, sondern in allen
Fachbereichen wird das ein großes Thema." Rein technisch ist auch die telemedizinisch voll ausgestattete Wohnung kein Problem. „Diese Vision sorgte bei uns
und auch bei der Eberswalder Wohnungsgesellschaft WHG für viel Begeiste-
rung", sagt Matthias Lauterbach. „Das selbständige Wohnen im Alter, auch bei
gesundheitlicher Beeinträchtigung, kann durch Telemedizin erheblich unterstützt
werden. Wir finden es sinnvoll, als Gesundheitsunternehmen eng mit einer Wohnungsgesellschaft zusammenzuarbeiten, um beiderseitige Kompetenzen und
Erfahrungen in einem Modellprojekt zusammenzubringen. Deshalb haben wir
einen Kooperationsvertrag geschlossen und sehen uns auch hier am Anfang eines
vielversprechenden Weges in die Zukunft."

Dabei müssen auch Erwartungen in Kauf genommen werden, mit denen man erst
gar nicht gerechnet hatte. So stellte sich z.B. heraus, dass viele ältere Menschen
Vorbehalte gegen die telemedizinische Vernetzung ihres Zuhauses haben. Als
Rentner leiden sie nicht unter Zeitmangel und suchen gern die Arztsprechstunde
auf, um mit dem Arzt ein persönliches Gespräch zu führen. Auch muss die
Handhabung der modernen Technik den älteren Menschen verständlich und so
einfach wie möglich sein, damit Fehler bei selbst erhobenen Messwerten, z.B.
bei der Blutdruckmessung, und bei der Weiterleitung der Daten ausgeschlossen
werden können.

Eine Zielvorstellung besteht darin, nicht nur fachgebietsübergreifend, sondern
auch sektorenübergreifend telemedizinisch zusammenzuarbeiten. Die telemedizinische Kooperation innerhalb der GLG und darüber hinaus hat sich in nur
wenigen Jahren in der Praxis fest etabliert und ist für alle Beteiligten unverzichtbar geworden. Vom POMERANIA-Projekt ging bei dieser Entwicklung eine
starke Schubwirkung aus, die auch weiterhin sehr hilfreich sein wird. In einem
nächsten Schritt sollen auch die Arztpraxen in das Telemedizin-Netz einbezogen
werden.

Radiologie und Teleradiologie – Gemeinsamkeiten und Potential grenzüberschreitender Konzepte zwischen Deutschland und Polen

Britta Rosenberg, Christian Rosenberg,
Henning von Zanthier, Aleksandra Dziurzynska,
Norbert Hosten

1   Einleitung

Die Bevölkerungsdichte in Vorpommern ist die geringste in Deutschland [1]. Zusammen mit Phänomenen der Abwanderung (regionsspezifisch, wirtschaftlich) und der Landflucht (überregional, Lebensstil) ist eine traditionell landwirtschaftlich geprägte Region wie Vorpommern mit einer zunehmenden Distanz zwischen medizinischen Versorgungszentren bzw. Versorgungseinheiten und zu versorgenden Individuen konfrontiert [1]. Telemedizinischer Unterstützung der ärztlichen Arbeit, vor allem der Teleradiologie, kommt unter gesundheitsökonomischen und Versorgungsgesichtspunkten eine zunehmend größere Bedeutung zu [2]. Im Folgenden wird ein Teleradiologie-Projekt beschrieben, das in einem ersten Schritt Krankenhäuser in Vorpommern vernetzte und jetzt im Begriff ist, Konzepte der Krankenversorgung über die Grenze zwischen Polen und Deutschland hinweg umzusetzen.

2   Telemedizin in der Euroregion Pomerania (POMERANIA-Projekt) [3]

Seit 2002 unterstützt die Europäische Union (EU) im Rahmen des INTERREG-Programms das deutsch-polnische „Telemedizin Euroregion POMERANIA-Projekt". Durch dieses EU-Projekt werden verschiedene telemedizinische Anwendungen in Vorpommern, Nordbrandenburg und Westpommern (Polen) gefördert. Ein Teilprojekt ist das sich bereits in der vierten Förderphase befindliche Teleradiologie-Projekt, das die Universitätsmedizin Greifswald mit fünf kleineren deutschen Krankenhäusern im regionalen Umkreis verbindet. In Vorpommern ist hierdurch die Telemedizin seit einigen Jahren etabliert. Die Region Nordbrandenburg ist im Telemedizinprojekt Euroregion POMERANIA mit den Projekten „Telekonferenz einschließlich Teleradiologie" und inzwischen auch „Telepathologie" vertreten. In den ersten beiden Phasen der deutsch-polnischen Zusammenarbeit war Vorpommern Zentrum der Anstrengungen. In Phase 3 und 4 wurde die Förderung auf Nordbrandenburg ausgeweitet. Auf polnischer Seite wurden anfangs nur Kleinprojekte am geographischen Rand des Fördergebietes finanziert.

Die deutschen und polnischen Partner des Projektes müssen ihren Anteil an den Investitionen und Overheadkosten jeweils aus den national vorher zugeteilten EU-Mitteln finanzieren: innerhalb des INTERREG-Programms findet keine Ressourcenverschiebung von EU-Mitteln über die Grenze hinweg statt. Eine grenzüberschreitende Zusammenarbeit bestand in den ersten Förderphasen (2001–2008) nur in Workshops und wissenschaftlichen Veranstaltungen, zu denen polnische Teilnehmer nach Deutschland eingeladen wurden. Erst seit der vierten Förderperiode (ab 2009) treffen sich deutsche und polnische Projektpartner zu monatlichen Arbeitssitzungen, bei denen sich inzwischen ein guter deutsch-polnischer Erfahrungsaustausch entwickelt hat. Die führenden Arbeitsgruppen der jeweiligen Partner (in Deutschland der Vereinsvorstand „Telemedizin in der Euroregion POMERANIA e.V.") konnten auf diesen regelmäßigen Treffen die Erfahrung machen, dass die Schwierigkeiten in der Projektdurchführung auf beiden Seiten der Grenze die gleichen waren. Unzufriedenheit von Projektmitgliedern über das schleppende Fortschreiten wegen 2,5 Jahre langer Wartezeit zwischen Antragstellung und Antragsgenehmigung, fehlende Förderkriterien zu Beginn des Projektes, Obstruktionen von Projektteilnehmern, auf die die Fördermittel schlecht passten etc. waren in der Anfangszeit solche in Deutschland und Polen auftretenden Probleme. Es zeichnete sich im Projekt auf deutscher Seite ab, dass die Förderung, die nur aus Investitionsmitteln bestand, für die Krankenhäuser in öffentlicher Trägerschaft von größerer Bedeutung war als für private Krankenhausträger mit Zugang zum Kapitalmarkt. Einzelne Verantwortliche kommerzieller Häuser lehnten das Programm wegen seiner Verpflichtung zur Nachhaltigkeit (u.a. Finanzierung einer Geschäftsstelle nach Ablauf der Förderperiode) und der damit verbundenen Schmälerung des von ihnen zu verantwortenden Betriebsergebnisses ab. Erst nach 10-jähriger Förderung sind nun die transnationalen Organisationsformen so ausgebildet, dass prospektiv über wirklich grenzüberschreitende Versorgungskonzepte – und nicht nur über eine grenzüberschreitende administrative Zusammenarbeit – nachgedacht werden kann.

2.1   Greifswalder Teleradiologie-Netz

Vom Institut für Diagnostische Radiologie und Neuroradiologie der Universitätsmedizin Greifswald aus werden die fünf umliegenden Krankenhäuser in Bergen, Demmin, Karlsburg, Pasewalk und Ueckermünde teleradiologisch versorgt. Die teleradiologische Versorgung ist auf die Nacht, das Wochenende und Feiertage begrenzt. Etwa 1.000 Untersuchungen werden pro Jahr teleradiologisch befundet.

2.2   Notwendigkeit der Teleradiologischen Versorgung

Selbst im Vergleich zum dünn besiedelten Schweden ist die Anzahl der Radiologen, die zur Versorgung der Menschen im POMERANIA-Fördergebiet zur Verfügung stehen, sehr gering. Nur Großbritannien weist aktuell eine noch geringere Radiologendichte auf – trotz eines in den letzten Jahren erfolgreich implementierten Programms zur Nachwuchsrekrutierung [4–6].

Mit einer niedrigen Anzahl von Radiologen muss der Betrieb eines Computertomographen (CT) unter voller Auslastung aus Wirtschaftlichkeitsgründen (Auslastung eines anwesenden Radiologen durch ausreichende Untersuchungsanzahl) selbst unter der Woche auf die Regelarbeitszeit beschränkt werden [7–10]. Das Institut für Diagnostische Radiologie und Neuroradiologie der Universitätsmedizin Greifswald ist die einzige Einrichtung in einem Umkreis von 150 km, in der aufgrund eines hohen Untersuchungsaufkommens die radiologische Versorgung über 24 Stunden am Tag an sieben Tagen in der Woche angeboten werden kann. Da in Deutschland der Betrieb eines CT die ständige Anwesenheit eines Radiologen voraussetzt [8, 11–13], ist die teleradiologische Versorgung die logische Konsequenz, um kleineren Krankenhäusern den Betrieb eines CT am Wochenende, in der Nacht oder feiertags zu ermöglichen. Der Betrieb, also die Durchführung der Untersuchungen wird in diesem Modell durch medizinisch-technische Assistenten (MT(R)A) vor Ort ermöglicht; die Befundung der so durchgeführten Untersuchungen wird dann ausgelagert. Dazu werden die Bilder digital über ein gesichertes Netz zu einem im Zentrum rund um die Uhr verfügbaren Radiologen überspielt. Die Verfügbarkeit eines CT ist eine zwingende Voraussetzung, um eine Notaufnahme auch außerhalb der Regelarbeitszeit – in der Nacht und am Wochenende – betreiben zu können [14–17]: ohne betriebsbereites CT ist eine wohnortnahe Notfallversorgung also (in der Fläche) nicht möglich.

2.3   Telemedizin in Polen

Die Situation in Westpommern/Polen ist bezogen auf die Bevölkerungs- und Radiologendichte nicht grundsätzlich anders als die in Deutschlands äußerstem Nordosten – auch wenn die Altersstruktur der polnischen Bevölkerung im Vergleich günstiger ausfällt [18]. Komplementäre telemedizinische und teleradiologische Konzepte dienen auch hier einer optimierten medizinischen Versorgung der Bevölkerung. Eine grenzüberschreitende deutsch-polnische Teleradiologie jenseits politischer Barrieren würde eine Win-win-Situation für beide Seiten darstellen. Gerade für die grenznahen Regionen (Randgebiete) besteht der beiderseitige Vorteil in arbeitsteiligen Versorgungskonzepten und einer Bündelung von Kernkompetenzen.

3   Deutsch-polnische Teleradiologie-Szenarien

Im POMERANIA-Projekt werden derzeit zwei Szenarien (siehe Abbildung 1 und 2) für grenzüberschreitende deutsch-polnische teleradiologische Anwendungen diskutiert, die nachfolgend im Einzelnen beschrieben werden.

3.1   Szenario 1:
Binationale Telekonsultation Gryfice – Greifswald

Nach den Kriterien der evidenzbasierten Medizin gibt es für die Versorgung von Hirnblutungen aufgrund von Aneurysmata (Aussackungen der Wände von Arterien) zwei Behandlungsmethoden: die offene neurochirurgische Operation und die minimal-invasive „transvaskuläre" (durch das Gefäß erfolgende) neuroradiologische Embolisation (Gefäßverschluss). In Westeuropa wird die Entscheidung zwischen den beiden Behandlungsmethoden von Neurochirurgen und Neuroradiologen gemeinsam getroffen. Die minimal-invasive Therapie ist in Polen weniger verbreitet; in Gryfice steht sie nicht zur Verfügung. Die transarterielle Embolisationstherapie von Gehirnaneurysmata ist eine regionale Kernkompetenz der Universitätsmedizin Greifswald [19]. Für die Entscheidung zwischen den Behandlungsmethoden bei Patienten mit einer Hirnblutung stellt die CT des Kopfes die Grundlage dar [20, 21]. Als neurochirurgisches Zentrum können CT-Untersuchungen des Kopfes in Gryfice rund um die Uhr befundet werden. Das Krankenhaus in Gryfice (siehe Abbildung 1) erhielte durch die Kooperation mit der Universitätsmedizin Greifswald den Zugang zu der hochspezialisierten Therapie dieses akut lebensbedrohlichen Krankheitsbildes. Im Rahmen einer Telekonferenz zwischen den Greifswalder Neuroradiologen und den polnischen Neurochirurgen müsste dazu eine gemeinsame Diskussion über die in Gryfice durchgeführten, dort bereits befundeten und digital nach Greifswald transferierten CT-Bilder erfolgen. Diese Konstellation würde nach deutschem Rechtsmaßstab die Bedingungen einer *Telekonsultation* erfüllen [22, 23]. Fiele die Entscheidung zur Embolisation, könnte der Patient zur Behandlung nach Deutschland oder in ein anderes spezialisiertes Zentrum erfolgen. Dieses Szenario stößt freilich bereits im Vorfeld auf starke Widerstände einzelner Partner, die Tätigkeitseinschränkungen befürchten.

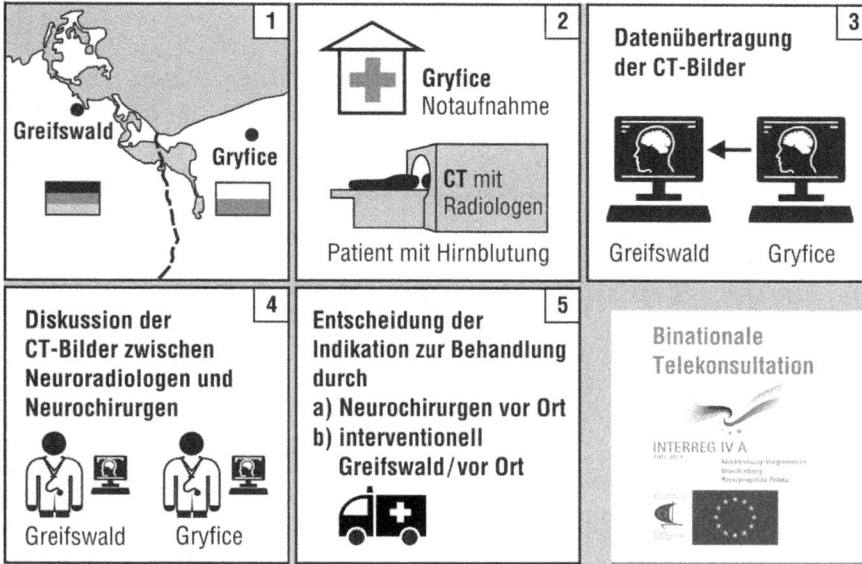

Abb. 1: Graphische Darstellung von Szenario 1: Binationale Telekonsultation. Ein Patient wird mit einer intrakraniellen Blutung in das Krankenhaus Gryfice (PL) eingeliefert. In der vor Ort in Anwesenheit eines Radiologen durchgeführten CT-Angiographie ergibt sich der Befund einer arteriellen Aneurysmablutung. Der Befund wird im Rahmen eines Telekonsils zwischen dem ortsansässigen Neurochirurgen und dem Neuroradiologen in Greifswald diskutiert. Gemeinsam erfolgt die Indikationsstellung zur chirurgischen oder radiologisch-interventionellen Akuttherapie, ggf. wird die Verlegung des Patienten erforderlich.

3.2 Szenario 2:
Binationale Teleradiologie Eberswalde – Stettin – Chozno

Schlaganfallpatienten können heute bleibende Schäden durch blutverdünnende Lysetherapien erspart werden. Während diese in Deutschland in den letzten Jahren mit Erfolg organisiert wurden, gibt es in Polen entsprechende Standardisierungen der Schlaganfallbehandlung nur vereinzelt. Ein Krankenhaus, dessen Patienten von einer Lysetherapie bei Schlaganfall profitieren könnten, ist das in Chozno angesiedelte Haus. Im polnischen Chozno wird ein CT 24 Stunden am Tag an sieben Tagen in der Woche betrieben (siehe Abbildung 2), aber es ist dort kein Radiologe außerhalb der Regelarbeitszeit anwesend. Sollten klinische Ärzte in Chozno die systemische Thrombolyse bei Schlaganfallpatienten anwenden wollen, müsste ein CT erfolgen und unmittelbar anschließend durch einen Radiologen beurteilt werden, um eine Blutung auszuschließen [16, 20, 21]. (Blutungen machen eine Lysetherapie unmöglich.) Behandlung und Diagnostik könnten in einem Kompetenznetzwerk erfolgen, in das polnische und deutsche Kliniken eingebunden wären. Die teleradiologische Versorgung würde paritätisch durch Kompetenzzentren wie Stettin oder Eberswalde übernommen. Allerdings handelt es sich bei diesem Szenario potenziell um *Teleradiologie im engeren Sinne* [11, 13, 22, 24], in der das erstversorgende Krankenhaus teleradiologisch im Sinne der deutschen RöV bedient wird, und darf in Deutschland nur unter Einhaltung sämtlicher rechtlicher Vorgaben, insbesondere auch solchen des Strahlenschutzes, erfolgen.

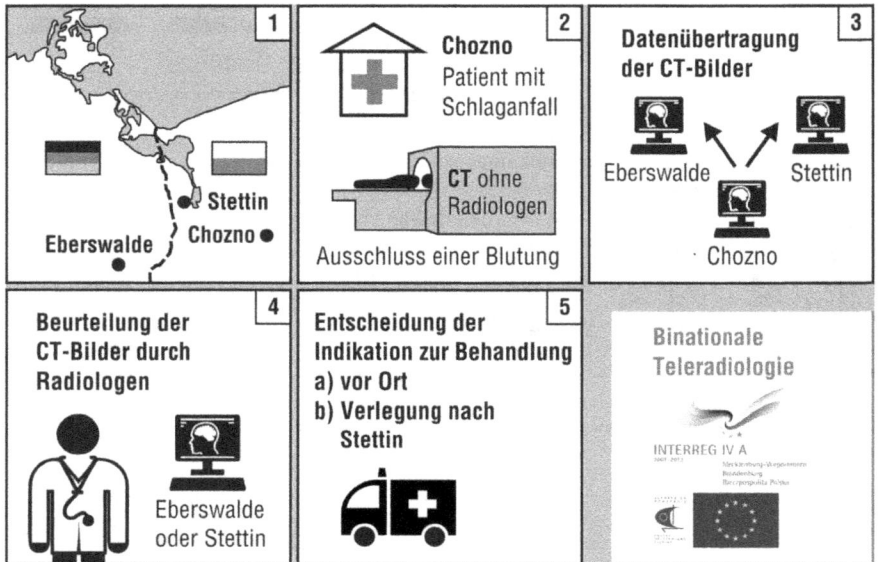

Abb. 2:   Graphische Darstellung von Szenario 2: Binationale Teleradiologie. Ein Patient wird mit einem akuten Schlaganfall im Krankenhaus Chozno aufgenommen. In der Verantwortung eines Teleradiologen in Eberswalde oder Stettin wird eine CT des Kopfes zum Ausschluss einer Blutung, ggf. eine CT-Angiographie zur weiteren Differentialdiagnostik, durchgeführt. In Abhängigkeit vom CT-Befund erfolgt die Behandlung vor Ort (systemische Lysetherapie) oder in einem spezialisierten Zentrum, z.B. Stettin (lokale Lysetherapie).

4   Probleme grenzüberschreitender Teleradiologie zwischen Deutschland und Polen und deren Lösungsansätze

Bei der Realisierung dieser deutsch-polnischen Telekonsultations- bzw. Teleradiologie-Szenarien bestehen in rechtlicher Hinsicht einige Probleme, insbesondere darin, dass die Vorschriften des geltenden Rechts sowohl in Deutschland als auch in Polen an die Anforderungen einer funktionstüchtigen Telemedizin noch nicht angepasst wurden. Im deutsch-polnischen grenzüberschreitenden Zusammenhang treten folgende Rechtsprobleme auf:

- berufsrechtliche Einschränkungen durch das Fernbehandlungsverbot (3.1.);
- Schweigepflicht des Arztes (3.2.);
- datenschutzrechtliche Aspekte (3.3.);
- Bestimmung der Höhe der Vergütung (3.4.);
- Bestimmung des für die sonstigen Bedingungen der Vergütung und die Haftung des behandelnden Arztes oder Krankenhauses anwendbaren Rechts und Gerichtsstandes bei Streitigkeiten (3.5.);
- Strahlenschutz-Aspekte (3.6.).

Im Einzelnen stellen sich die Probleme und Lösungen wie folgt dar:

3.1. Sowohl in Polen als auch in Deutschland besteht das Fernbehandlungsverbot [25], nach dem ein Arzt nur dann eine Diagnose erstellen und eine medizinische Maßnahme durchführen darf, sofern der Patient von diesem Arzt persönlich untersucht worden ist. Die liberale Auslegung des einschlägigen deutschen Rechts scheint in vielen Bereichen telemedizinische Maßnahmen zu ermöglichen [26]. Im polnischen Recht besteht mangels entsprechender höchstrichterlicher Urteile das Risiko [27], dass schon einfache teleradiologische Behandlungen einen Verstoß gegen das polnische Berufsrecht darstellen, sodass in Polen eine gesetzgeberische Änderung von Art. 42 des polnischen Ärzte-Berufsgesetzes die beste Vermeidung dieses Risikos wäre.

3.2. Ebenso existiert die ärztliche Schweigepflicht in Polen und Deutschland [28]. Hier kann weitgehend eine schriftliche und auf den jeweiligen Fall zugeschnittene Einwilligungserklärung des Patienten, durch die er einer telemedizinischen Maßnahme zustimmt, die erforderliche telemedizinische Anwendung ermöglichen. Allerdings kann die Einwilligung des Patienten nach den polnischen Vorschriften nicht ausreichend sein, wenn die Offenlegung der Daten, wie etwa bei genetischen Daten, auch Rechte weiterer Personen, z.B. Nachkommen oder Vorfahren, berührt. In solchen Fällen kann die endgültige Entscheidung über Offenlegung sensibler Informationen vom Ermessen des Arztes abhängen [29].

3.3. Datenschutzrechtliche Aspekte sind zu beachten, da bei teleradiologischer Behandlung persönliche Daten bzgl. des Gesundheitszustandes des Patienten (insbes. Röntgenbilder, CT des Kopfes usw.) weitergeleitet werden. Diese Begrenzung der Telemedizin und damit auch Teleradiologie ist ähnlich aber nicht gleichzusetzen mit der Begrenzung der ärztlichen Schweigepflicht (siehe 3.2.). Nach dem deutschen und polnischen durch die EU-Gesetzgebung geprägten Datenschutzrecht hat der Arzt grundsätzlich darauf zu achten, dass ein Patient die Einwilligung zur Weitergabe seiner persönlichen Daten erteilt hat. Sollte dies nicht der Fall sein, kann eine telemedizinische Maßnahme grundsätzlich nur dann erfolgen, wenn die gesetzlichen Voraussetzungen erfüllt sind, die die Informationsweitergabe ohne Einwilligung des Patienten zulassen. So lassen sich einige telemedizinische Anwendungen auch mit anonymisierten Patientendaten durchführen (z.B. eine Anfrage über eine ärztliche Zweitmeinung per E-Mail), bei denen dann keine Einwilligung erforderlich ist. Dies gilt auch für teleradiologische Anwendungen.

3.4. Die Vergütung telemedizinischer und damit auch teleradiologischer Leistungen ist in beiden Ländern nicht ausdrücklich gesetzlich geregelt. In Deutschland wird das Problem der Abrechnungen dadurch gelöst, dass eine Vereinbarung über das Honorar für telemedizinische Leistungen zwischen Arzt und Patienten oder/und ggf. Krankenhaus und Arzt abgeschlossen wird. Dies könnte auch eine Lösung für Honorarvereinbarungen zwischen deutschen und polnischen Krankenhäusern bzw. deutschen/polnischen Krankenhäusern und deutschen/polnischen Patienten sein, die im Rahmen des Telemedizin POMERANIA-Projektes zusammenarbeiten.

3.5. Die Bestimmung des anwendbaren Rechts ist erforderlich, damit klar ist, nach welcher Rechtsordnung der behandelnde Arzt bzw. Krankenhaus bezahlt wird, sodass beide Seiten z.B. wissen, wann die Zahlung fällig ist, wann sie verjährt und was die Folgen des Zahlungsverzuges sind. Die anzuwendende Rechtsordnung bestimmt ebenso, unter welchen Bedingungen der Arzt und/oder Krankenhaus im Falle eines Behandlungsfehlers haftet und wann der Haftungsanspruch des Patienten verjährt. Ebenso sollte vor der Behandlung klargestellt sein, vor welchem Gericht die Parteien Fragen der Vergütung oder der Haftung verhandeln würden. Zu empfehlen ist, dass der Arzt bzw. das Krankenhaus und Patient einen Vertrag über die getroffene Rechts- und Gerichtswahl abschließen, da dann das durch die Vertragsparteien gewählte Recht und das gewählte Gericht gilt.

Sollte eine solche Rechts- und Gerichtsstandsvereinbarung in dem Fall, dass ein unmittelbarer Behandlungsvertrag zwischen dem Arzt und dem Patienten geschlossen wurde, nicht vorliegen, so findet die gesetzliche Regelung Anwendung, nach der grundsätzlich das Recht des Staates des gewöhnlichen Aufenthalts des Patienten gilt [30]. Dies würde bedeuten, dass im oben genannten Fall der Telekonferenz Greifswald–Polen das polnische Recht als das Recht des Staates, in dem der Patient seinen gewöhnlichen Aufenthalt hat, Anwendung findet, sodass der deutsche Arzt ggf. zu seiner Überraschung die Honorarforderung nach polnischem Recht geltend machen muss bzw. er nach dem ihm regelmäßig nicht bekannten Recht Polens haftet. Sollte ein Schlaganfallpatient aus Chozno via Teleradiologie durch einen Arzt aus Eberswalde diagnostiziert bzw. behandelt werden, so findet grundsätzlich für Streitigkeiten das polnische Recht Anwendung, da der polnische Patient seinen gewöhnlichen Aufenthaltsort in Polen hat. Allerdings ist die Annahme des anwendbaren Rechts von den Umständen des Einzelfalls abhängig, sodass gesetzliche Ausnahmefälle zu beachten sind.

3.6. Da bei teleradiologischen Anwendungen anders als bei anderen telemedizinischen Anwendungen, aber auch radiologischen Telekonsultationen (vgl. 3.1 Szenario 1) ionisierende Strahlung zum Einsatz kommt, sind sowohl in Deutschland als auch in Polen zum Schutz der Patientinnen und Patienten sowie der Allgemeinheit Vorgaben des Strahlenschutzes zu beachten [11, 31]. Teleradiologische Anwendungen, bei denen ionisierende Strahlung zum Einsatz kommt, unterliegen in Deutschland seit dem Jahr 2002 einem expliziten Genehmigungsvorbehalt und sind lediglich in bestimmten Ausnahmefällen und unter engen Voraussetzungen nach Maßgabe der Röntgenverordnung zulässig [11, 24]. Danach ist eine Genehmigung für den Betrieb einer Einrichtung zur Teleradiologie 1. nur in der Nacht, am Wochenende, feiertags oder bei nachgewiesenem Bedürfnis im Hinblick auf die Patientenversorgung möglich; 2. muss die Rechtfertigende Indikation und Befundung durch einen voll fachkundigen (Tele-)Radiologen erfolgen; 3. am Ort der Untersuchung muss ein Arzt mit Kenntnissen im Strahlenschutz anwesend sein; 4. muss der Teleradiologe innerhalb eines für die Notfallversorgung erforderlichen Zeitraumes am Ort der Untersuchung grundsätzlich persönlich eintreffen können (sog. Regionalprinzip). In Polen existiert zwar seit Kurzem in § 2 Absatz 1 Nr. 10 der „Verordnung vom 18. Februar 2011 über Bedingungen für sichere Anwendung von ionisierender Strahlung für alle Arten der medizinischen Exposition" eine Definition zur Teleradiologie [32]. Die Verordnung enthält jedoch darüber hinaus neben Vorgaben zur medizinischen Dokumentation, Übermittlung und Archivierung in technischer Hinsicht keine besonderen strahlenschutzrechtlichen Anforderungen für die Durchführung radiologischer bzw. teleradiologischer Maßnahmen. Insofern müssen in Polen derzeit nur die allgemeinen Genehmigungen für die radiologischen Maßnahmen vorliegen, nicht jedoch spezielle teleradiologische Voraussetzungen erfüllt werden [33].

Seitens der EU sind noch keinerlei Rechtsakte in Bezug auf die Teleradiologie erlassen. Bislang hat die EU-Kommission unter Beachtung des europarechtlichen Subsidiaritätsgrundsatzes lediglich in einer Mitteilung [34] aus dem Jahr 2008 die Mitgliedstaaten aufgefordert, Informationen über die Telemedizin auszutauschen.

Es ist davon auszugehen, dass für eine Genehmigungsfähigkeit binationaler teleradiologischer Anwendungen auf deutscher Seite die nationalen Mindestanforderungen für Teleradiologie erfüllt sein müssen. Dies betrifft die Strahlenschutzregelungen nach der deutschen Röntgenverordnung (RöV). Nicht zuletzt zum Wohle des Patienten ist eher eine Anhebung des Strahlenschutzes in Polen als eine Senkung des Strahlenschutzniveaus in Deutschland zu fordern.

5 Fazit

Die rechtlichen Probleme der telemedizinischen bzw. teleradiologischen Behandlung sind in Polen und Deutschland ähnlich. Um die oben beschriebenen grenzüberschreitenden teleradiologischen Szenarien im Einklang mit dem polnischen und deutschen Recht durchzuführen, scheint eine gesetzgeberische Änderung des polnischen Berufsrechts sowie die Herstellung eines gleichen Strahlenschutzniveaus (auf RöV-Niveau) durch Rechtsharmonisierung notwendig. Die übrigen Probleme lassen sich weitgehend durch die konkrete Einwilligung des Patienten (Verschwiegenheitsverpflichtung des Arztes, Datenschutz) oder durch Vereinbarung (Vergütungshöhe, anwendbares Recht für Haftung und Vergütung) bzw. durch die bereits bestehende allgemeine wirtschaftsrechtliche Gesetzgebung beider Länder bzw. der EU (Rechtsanwendung und Gerichtsstand) regeln.

6   Ausblick

Die Euroregion Pomerania wird sich aller Voraussicht nach in Zukunft zu einem grenzüberschreitenden Wirtschaftsraum, mit der Hafenstadt Stettin als wirtschaftlichem und kulturellem Zentrum, entwickeln [35]. Im Gesundheitssektor können auch im Hinblick auf die regionale Bevölkerungsentwicklung bilaterale medizinische Versorgungskonzepte eine Rolle spielen. Mit dem Ziel der optimalen Patientenversorgung sollten teleradiologische Vernetzungen zwischen Deutschland und Polen – insbesondere im grenznahen Bereich (POMERANIA-Fördergebiet) – erwogen werden. Die Teleradiologie hat sich aufgrund ihrer zentralen Rolle in der Patientenversorgung bereits in der Vergangenheit oft als „Türöffner" für regionale Kooperationen erwiesen und könnte im „kleinen Grenzverkehr" eine wichtige Brückenfunktion einnehmen.

Die deutschen und polnischen Partner im Telemedizinprojekt POMERANIA haben die Erfahrung gemacht, dass die EU-Förderung der grenzüberschreitenden Zusammenarbeit die grenznahen Regionen auch gegenüber den häufig landeinwärts (grenzfern) gelegenen Landeshauptstädten stärkt. Dieser Effekt ist teilweise mit Skepsis beobachtet worden. Für das Überleben von Krankenhäusern in grenznahen Randgebieten und damit für die wohnortnahe Versorgung der um diese Krankenhäuser herum ansässigen Bevölkerung gleicher Nationalität sollte die Bedeutung des Einzugsgebietes jenseits der Grenze jedoch nicht unterschätzt werden. Die aktuelle EU-Richtlinie 2011/24/EU sichert perspektivisch die Vergütung von Krankenhausleistungen, die von EU-Bürgern in jeweils anderen Ländern der Union in Anspruch genommen werden. Dadurch ergibt sich die Möglichkeit einer nachhaltigen Entwicklung entsprechender Versorgungskonzepte [36]. Grenznahe deutsche Krankenhäuser könnten z.B. die Gelegenheit ergreifen, Versorgungskonzepte zu entwickeln, die auch bei niedrigeren Erstattungssätzen kostendeckend sind.

Solche Planungen müssen im Einklang mit den jeweiligen nationalen Rechtsordnungen stehen. Unter Umständen wird zur Umsetzung der Versorgungskonzepte eine Harmonisierung der nationalen Vorschriften notwendig werden. Vor allem bei bi- bzw. transnationalen teleradiologischen Versorgungskonzepten spielt der Strahlenschutz eine zentrale Rolle.

Literatur

[1]   Statistische Ämter des Bundes und der Länder; [aktulisiert 14.2.2011; letzter Zugriff 1.7.2011]; http://www.statistik-portal.de/Statistik-Portal/de_jb01_jahrtab1.asp.

[2]   Fendrich, K./van den Berg, N./Siewert, U./Hoffmann, W.: Demografischer Wandel: Anforderungen an das Versorgungssystem und Lösungsansätze am Beispiel Mecklenburg-Vorpommern. Bundesgesundheitsblatt Gesundheitsforschung Gesundheitsschutz. 2010; 53 (5); S. 479–485.

[3]   Telemedizin Euroregion POMERANIA-Projekt, gefördert durch die EU im Rahmen
      des INTERREG IV a-Programms. Die Autoren danken an dieser Stelle Herrn Peter
      Heise, Geschäftsführer der Kommunalgemeinschaft Europaregion POMERANIA
      e.V., Löcknitz, und dem Telemedizin Euroregion POMERANIA e.V., Greifswald,
      für die großzügige Förderung ihrer Arbeit aus den INTERREG-Programmen.

[4]   Nakajima, Y./Yamada, K./Imamura, K./Kobayashi, K.: Radiologist supply and
      workload: international comparison-Working Group of Japanese College of Radiol-
      ogy. Radiat Med. 2008; 26 (8); pp. 455–465.

[5]   Clinical Radiology UK Workforce Census 2009. The Royal College of Radiologists.
      http://www.rcr.ac.uk/publications.aspx?PageID=310&PublicationID=342

[6]   Upponi, S./Shaw, A.S.: Radiology provision in the United kingdom: an overview.
      J Am Coll Radiol. 2010; 7 (8); pp. 565–572.

[7]   Radiology career handbook: ACR resident & fellow section. 1. Ausgabe. Hrsg.:
      American College of Radiology; 2008.

[8]   Anforderungen an das Personal zum Betrieb einer CT-Anlage im Rahmen der Tele-
      radiologie. Fortschr Röntgenstr. 2009; 181 (3); S. 290-293.

[9]   Kaye, A.H./Forman, H.P./Kapoor, R./Sunshine, J.H.: A survey of radiology prac-
      tices' use of after-hours radiology services. J Am Coll Radiol. 2008; 5 (6);
      pp. 748–58.

[10] How many radiologists do we need? A guide to planning hospital radiology ser-
      vices. Hrsg.: The Royal College of Radiologists. 2008.

[11] Verordnung über den Schutz vor Schäden durch Röntgenstrahlen (Röntgenverord-
      nung – RöV) in der Fassung der Bekanntmachung vom 30. April 2003, BGBl. I.
      Bundesministerium der Justiz. 2003.

[12] Hintergrundpapier zur Teleradiologie nach § 3 Abs. 4 der Roentgenverordnung in
      der Fassung der Bekanntmachung vom 30. April 2003 (BGBl. I S. 604), Bundesmi-
      nisterium für Umwelt Naturschutz und Reaktorsicherheit – AG RS II 1. 2003.

[13] Entwurf der Richtlinie Teleradiologie nach § 3 Abs. 4 der Röntgenverordnung,
      Arbeitsentwurf/Stand 05.11.2004, 52. Sitzung LA RöV TOP 9, Anlage 9.
      BR-Drs. 230/02; 2004.

[14] Broder, J.S.: CT utilization: the emergency department perspective. Pediatr Radiol.
      2008; 38 (Suppl 4); pp. 664–669.

[15] Leys, D./Ringelstein, E.B./Kaste, M./Hacke, W.: Executive Committee of the Euro-
      pean Stroke I. Facilities available in European hospitals treating stroke patients.
      Stroke. 2007 Nov; 38 (11); pp. 2985–2991.

[16] Medina, H.M./Rojas, C.A./Hoffmann, U.: What is the Value of CT Angiography for
      Patients with Acute Chest Pain? Curr Treat Options Cardiovasc Med. 2010; 12 (1);
      pp. 10–20.

[17] Ringelstein, E.B./Meckes-Ferber, S./Hacke, W./Kaste, M./Brainin, M./Leys, D. et al.:
      European Stroke Facilities Survey: the German and Austrian perspective. Cerebrovasc
      Dis. 2009; 27 (2); pp. 138–145.

[18] Statistisches Jahrbuch der Wojewodschaft Zachodniopomorskie 2010. Główny
      Urząd Statystyczny. 2010. http://www.stat.gov.pl/gus

[19] Angermaier, A./Langner, S./Kirsch, M./Kessler, C./Hosten, N./Khaw, A.V.: CT-angio-
      graphic collateralization predicts final infarct volume after intra-arterial thromboly-
      sis for acute anterior circulation ischemic stroke. Cerebrovasc Dis. 2011; 31 (2);
      pp. 177–184.

[20] Kohrmann, M./Juttler, E./Huttner, H.B./Nowe, T./Schellinger, P.D.: Acute stroke
      imaging for thrombolytic therapy-an update. Cerebrovasc Dis. 2007; 24 (2-3);
      pp. 161–169.

[21] Trenkler, J.: Acute ischemic stroke. Diagnostic imaging and interventional options.
      Radiologe. 2008; 48 (5); pp. 457–473.

[22] Tillmanns, C.: Die persönliche Leistungserbringungspflicht und das Fernbehand-
      lungsverbot bei telemedizinischen Anwendungen. In: Niederlag, W./Rienhoff, O./
      Lemke, H.U.: Rechtliche Aspekte der Telemedizin Dresden. 2006. S. 74–95.

[23] Wigge, P./Kaiser, R./Fischer, J./Loose, R.: Möglichkeiten und Grenzen der Zusam-
      menarbeit zwischen Radiologen und Ärzten anderer Fachgebiete – rechtliche Vor-
      gaben für die ambulante und stationäre Versorgung. MedR. 2010; S. 700–727.

[24] Rosenberg, C./Langner, S./Rosenberg, B./Hosten, N.: Medizinische und rechtliche
      Aspekte der Teleradiologie in Deutschland. Fortschr Röntgenstr. 2011; 183;
      S. 804–811.

[25] In Polen ist das Fernbehandlungsverbot in Art. 42 des Gesetzes über den Beruf des
      Arztes und des Zahnarztes (Ustawa o zawodzie lekarza i lekarza dentysty z Ustawa
      o zawodach lekarza i lekarza dentysty z dnia 5 grudnia 1996 r. Dz. U. 1997 Nr 28,
      poz. 152) sowie in Art. 40 des polnischen Kodex der ärztlichen Ethik (Kodeks etyki
      lekarskiej z 2 stycznia 2004) normiert. In Deutschland wird dieses Verbot im § 7
      der (Muster-)Berufsordnung für die deutschen Ärztinnen und Ärzte-MBO-Ä 1997
      in der Fassung der Beschlüsse des 114. Deutschen Ärztetages 2011 in Kiel geregelt.
      Rechtswirkung entfaltet die Berufsordnung, wenn sie durch die Kammerversamm-
      lung der Ärztekammern als Satzung beschlossen und von den Aufsichtsbehörden
      genehmigt wurde; abrufbar unter:
      http://www.bundesaerztekammer.de/page.asp?his=3.71.8899.9753.9756

[26] Voigt, P.-U.: Gutachten zum Thema „Telemedizin". Hamburg 2008, S. 11.

[27] Zielińska, E.: Kommentar zum Art. 42 des Gesetzes über Beruf des Zahnarztes und
      Arztes: Barcikowska-Szydło Elżbieta, Kapko Mirosława, Majcher Katarzyna, Preiss
      Witold, Sakowski Krzysztof, Zielińska Eleonora, ABC 2008.

[28] In Polen ist die ärztliche Schweigepflicht in Art. 40 des Gesetzes über den Beruf
      des Arztes und des Zahnarztes sowie in Art. 23 des polnischen Kodex der ärztlichen
      Ethik und in Art. 266 des polnischen Strafgesetzbuches geregelt. In Deutschland
      wird diese Pflicht im § 9 der MBO-Ä sowie in § 203 StGB geregelt. In beiden
      Ländern sind auch zivilrechtliche Ansprüche wegen Verletzung dieser Pflicht
      denkbar.

[29] Huk, A.: Prokuratura i Prawo vom 2001.06.69, Ärztliche Schweigepflicht
      [Tajemnica zawodowa lekarza], These Nr. 4m 30447/4.

[30] Diese Frage wird nach Maßgabe des Art. 6 der Verordnung EG Nr. 593/2008 vom
      17. Juni 2008 über das auf die vertragliche Schuldverhältnisse anzuwendende Recht
      beurteilt.

[31] Genehmigung gemäß Art. 4 Abs. 1 Pkt. 6 und Art. 5 sowie weitere Genehmigung bei einigen Arten der medizinischen Anwendung von ionisierender Strahlung u.a. bei der Röntgendiagnostik (Art. 33 e) für die Ausführung von Leistungen gemäß Art. 33 e) des poln. AtomG: Ustawa z dnia 29 listopada 2000 r. Prawo atomowe (Dz.U. 2001, Nr 3, poz. 18).

[32] Rozporządzenie Ministra Zdrowia z dnia 18 lutego 2011 r. w sprawie warunków bezpiecznego stosowania promieniowania jonizującego dla wszystkich rodzajów ekspozycji medycznej (Dz.U. 2011, Nr 51, poz. 265) – diese Verordnung beinhaltet u.a. Bedingungen für die Durchführung von Untersuchungen mit Anwendung von ionisierender Strahlung, Sicherheitsmaßnahmen bei der Untersuchung, Anforderungen bezüglich der Geräte und deren Kontrolle, erforderliche Dokumentation; Qualitätsverwaltungssystem usw.

[33] Vgl. [31]. Die personell-fachlichen sowie medizinisch-technischen Genehmigungsanforderungen für eine Röntgeneinrichtung sind in der Verordnung des Gesundheitsministers über Minimalanforderungen an die Gesundheitsschutzeinrichtungen, die Gesundheitsleistungen aus dem Bereich der Röntgendiagnostik, Behandlungsradiologie sowie Diagnostik und Radioisotopentherapie von nicht tumorartigen Krankheiten: Rozporządzenie Ministra Zdrowia z dnia 27 marca 2008 r. w sprawie minimalnych wymagań dla jednostek ochrony zdrowia udzielających świadczeń zdrowotnych z zakresu rentgenodiagnostyki, radiologii zabiegowej oraz diagnostyki i terapii radioizotopowej chorób nienowotworowych (Dz.U. 2008, Nr 59, poz. 365) enthalten.

[34] Mitteilung der Kommisssion an das Europäische Parlament, den Rat, den Europäischen Wirtschafts- und Sozialausschuss und den Ausschuss der Regionen über den Nutzen der Telemedizin für Patienten, Gesundheitssysteme und die Gesellschaft vom 4.11.2006, KOM (2008) 689 endg.

[35] Maack, K./Grundmann, M./Kreft, J./Lewandowska, A./Voß, E.: Wachstumspol Stettin und Auswirkungen auf die Entwicklung der deutsch-polnischen Grenzregion. Hrsg.: Hans-Böckler-Stiftung. Düsseldorf 2005.

[36] Richtlinie 2011/24/EU des Europäischen Parlaments und des Rates vom 9.3.2011 über die Ausübung der Patientenrechte in der grenzüberschreitenden Gesundheitsversorgung, ABl. L 88 vom 4.4.2011, S. 45 ff. Die Richtlinie muss bis zum 25. Oktober 2013 durch die jeweiligen nationalen Gesetzgeber umgesetzt sein.

Spezielle Anwendungen
der Telemedizin

Telemedizinische Versorgung von Patienten mit Herzinsuffizienz im ländlichen Raum

Das Forschungs- und Entwicklungsprojekt FONTANE[1]

Sandra Prescher, Friedrich Köhler

1 Chronische Herzinsuffizienz: Epidemiologischer Hintergrund und derzeitige Versorgungssituation

Chronische und degenerative Erkrankungen bestimmen das heutige Krankheitsspektrum der deutschen Bevölkerung. Mit rund 1,2 Millionen Menschen betroffenen Patienten und 363.800 Krankenhauseinweisungen in Deutschland zählt die chronische Herzinsuffizienz zu den häufigsten und kostenintensivsten chronischen Erkrankungen [1, 2]. Die Inzidenz für Neuerkrankungen beträgt ca. 200.000 jährlich. Allein in Deutschland werden jährlich rund 3,2 Milliarden Euro für ambulante und stationäre Behandlung aufgewandt. [3]

Dank verbesserter leitliniengerechter Therapie[2] sowie der strukturierten Betreuung im Rahmen von Disease Management Programmen [4, 5] konnte in den letzten zwei Jahrzehnten eine signifikante Mortalitätsreduktion erreicht werden. [6] Der in mehreren prospektiven Interventionsstudien [7] belegte positive Behandlungseffekt strukturierter Betreuung, beruht besonders auf der verstärkten Aktivierung des Patienten durch Schulungsprogramme und Wissensvermittlung sowie der Erhöhung der Therapieadhärenz.

Trotz dieser Behandlungserfolge treten jedoch bei nahezu jedem Patienten mit chronischer Herzinsuffizienz instabile Phasen und kardiale Dekompensationen auf. Zu dem ist trotz prinzipieller Verfügbarkeit nicht immer ausreichend Zugang zu leitliniengerechter Therapie vorhanden. Neben patienteneigenen Gründen (Depressivität, mangelnde Aktivität und Mobilität, niedriges Bildungsniveau, fehlende Therapieadhärenz) spielen besonders regionale Differenzen in der Versorgungs-

---

[1] Gefördert vom Bundesministerium für Bildung und Forschung, dem Land Brandenburg und dem Europäischen Fond für regionale Entwicklung.
[2] Siehe hierzu: http://www.herzinsuffizienz.versorgungsleitlinien.de/

dichte und der Diversifizierung der Leistungserbringer eine besondere Rolle. So lag 2010 beispielsweise die stationäre Morbiditätsziffer für Herzinsuffizienz in Brandenburg 28,8 % über dem Bundesdurchschnitt. [3, S. 160] Mehrere Studien haben zudem den mangelnden Kenntnisstand bzw. die Umsetzung von leitliniengerechter Therapie von Ärzten bei Herzinsuffizienzpatienten festgestellt. [8, 9]

Ein gut abgestimmtes und interdisziplinäres Therapiemanagement ist besonders im fortgeschrittenen Krankheitsstadium mit oft komplexen Komorbiditäten (COPD, chronische Niereninsuffizienz, Diabetes mellitus) von zentraler Bedeutung. Durch mangelnde strukturelle Vernetzung entstehende Informationsdefizite wirken sich nachteilig für den Patienten aus.

Aufgrund dieses beschriebenen epidemiologischen Hintergrundes sowie der Tatsache, dass Patienten trotz messbarer, objektiver Vitalparameter, die Verschlechterung ihres Gesundheitszustandes erst zeitlich verzögert bemerken, gilt Herzinsuffizienz als die Referenzindikation für Remote Patient Monitoring.

2   Telemedizinische Betreuung bei Patienten mit chronischer Herzinsuffizienz – Potenzial, Messprinzipien und aktuelle Studienergebnisse

Die geschilderte Ausgangslage belegt das hohe Potenzial telemedizinischer Mitbetreuung bei der Versorgung von Patienten mit chronischer Herzinsuffizienz, zusätzlich zur primären Betreuung durch die Präsenzmedizin.

Die Rationale telemedizinischer Ansätze besteht in der frühzeitigen Erkennung von Zustandsverschlechterungen des Patienten anhand von Vitalparametern, die durch intelligente Sensoren gemessen und über Mobilfunk oder Internet an ein Telemedizinzentrum übermittelt werden. Neben den technischen Komponenten ist eine Vernetzung der beteiligten Akteure (ambulante und stationäre Betreuung) notwendig, um ein abgestimmtes und strukturiertes Therapiekonzept entwickeln und umsetzen zu können.

Eine Vielzahl technischer Systeme wurde deshalb in den letzten Jahren entwickelt. Diese wurden hinsichtlich der Nutzerfreundlichkeit (handliche Geräte mit drahtloser Datenübertragung) stetig verbessert, sodass Patienten nahezu jeden Alters und Krankheitszustandes eine Anwendung möglich ist. Als Messprinzipien haben sich bei Herzinsuffizienz Gewicht, Blutdruck, EKG, Sauerstoffsättigung, skalierte Symptomübertragung (z.B. mittels Fragebogen) und körperliche Aktivität herausgebildet.

Ein dementsprechendes System wurde ebenfalls in dem vom Bundesministerium für Wirtschaft und Technologie geförderten Projekt „Partnership for the Heart" in den Jahren 2005 bis 2007 entwickelt (siehe Abbildungen 1 und 2).

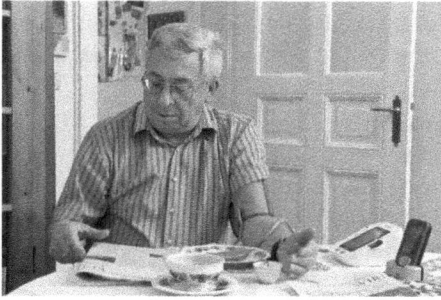

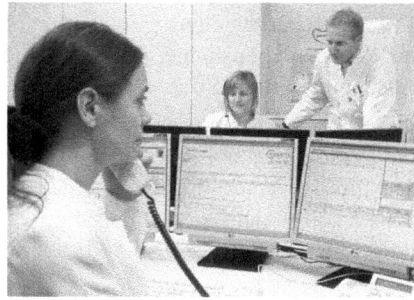

Abb. 1:   (links) Patient beim morgendlichen Blutdruckmessen © Bundesministerium für Wirt-
           schaft und Technologie/next generation media
Abb. 2:   (rechts) Telemedizinzentrum © Charité – Universitätsmedizin Berlin

Neben der technischen Umsetzung wurde zudem ein ärztlich geleiteter 24 Stunden/
7-Tage-Betrieb im Telemedizinzentrum sowie ein Notrufsystem eingesetzt. Dieses System wurde in einer randomisierten klinischen Studie zwischen 2008 und
2010 klinisch evaluiert.

In die klinische Studie *Telemedical Interventional Monitoring in Heart Failure*
(TIM-HF) (TIM-HF, NCT*00543881*) wurden in zwei Regionen – Baden-Württemberg und Berlin-Brandenburg – 710 Patienten mit chronischer Herzinsuffizienz eingeschlossen. Das Studiendesign war randomisiert, kontrolliert, prospektiv, offen und multizentrisch [10]. Einschlusskriterien für die Patienten waren das
Vorliegen einer stabilen symptomatischen Herzinsuffizienz mit NYHA II und III,
eine linksventrikulären Ejektionsfraktion $\leq 35\,\%$ sowie Hospitalisierung aufgrund kardialer Dekompensation in den vorangegangen 24 Monaten vor Ein-
schlussdatum. Der mediane Follow-Up betrug 26 Monate. Die Patienten, die in
die Telemedizingruppe randomisiert wurden, erhielten zusätzlich zu der leitliniengerechten Betreuung das entsprechende telemedizinische Equipment.

Der primäre Endpunkt der Studie war „Gesamtmortalität". Sekundäre Endpunkte
waren u.a. kardial und nichtkardial bedingte Hospitalisierungen, kardiovaskuläre
Mortalität, Hospitalisierung oder Mortalität wegen Herzinsuffizienz, Lebensqualität sowie gesundheitsökonomische Parameter. Die Ergebnisse der TIM-HF-
Studie zeigten sowohl in der Gesamtpopulation als auch bei prästratifizierten
Subgruppen im Endpunkt Gesamtsterblichkeit keinen signifikanten Unterschied
[11]. Jedoch wurde post hoc ein Hochrisiko-Kollektiv von Patienten identifiziert,
das eine rund 50%ige Reduktion der kardiovaskulären Sterblichkeit aufweist. Bei
diesen Patienten war zuvor eine Dekompensation vorangegangen und sie weisen
eine linksventrikulären Ejektionsfraktion $> 25\,\%$ und fehlende Depressivität
(PHQ-9 > 10) auf. [12]

Die Ergebnisse der Studie unterstreichen die Bedeutung leitliniengerechter Betreuung, denn durch telemedizinische Mitbetreuung kann bei stabilen Patienten
keine weitere Mortalitätssenkung erreicht werden. Als vorteilhaft stellt sich jedoch telemedizinische Mitbetreuung als Ergänzung der ambulanten Betreuung

heraus, z.B. unmittelbar nach der Krankenhausentlassung. Telemedizin stellt demnach keine lebenslange, sondern eine zeitlich auf kritische Phasen begrenzte Betreuungsform bei den definierten Risikogruppen dar.

Diese Form der temporären Mitbetreuung kann zu einer Sicherung einer adäquaten Versorgung im strukturschwachen ländlichen Raum beitragen und damit strukturelle Versorgungsunterschiede verringern helfen. Dieser telemedizinische Ansatz soll in dem vom Bundesministerium für Bildung und Forschung (BMBF) geförderten Projekt „FONTANE" klinisch evaluiert werden.

3   Das Projekt „Gesundheitsregion der Zukunft Nordbrandenburg – FONTANE"

Mit dem telemedizinischen Mitbetreuungskonzept zur Sicherstellung einer gleichwertigen medizinischen Betreuung im strukturschwachen ländlichen Raum Nordbrandenburgs gewann das FONTANE-Konsortium 2009 den Wettbewerb „Gesundheitsregion der Zukunft" des Bundesministeriums für Bildung und Forschung.

FONTANE ist ein Forschungs- und Entwicklungsprojekt, das vom Bundesministerium für Bildung und Forschung, dem Land Brandenburg sowie dem Europäischen Fond für Regionale Entwicklung gefördert wird. Ziel ist die Verbesserung der Betreuungsqualität für Herzkreislauferkrankungen durch sektorenübergreifenden Einsatz moderner Informationstechnologien und biomarkerbasierter Diagnostik und Therapiesteuerung. Seit 2009 entwickeln industrielle und wissenschaftliche Partner Produktinnovationen wie die telemedizinische Sensorplattform mit selbst-adaptiver Middleware und Point-of-Care für Biomarker.

Das FONTANE-Konzept zielt auf die Erweiterung des ambulanten Dreiecks ab, das aus Patient, Hausarzt und Kardiologe besteht. Das erweiterte Betreuungsmodell besteht aus einem aktiven Patienten, der täglich seine Vitalparameter wie EKG, Blutdruck, Gewicht misst, seinem Hausarzt und Kardiologen sowie dem Telemedizinzentrum. Auch in diesem neuen Betreuungsmodell bleibt die Beziehung zwischen Hausarzt und Patient das dominierende Merkmal. Das medizinische Fachpersonal des Telemedizinzentrums unterstützt lediglich den Hausarzt in der Betreuung seiner kardiologischen Patienten und stärkt damit gleichzeitig seine kardiologischen Kompetenzen. (siehe Abbildung 3)

Dieses Betreuungsmodell soll die Distanzen zwischen Patienten und medizinischen Leistungserbringern im ländlichen Raum reduzieren sowie die Mortalität und Morbidität kardiovaskulärer Patienten senken und ihre Lebensqualität erhöhen.

Im Jahr 2012 werden diese Produkt- und Prozessinnovationen in zwei klinischen Studien bei Patienten mit Herzinsuffizienz und Präeklampsie evaluiert. Ein Fokus der Studien ist der Nachweis der Nicht-Unterlegenheit dieses neuen Betreuungsmodells (Ambulantes Viereck) ländlicher Regionen in Brandenburg gegenüber der Metropolregion Berlin-Brandenburg.

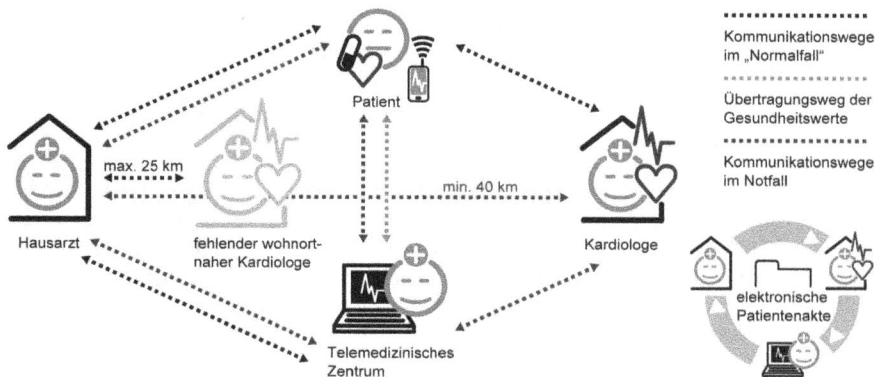

Abb. 3:   Ambulantes Viereck © Charité – Universitätsmedizin Berlin

Der generische Ansatz der technischen Entwicklungen sowie das Betreuungsmodell erlauben eine Übertragung des Konzeptes auf andere chronische Krankheiten und andere strukturschwache ländliche Regionen.

Literatur:

[1] Statistisches Bundesamt Deutschland. Krankenhauspatienten. Die 20 häufigsten Hauptdiagnosen der vollstationär behandelten Patienten insgesamt. 2011.

[2] Dickstein, K./Cohen-Solal, A./Filippatos, G. et al.: ESC Guidelines for the diagnosis and treatment of acute and chronic heart failure 2008. Eur Heart J 2008; 29; pp. 2388–2442.

[3] Bruckenberger, E. (2010): Herzbericht 2009. Hannover.

[4] Stewart, S./Marley, J.E./Horowitz, J.D.: Effects of a multidisciplinary, home-based intervention on unplanned readmissions and survival among patients with chronic congestive heart failure: a randomised controlled study. Lancet. 1999 Sep 25; 354 (9184); pp. 1077–83.

[5] Stromberg, A./Martensson, J./Fridlund, B./Levin, L.A./Karlsson, J.E./Dahlstrom, U.: Nurse-led heart failure clinics improve survival and self-care behaviour in patients with heart failure: results from a prospective, randomised trial. Eur Heart J 2003; 24; pp. 1014–1023.

[6] Frankenstein, L./Remppis, A./Fluegel, A./Doesch, A./Katus, H.A./Senges, J./ Zugck, C.: The association between long-term longitudinal trends in guideline adherence and mortality in relation to age and sex. Eur J Heart Fail. 2010 Jun; 12 (6); pp. 574–580.

[7] Stromberg, A./Martensson, J./Fridlund, B./Levin, L.A./Karlsson, J.E./Dahlstrom, U.: Nurse-led heart failure clinics improve survival and self-care behaviour in patients with heart failure: results from a prospective, randomised trial. Eur Heart J 2003; 24; pp. 1014–1023.

[8] Dini, L. et al.: Leitliniengerechte Pharmakotherapie bei herzinsuffizienten Patienten, Z. Evid. Fortbild. Qual. Gesundheitswesen 2010, 104 (2); S. 113–119.

[9] Karbach, U. et al.: Ärztliches Leitlinienwissen und die Leitliniennähe hausärztlicher Therapien: Eine explorative Studie am Beispiel kardiovaskulärer Erkrankungen. Dtsch Arztebl Int 2011; 108 (5); S. 61–69.

[10] Koehler, F./Winkler, S./Schieber, M./Sechtem, U./Stangl, K./Böhm, M./Boll, H./ Kim, S.S./Koehler, K./Lücke, S./Honold, M./Heinze, P./Schweizer, T./Braecklein, M./ Kirwan, B.A./Gelbrich, G./Anker, S.D.: On behalf of the TIM-HF Investigators. Telemedical Interventional Monitoring in Heart Failure (TIM-HF), a randomized, controlled intervention trial investigating the impact of telemedicine on mortality in ambulatory patients with heart failure: study design. Eur J Heart Fail. 2010 Dec; 12 (12); pp. 1354–1362.

[11] Koehler, F./Winkler, S./Schieber, M./Sechtem, U./Stangl, K./Böhm, M./Boll, H./ Baumann, G./Honold, M./Koehler, K./Gelbrich, G./Kirwan, B.A./Anker, S.D.: On behalf of the TIM-HF Investigators. The impact of remote telemedical management on mortality and hospitalizations in ambulatory patients with chronic heart failure: TIM-HF study. Circulation. 2011 May 3; 123 (17); pp. 1873–1880. Epub 2011 Mar 28.

[12] Koehler, F./Winkler, S./Schieber, M./Sechtem, U./Stangl, K./Böhm, M./de Brouwer, S./ Perrin, E./Baumann, G./Gelbrich, G./Boll, H./Honold, M./Koehler, K./Kirwan, B.A./ Anker, S.D.: On behalf of the TIM-HF Investigators. Telemedicine in heart failure: pre-specified and exploratory subgroup analyses from the TIM-HF trial. Int J Cardiol. 2011 Oct. 7 [Epub ahead of print].

TELETRANSPLANT:
Intramyokardiale Elektrokardiographie zum telemedizinischen Abstoßungsmonitoring nach Herztransplantation

Hans Lehmkuhl, Satsuki Komoda, Michael Dandel,
Nicola Hiemann, Christoph Knosalla, Onnen Grauhan,
Roland Hetzer

Nach Herztransplantation (HTx) bedarf es der ständigen Überwachung nach Abstoßungsreaktionen. Die Endomyokardbiopsie mit Entnahme von Herzmuskelproben und ihrer mikroskopischen Auswertung wird als Goldstandard zur Abstoßungsüberwachung nach Herztransplantation betrachtet. Bei Anwendung dieser aufwendigen, mittels herzkatheterunterstützten und invasiven – damit in den Körper eindringenden Art – kann es methodenbedingt zu einer Sterblichkeitsrate von 5 bis 6 % im ersten postoperativen Jahr nach Herztransplantation führen. Alternativ hierzu kann eine nicht in den Köper eindringende, sogenannte nichtinvasive und elektrophysiologische sowie telemetrische Methode zur Abstoßungsüberwachung eingesetzt werden. Dieses sogenannte IMEG-System (**IntraMyokardialesElektrokardio-Gramm**) ermöglicht tägliche, telemedizinische und kontinuierliche Messungen aus einer Aufzeichnung über einen Schrittmacher. Als Abstoßungskriterium werden der Abfall der QRS-Komplexamplitude von mehr als 8 % an zwei aufeinander folgenden Tagen und gleichzeitig ein Anstieg der Herzfrequenz um mehr als 10 % gewertet. Diese Methode erreicht so eine Sensitivität 97 % und eine Spezifität von 96 % sowie einen negativen prädiktiven Wert von 98 % und einen positiven prädiktiven Wert von 94 %. Damit ist die tägliche telemetrische und elektrophysiologische nichtinvasive Abstoßungsüberwachung der invasiven Endomyokardbiopsie überlegen. Die durch die Endomyokardbiopsie bedingte Mortalitätsrate ist deutlich reduziert.

Die Herztransplantation ist als erfolgreiche Therapie der terminalen Herzinsuffizienz etabliert. In der Betreuung von herztransplantierten Patienten kommt der Überwachung von Abstoßungsreaktionen eine besondere Bedeutung zu, da diese in nahezu 60 % erwartet werden können. Mit 33 % steht die akute Abstoßung nach der Infektion (28 %) an zweiter Stelle in der Statistik der Todesursachen nach HTx im ersten postoperativen Jahr [1]. Die Endomyokardbiopsie wurde 1972 zur Diagnostik von Abstoßungsreaktionen eingeführt. Obwohl es bis heute keine größeren Studien zur Objektivierung dieser Methode gibt, hat sich diese zum Goldstandard zur Beurteilung von Abstoßungsreaktionen entwickelt [2]. Die biopsiegestützten Mortalitätsraten liegen bei 5 bis 6 %. Trotz aller Fortschritte sind klinische Bedeutung und die therapeutischen Konsequenzen weder eindeutig noch zielführend. Humorale oder gemischt humorale Abstoßungsreaktionen kommen aber bei ca. 40 % der Patienten vor. Sie kompromittieren die kardiale Funktion deutlicher und sind damit für den Patienten gefährlicher als zellulär vermittelte Abstoßungsreaktionen [3]. Obwohl nur höhergradige Abstoßungsreaktionen behandlungsbedürftig sind, müssen trotzdem Patienten mit mittelgradigem Stadium der Abstoßung behandelt werden. Nach mehr als 40 Jahren klinischer Erfahrung mit der Endomyokardbiopsie und mehr als 20 Jahren nach Einführung des internationalen Graduierungssystems durch die International Society for Heart and Lung Transplantation (ISHLT) besteht immer noch das Problem der Schwelle für die Behandlung der Abstoßung mit Hilfe der Histologie [4]. Wesentliche Nachteile der Biopsie sind neben des invasiven Zugangs auch die damit verbundene Verletzung von Herzstrukturen, z.B. der Trikuspidalklappe. Ein die Spezifität der Biopsie einschränkender Faktor ist der sogenannte **sampling error**: Die Genauigkeit der Methode ist eingeschränkt durch die Tastsache, dass nicht alle, wirklich betroffenen Abstoßungsareale erfasst wurden; mitunter ist es so, dass Negativproben produziert werden, obwohl eine Abstoßung vorliegt. Im Deutschen Herzzentrum Berlin wurden seit April 1986 mittlerweile mehr als 1700 Herztransplantationen durchgeführt.

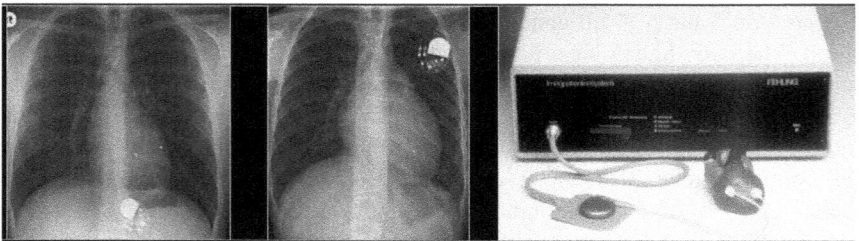

Abb. 1

Seit 1988 wird das IMEG-System verwendet (Abbildung 1). Dazu wird entweder dem Patienten bei der Herztransplantation ein Herzschrittmacher unter den linken Rippenbogen mit zwei epikardialen Elektroden für den rechten und linken Ventrikel implantiert (linkes Röntgenbild in Abbildung 1) oder nach der Transplantation unter dem Schlüsselbein mit zwei transvenösen Elektroden in den rechten Ventrikel implantiert (rechtes Röntgenbild in Abbildung 1). Das Abstoßungsmonitoring ist nichtinvasiv und beruht auf der täglichen Beurteilung des intramyokadialen Elektrogramms. Die IMEG-Abfrageeinheit (Abbildung 1,

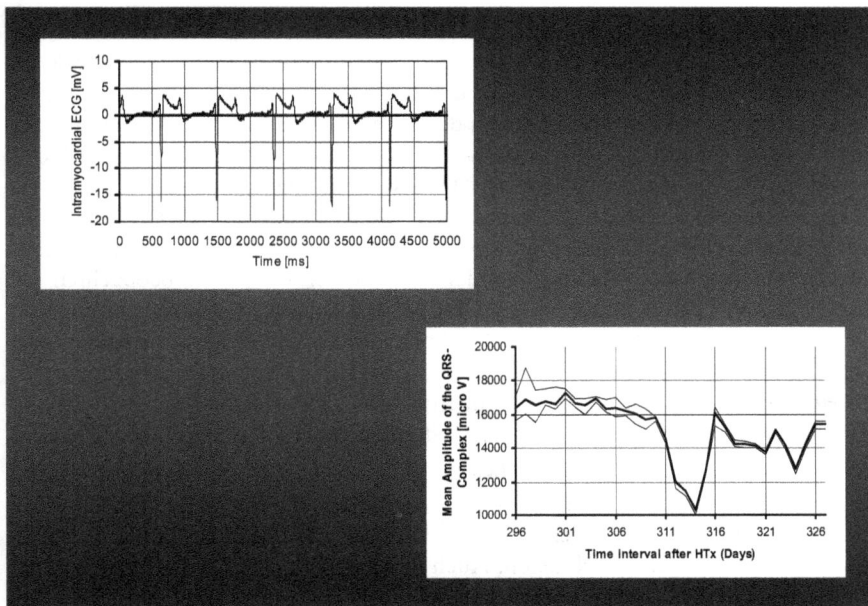

Abb. 2

rechts) erfasst und speichert Messsignale und überträgt diese über eine Telefon-
leitung aus der häuslichen Umgebung des Patienten in die Klinik. Die elektrophysiologische Messungen umfassen die Bestimmung der täglichen Veränderung
der QRS-Komplexamplitude des intramyokardialen Elektrogramms (Abbildung 2,
oben links). Um zirkadiane und Einflüsse physischer und psychischer Belastung zu
minimieren, wird das Elektrogramm nur während des Nachtruhe aufgezeichnet.
Aus 40 Messungen von je 16 Sekunden pro Nacht werden die QRS-Komplex-
amplituden analysiert. Als Wert wird der größere der beiden QR- oder RS-Amp-
lituden aus dem EKG gewählt. Der Mittelwert aller Amplitudewerte wird mit
den Werten der Tage zuvor verglichen. Das Kriterium für einen Verdacht auf
Abstoßung ist ein Abfall der Amplitude von mehr als 8 %, der die tägliche physiologische Variabilität überschritt und mindestens 3 Tage anhielt (Abbildung 2,
unten rechts mit einem Beispiel der Abstoßung und Aufzeichnung der Erholung
danach). Das pathophysiologische Korrelat für die Abstoßungsreaktion ist die
Ödembildung im Herzmuskel und die durch Elektrolytverschiebung bedingte
Veränderung des elektrischen Zellmembranpotentials mit Abfall der Potential-
höhe. Der QRS-Komplex im EKG spiegelt die gesamte elektrische Erregung und
ihre Ausbreitung über die Herzkammern wider. Es gibt zahlreiche experimentelle
Arbeiten, die die Abhängigkeit der QRS-Komplexamplitude des intramyokardial
gemessenen Elektrogramms bei herztransplantierten Patienten von dem Absto-
ßungszustand des Herzens nachweisen [5, 6, 7, 8]. Untersuchungen in unserem
Institut an abstoßenden Myozyten konnten auf Zellmembranebene bestätigen,
dass das Aktionspotenzial jeder einzelnen Zelle durch Abstoßungsreaktionen

beeinflusst wird [9]. Es gibt in der Literatur zu diesem Thema keine Arbeit, die zu gegenteiligen Ergebnissen kommt. Die Amplitude des IMEG kann andererseits sowohl chronisch als auch akut durch nicht abstoßungsrelevante Einflüsse abfallen. Es müssen Dosisänderungen der Immunsuppressiva bei der Beurteilung des Verlaufs des IMEGs berücksichtigt werden. Eine verminderte Steroiddosis bewirkt einen langsamen Abfall der IMEG-Amplitude. Andererseits kann ein völliges Ausschleichen der Steroide durch Beobachtung der IMEG-Amplitude gut genutzt werden, um Abstoßungsreaktionen zu kontrollieren, da unter diesen Umständen kein schleichender, sondern ein akuter Abfall zu beobachten ist. Experimentell konnte nachgewiesen werden, dass Steroide bei nichttransplantierten Herzen zu keiner Änderung der Voltage führen. Akute Änderungen der IMEG-Amplitude treten auch bei Perikardergüssen (Flüssigkeitsansammlungen im Herzbeutel) bedingt durch die Änderung des EKG-Vektors auf. Zudem können Verschiebungen des Elektrolythaushaltes die IMEG-Amplitude beeinflussen.

Die Beurteilung des IMEG zur Abstoßungsüberwachung nach Herztransplantation ist der klassischen Biopsiemethode in Bezug auf die Mortalität deutlich überlegen. Das IMEG ist nichtinvasiv und daher frei von allen durch die Invasivität bedingten Nebenwirkungen. Auch zeigt ein Vergleich des IMEG mit der Endomyokardbiopsie zur Abstoßungsüberwachung eine sehr hohe Güte des diagnostischen Verfahrens. Alle zur statistischen Analyse gewählten Verfahren ergeben Werte, die weit über 90 % lagen. Die hohe Sensitivität zusammen mit einem hohen negativen prädiktiven Wert besagen, dass eine konstante Amplitude des intramyokardial gemessenen Elektrogramms eine Abstoßung extrem unwahrscheinlich macht. Die im Vergleich zur Sensitivität etwas geringere Spezifität besagt, dass es bei Anwendung der IMEG-Methode häufiger falsch positive als falsch negative Ergebnisse gibt. Eine Untersuchung der falsch positiven Ergebnisse hat gezeigt, dass in 64 % solcher Fälle Infektionen, in 12 % ein Perikarderguss und in 24 % Rhythmusstörungen bzw. nicht klärbare andere Ursachen verantwortlich waren. Die IMEG-Methode gibt die wirklichen Abstoßungsverhältnisse realer wieder als die Endomyokardbiopsie. Unterstützt wird diese Annahme durch die deutlich geringere Mortalitätsrate bei den Patienten, die mit der IMEG-Methode nachbeobachtet werden. Auch decken sich solche Beobachtungen mit der klinischen Erfahrung, dass hämodynamisch schwerst kompromittierte Patienten bioptisch häufig kaum Auffälligkeiten zeigen [10, 11, 12]. Die Möglichkeit der täglichen, den Patienten nicht belastenden Überwachung zu Hause ist ein weiterer nur schwer zu quantifizierender Vorteil, der den Patienten eine hohe Sicherheit gibt und die Compliance fördert. Dies trifft vor allem bei herztransplantierten Kindern zu, bei denen eine Biopsie jedoch häufig nicht durchführbar ist [13].

Literatur

[1]   Boucek, M.M./Faro, A./Novick, R.J./Bennett, L.E./Keck, B.M./Hosenpud, J.D.: The Registry of the International Society for Heart and Lung Transplantation: fourth official pediatric report – 2000. J Heart Lung Transplant 2001; 20; pp. 39–52.

[2]   Costanzo-Nordin, M./Winters, G./Fisher, S./O'Sullivan, J./Heroux, A.L./Kao, W.: Endocardial infiltrates in the transplanted heart: clinical significance emerging from analysis of 5026 endomyocardial biopsy specimen. J Heart Lung Transplant 1993; 12; pp. 741–747.

[3]   Hammond, E.H./Yowell, R.L./Nunoda, S./Menlove, R.L./Renlund, D.G./Bristow, M.: Vascular (humoral) rejection in heart transplantation: Pathologic observations and clinical implications. J Heart Transplant; 1989; 8; pp. 430–443.

[4]   Knosalla, C./Hummel, M./Müller, J./Grauhan, O./Ewert, R./Hetzer, R.: Diagnosis of heart allograft rejection. Current Opinion in Organ Transplantation 2000; 5; pp. 118–125.

[5]   Avitall, B./Payne, D./Connolly, R. et al. : Heterotopic heart transplantation: electrophysiologic changes during acute rejection. J Heart Transplant; 1988; 7; pp. 176–182.

[6]   Grasser, B./Iberer, F./Schreier, G. et al.: Intramyocardial electrogram variability in the monitoring of graft rejection after heart transplantation. Pace 1998; 21; pp. 2345–2349.

[7]   Koike, K./Hesslein, P./Dasmahapatra, H. et al.: Telemetric detection of cardiac allograft rejection. Correlation of electrophysiological, histological, and biocemical changes during unmodified rejection. Circulation 1988; 78; pp. 1106–1112.

[8]   Pirolo, J.S./Shuman, T.S./Brunt, E.M./Liptay, M.J./Cox, J.L./Jr Ferguson, T.B.: Noninvasive detection of cardiac allograft rejection by prospective telemetric monitoring. Journal of Thoracic and Cardiovascular surgery 1992; 103; pp. 969–979.

[9]   Grauhan, O./Schnalke, F./Müller, J. et al.: Elektrophysiologische Veränderungen der Kardiomyozyten bei Abstoßung nach Herztransplantation. Transplantationsmedizin 1998; 19; S. 79–84.

[10] Grauhan, O./Müller, J./Pfitzmann, R. et al.: Humoral rejection after heart transplantation: reliability of intramyocardial electrogram recordings (IMEG) and myocardial biopsy. Transpl Int 1997; 10; pp. 439–445.

[11] Grauhan, O./Müller, J./Knosalla, C. et al.: Das intramyokardiale Elektrokardiogramm (IMEG) in der Diagnose humoral vermittelten Abstoßung nach Herztransplantation. Zeitschrift für Kardiologie; 1996; 85; S. 745–752.

[12] Knosalla, C./Grauhan, O./Müller, J. et al.: Intramyocardial electrogramm recordings (IMEG) for diagnosis of cellular and humoral mediated cardiac allograft rejection. Ann Thorac Cardiovasc Surg; 2000; 6; pp. 89–94.

[13] Hetzer, R./Potapov, E.V./Müller, J./Loebe, M./Hummel, M./Weng, Y.: Daily noninvasive rejection monitoring improves long-term survival in pediatric heart transplantation. Ann Thorac Surg; 1998; 66; pp. 1343–1349.

Telepathologie und virtuelle Mikroskopie als exemplarisches Teilgebiet der Telemedizin

Manfred Dietel, Peter Hufnagl, Kai Saeger

1   Einleitung

Telepathologie wird als Ausübung diagnostischer Tätigkeit über eine Entfernung unter Nutzung der Telekommunikation definiert (SNOMED [1]). Die Telepathologie ermöglicht dem Pathologen damit, auf elektronischem Weg eine zweite Meinung abzugeben oder eine (Primär-)Diagnose zu stellen, ohne das Präparat (histologischer Schnitt, zytologischer Ausstrich, Sektionsgut, ...) physikalisch vor sich zu haben.

Die Telepathologie kann prinzipiell in allen Teilgebieten der Pathologie eingesetzt werden (Histologie, Zytologie, Sektion, Quantifizierung morphologischer Veränderungen, Molekularpathologie, usw.). Hierfür sind unterschiedliche Techniken notwendig (Bildaufnahme von Mikroskop/Makroskop, deren Fernsteuerung, Videokonferenz, Raumkamera, Scanner, ...). Welche davon jeweils wie eingesetzt werden kann oder muss, hängt vom Aufgabengebiet sowie von den zeitlichen und qualitativen Anforderungen ab [2]. An diesen bereits 2000 in einem Arbeitspapier des Berufsverbandes Deutscher Pathologen e.V. getroffenen Aussagen hat sich nichts grundlegend geändert. Und doch nimmt die Entwicklung einen etwas anderen Verlauf als ursprünglich gedacht. Die virtuelle Mikroskopie, eine im Umfeld der Telepathologie entstandene Methode, ist auf dem besten Weg, die mikroskopische Diagnostik in der Pathologie auf eine neue Grundlage zu stellen.

Dabei bietet sie nicht nur der Pathologie selbst ganz neue methodische Ansätze, sondern birgt auch das Potenzial, die im Rahmen der zunehmenden Etablierung von organspezifischen Tumorzentren rasant wachsenden Anforderungen an die Pathologen bewältigen zu können.

2   Moderne Anforderungen an die Pathologie

Die moderne Pathologie sieht sich mehreren Herausforderungen gegenüber. Hierzu gehören:

- ein deutlich höherer Aufwand bei der Befunderstellung durch die Vorgaben von nationalen und internationalen Leitlinien sowie im Rahmen der Zertifizierung von Tumorzentren;
- zunehmende physische Teilnahmepflicht an Fallkonferenzen verschiedener Fachgebiete und den Tumorzentren;
- Erwartung genauer und reproduzierbarer Aussagen zum Malignitätsverhalten von Tumoren; z.B. Vorhersage der Ansprechbarkeit auf spezifische Chemotherapeutika, Stichwort: zielgerichtete Tumortherapie;
- höhere Erwartungen an die Geschwindigkeit der Befundfertigstellung, etwa für Klinikpatienten, die aufgrund der Fallpauschalen möglichst kurz im Krankenhaus verweilen sollen.

Neben diesen externen Anforderungen spielen in der modernen Pathologie zwei Prozesse eine große Rolle. Zum Ersten gibt es aufgrund des stark ansteigenden Fachwissens immer weniger Generalisten unter den Pathologen. So arbeiten auch niedergelassene Pathologen zunehmend in Praxisgemeinschaften zusammen, um die Expertise mehrerer Fachgebiete zu vereinen. Zum Zweiten nimmt die Anzahl der Pathologen zahlenmäßig ab. Dies ist kein deutsches Problem. Fast alle europäischen Staaten sehen sich mit einer ähnlichen Situation konfrontiert. Daraus ergibt sich neben dem erhöhten Druck auf die Geschwindigkeit der Diagnostik die zunehmende Rolle von Referenzpathologie und Zweitmeinung.

In der klassischen Telepathologie unterschied man zwischen zeitgleicher und zeitversetzter Kommunikation. Im ersten Fall sind beide Seiten direkt live miteinander verbunden und können je nach Ausbaustufe des genutzten Systems per Video kommunizieren, gegenseitig die Mikroskope steuern, Bilder in Videoauflösung online sehen oder hochaufgelöste Bilder per Live-Übertragung anfordern. Bei der zeitversetzten Kommunikation überträgt man die Anfrage in Form einer Datei. Im einfachsten Fall ist dies eine E-Mail mit der Anfrage selbst, ergänzt durch einen Anhang aus Mikroskopbildern.

Auch an der Charité sind derartige Systeme im Einsatz. So besteht ein ganz einfach nutzbares System aus über das Web aufrufbaren Videokameras, die per C-Mount auf den Mikroskopen in drei Schnellschnittlaboren installiert sind. Sie können nach Eingabe eines Passwortes direkt über das Intranet aufgerufen werden. Hat ein Pathologe in einem der zwei jeweils im OP-Trakt befindlichen Schnellschnittlabore eine Nachfrage, so kann er jeden seiner Kollegen sofort anrufen und ihn über die Videokamera an seiner Untersuchung teilhaben lassen.

Derartige technische Ansätze erlauben zwar die Lösung einzelner Probleme, jedoch nur die Virtuelle Mikroskopie birgt das Potenzial, grundlegende Veränderungen zu ermöglichen, die alle Bereiche der mikroskopischen Diagnostik betreffen.

3   Virtuelle Mikroskopie

Mit Virtueller Mikroskopie (VM) wird die Diagnostik an sehr hochauflösend gescannten Präparaten – sogenannten virtuellen Schnitten – am Monitor bezeichnet. Diese digitalen Bilder von bis zu 500.000 × 300.000 Pixeln für einen Standardobjektträger bergen eine Revolution der mikroskopischen Diagnostik in sich. Für mikroskopische Verfahren in Routine und Forschung scheiterte diese Art der vollständigen Digitalisierung von Schnitten bisher an unzureichender Technik für die extrem großen Bilder, die in der Mikroskopie entstehen [3, 4]. Erst in jüngster Zeit ist mit dem Preisverfall bei Speichersystemen und dem Aufkommen der Image-Streaming-Technologien für die schnelle Übermittlung sehr großer Bilder über Netzwerke (Beispiel Google Earth) die Realisierung Virtueller Mikroskope vorangeschritten.

Bei der virtuellen Mikroskopie wird mit virtuellen Schnitten von bis zu 20 GB Größe gearbeitet, die auf Servern gespeichert werden. Diese extrem großen Bilder werden nicht komplett über das Netz/Internet übertragen, sondern immer nur die Teile, die gerade angesehen werden sollen. Bei diesem Image-Streaming genannten Verfahren schickt der Server auf Anfrage des Clients genau den Bildabschnitt, den der Pathologe ansehen möchte in der gewünschten Vergrößerung passgerecht auf den PC-Bildschirm. Das Programm auf dem Client-PC und das Programm auf dem Server bilden zusammen ein sogenanntes Virtuelles Mikroskop (s. Abbildung 1).

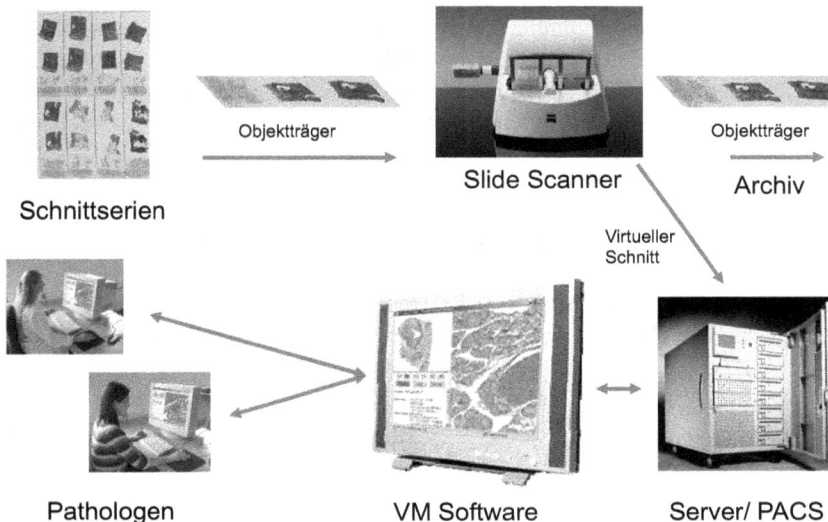

Schnittserien   Objektträger   Slide Scanner   Objektträger   Archiv

Virtueller Schnitt

Pathologen   VM Software   Server/ PACS

Abb. 1:   Funktionsweise der Virtuellen Mikroskopie

Anders als bei radiologischen Bildern, die oft direkt digital entstehen (CT, MRT), hat ein mikroskopierender Pathologe heute die Wahl zwischen konventionellem

Glaspräparat unter konventionellem Mikroskop und virtuellem Schnitt unter virtuellem Mikroskop. Die virtuelle Mikroskopie mit all ihren Vorteilen kann die Praxis nur dann auf ganzer Breite erobern, wenn sie Vorteile bietet, die konventionelle Mikroskope nicht bieten. Und genau hier kann die VM eine Menge bieten:

- optimale Präsentation (Fall, Schnitte, Archiv, Mikroskop gleichzeitig am Monitor);
- parallele Visualisierung von Färbungen (anstatt ständiger Präparatwechsel);
- Zweitmeinung in Echtzeit möglich;
- praktisch beliebig viele Pathologen können gleichzeitig ein Präparat betrachten;
- Archivzugriffe sofort – ohne Hilfe von Archivkräften;
- Wegfall des mechanischen Transportes von Präparaten;
- Quantifizierung ins Virtuelle Mikroskop integriert;
- gleichzeitige Mikroskopie an mehreren Stellen in einem Präparat, mit unterschiedlichen Auflösungen und Färbungen;
- gleichzeitige Mikroskopie in mehreren Präparaten;
- intelligente Mikroskopierhilfen: 3-D-Schnittstufen, Fallvergleich;
- Möglichkeit, den aktuellen Arbeitsstand einschließlich der besuchten Areale abzuspeichern.

Diese Aufzählung ließe sich noch weiter fortsetzen. Allerdings ist die wichtigste Voraussetzung der Nutzung virtueller Schnitte eine optimale Bildqualität. Diese wird entscheidend durch Präparatescanner bestimmt. Der erste Europäische Scanner Contest 2010 in Berlin hat gezeigt, dass hier eine schnelle Entwicklung abläuft, aber auch große Qualitätsunterschiede zwischen verschiedenen Systemen bestehen [5, 6]. Hier wird in naher Zukunft eine sehr rasche Entwicklung ablaufen, sodass schnelle und qualitativ hochwertige Scanner zur Verfügung stehen werden. Parallel dazu fallen die Speicherpreise, sodass auch dieses finanzielle Problem bald der Vergangenheit angehören wird.

4   Anwendungsgebiete der Virtuellen Mikroskopie

Zu den wichtigsten Einsatzgebieten der Virtuellen Mikroskopie zählen die nachfolgend genannten Gebiete, für die jeweils einige Beispiel angegeben sind:

- Aus- und Weiterbildung
  - Studentenausbildung
  - Facharztausbildung
  - Weiterbildung
  - e-Learning
- Forschung
  - automatische Quantifizierung von Biomarkern
  - vollautomatische Vermessung veterinärpathologischer Präparate
  - multispektrale bzw. hyperspektrale Mikroskopie

  - parallele Auswertung großer Schnittserie durch parallel arbeitende, weltweit verteilte Arbeitsgruppen (Abbildung 2)
- Klinische Pathologie
  - schnelle Einholung einer Zweitmeinung
  - elektronische Fallvorstellungen beim leitenden Arzt
  - Quantifizierung von Markern während der Diagnostik
  - vollständige Diagnostik ausschließlich an Virtuellen Schnitten
  - Schnellschnittdiagnostik

Zentrallabor – Dezentrale Befundung

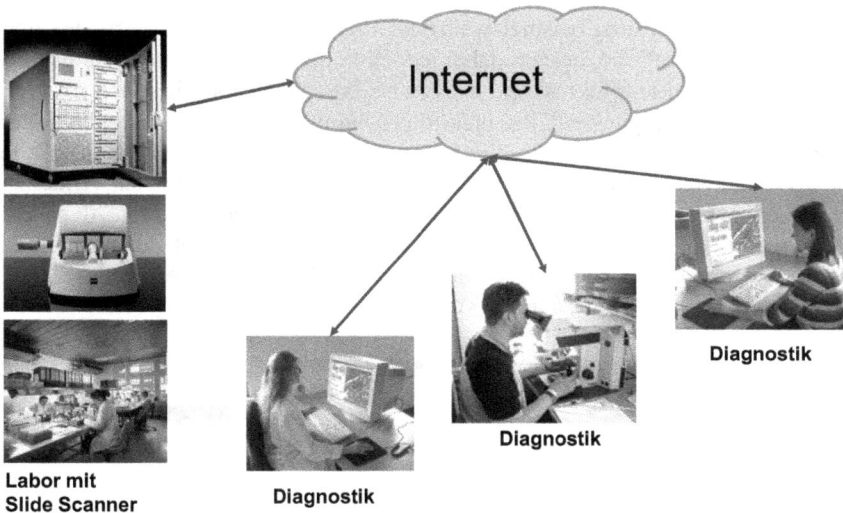

Abb. 2:   Verteiltes, paralleles Arbeiten an identischen Präparaten

In der Studentenausbildung haben vor allem die Anatomen früh begonnen, ihre Histologiekurse für die Studenten in Form von Virtuellen Schnitten über das Internet anzubieten. Während in den USA die Umstellung schnell vorangeht, dauert der Prozess in Europa etwas länger. Allerdings lassen sich mit viel Aufwand didaktische Spitzenleistungen erzielen, die man über das Internet kostenlos oder kostenpflichtig bereitstellen kann (siehe z.B. [7], [8]). Seit einigen Jahren sind auch spezielle e-Learning-Systeme für die Lehre an Virtuellen Schnitten kommerziell verfügbar. (siehe z.B. [11]). Gerade für die interdisziplinäre, interaktive Arbeit am Computer und das Fall basierte Lernen eignet sich die Virtuelle Mikroskopie hervorragend. So können einfach morphologische Aufgaben gestellt werden, die jeder Student selbständig zu Hause erledigen kann und die dann durch einen Tutor an zentraler Stelle überprüft werden können. Einer tieferen Beschäftigung mit der Materie steht die Schließzeit eines Histokurs-Saales entgegen. Die Nutzung der Virtuellen Mikroskopie erlaubt es interessierten Studenten, sich nach Belieben intensiver mit der Thematik zu befassen.

Auch in der Weiterbildung der Pathologen wird die Methode bereits genutzt. Sowohl der Berufsverband der Deutschen Pathologen e.V. als auch die IAP, Deutsche Sektion setzen die Methode ein ([9], [14]).

In der Forschung dient die Virtuelle Mikroskopie vor allem der Automatisierung von Routineprozessen, der globalen Verteilung von Arbeit und der Quantifizierung von Markern oder Krankheitsausprägungen. Ein typisches Beispiel für die Automatisierung von Routineprozessen ist die Auswertung von sogenannten TMA (Tissue Microarray) Präparaten (Abbildung 3). Diese Präparate enthalten anders als sonst in der Histologie nicht eine Gewebeprobe, sondern ein Raster von ca. 100–200 einzelnen Proben. Ein Vorteil dabei ist die exakt gleiche und somit vergleichbare Färbung, die die Präparate dabei erhalten. Eine Herausforderung bei der Auswertung, beispielsweise der Bestimmung von Tumorfläche und Färbeintensität pro Probe, besteht dabei jedoch in der Relokalisierung der einzelnen Probe. Beim Lichtmikroskop ist es nur sehr schwer möglich, den exakten Ort bezogen auf den ganzen Glasobjektträger beim Betrachten durch ein Okular zu kennen. Auch muss aufwändig per Mikroskoptisch manuell von Zeile zu Zeile und Spalte zu Spalte navigiert werden. Hier zeigt sich die Stärke der Virtuellen Mikroskopie. Die Navigation kann vollständig automatisiert werden, denn die Position der einzelnen Proben kann vorab automatisch per Bildverarbeitung detektiert werden, und der Nutzer kann von der Software ohne eigenes Zutun von Probe zu Probe geführt werden (siehe z.B. [12]).

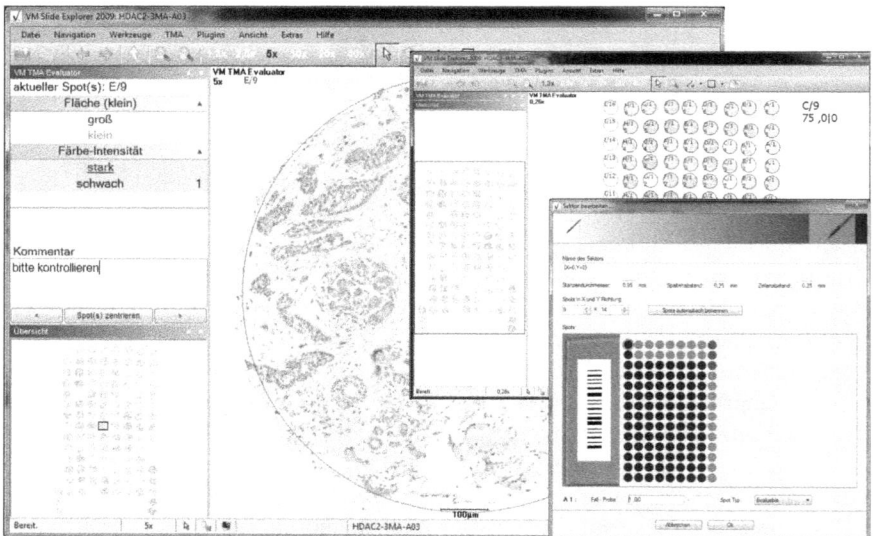

Abb. 3:   Tissue-Microarray-Auswertung am Virtuellen Mikroskop

Bei solchen TMA-Schnitten wie auch in der Routine-Histologie steigt zudem die Bedeutung von Immunmarkern. Mit solchen Markern gelingt es, bestimmte Bereiche von Tumorzellen im Präparat farblich hervorzuheben. Für die Diagnostik

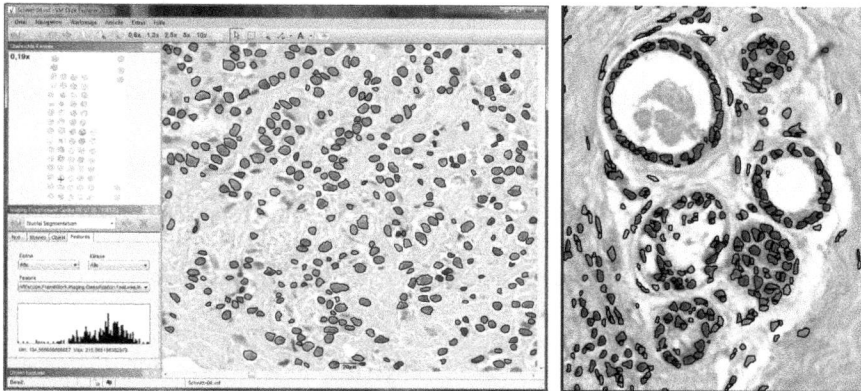

Abb. 4:   Automatische Zellkernsegmentierung

und Forschung steht der Pathologe dabei vor der Aufgabe, diese gefärbten Zellen zu detektieren und zu quantifizieren. Dies ist eine Aufgabe, die mit Mitteln der Bildverarbeitung hervorragend gelöst werden kann. Grundlage dafür ist auch wieder die Digitalisierung der Präparate zu Virtuellen Schnitten (Abbildung 4). In diesen können dann Software-Werkzeuge automatisch solche immunmarkierten Zellen detektieren und auswerten.

4.1   Abfragesprache für Virtuelle Schnitte

Am spannendsten wird sicher die Entwicklung in der klinischen Pathologie verlaufen. Die Speicheranforderungen der Virtuellen Mikroskopie liegen durchaus einen Faktor höher (siehe Tabelle 1) als man es aus der Radiologie mit CT, PET und MRT gewöhnt ist. Während dort das sogenannte „Vorhängen" – das Überspielen der zu diagnostizierenden Aufnahmen auf die Workstation – Standard ist, war dies bei der gewaltigen Bildgröße Virtueller Schnitte kein gangbarer Weg, der in Betracht kam. Die in der digitalen Pathologie eingeführten Streaming-Verfahren finden auch zunehmend in der Radiologie Anwendung.

Tabelle 1:   Speicherbedarf für Virtuelle Schnitte in Terabyte

Fälle/Tag	Schnitte/Tag	TB/Woche	TB/Monat	TB/Jahr
10	50	0,10	0,40	4,76
50	250	0,50	1,98	23,78
100	500	0,99	3,96	47,56
200	1.000	1,98	7,93	95,13
300	1.500	2,97	11,89	142,69
400	2.000	3,96	15,85	190,26
500	2.500	4,95	19,82	237,82
600	3.000	5,95	23,78	285,39

Bei der Rechnung wurde mit im Schnitt fünf Objektträgern pro Fall und einem typischen Spektrum von Biopsien und OP-Präparaten gerechnet.

4.2 Ablauf und Nutzung der Virtuellen Mikroskopie in der Routine

Neben der Speicherproblematik ist die nächste größere Herausforderung in der Routinepathologie sicher die Laborintegration. Noch ist die Digitalisierung von Glasobjektträgern und deren Visualisierung weitgehend von konventionellen Workflow abgekoppelt. Will ein pathologisches Institut jedoch langfristig Nutzen, insbesondere Effektivitätssteigerung, mit der Virtuellen Mikroskopie erzielen, wird das nicht ohne Integration der Digitalisierung in den Laborworkflow und der Befundung in das Pathologie Informationssystem ablaufen [15]. Das Slide Scanning muss integraler Bestandteil des Labors sein und von einem Laborsystem überwacht und registriert werden. Und auch die Befundung kann langfristig nicht in einer separaten Software erfolgen, sondern muss ebenfalls Teil des Pathologie-Informationssystem sein und mit diesem kommunizieren (Abbildung 5). Nur dann lassen sich tatsächlich Arbeitsschritte digital unterstützen bzw. automatisieren. Beispiele dafür sind die Fallzuweisung an die Ärzte, die Einbindung von Bildern in den Befundbericht, die Verlinkung mit Vorbefunden, die Einbindung von Bildanalyse-Auswertung und dergleichen mehr.

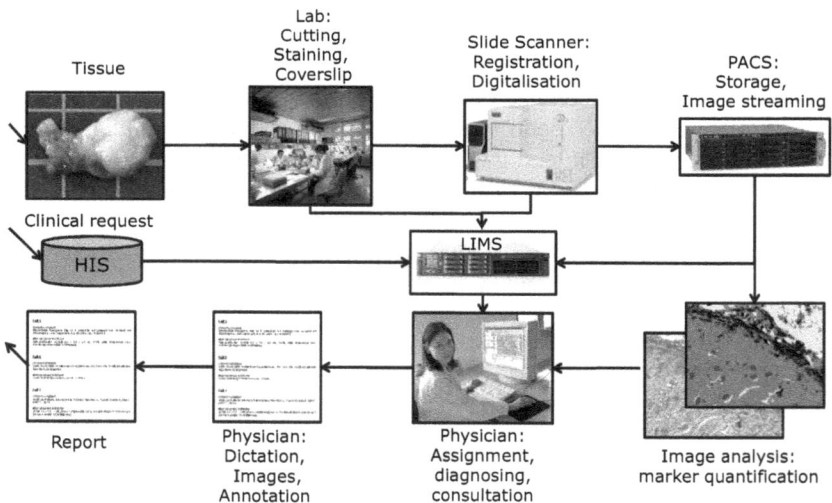

Abb. 5:   Konzept eines vollintegrierten Labor- und Pathologie-Informationssystems

Einige Standards werden bereits in diese Richtung erweitert. Beispielsweise war die Verabschiedung des Supplements 145 der DICOM Workgroup 26 („Whole Slide Microscopic Image") im Jahr 2010 [13] ein wichtiger Schritt in diese Richtung.

5   Zukünftige Entwicklung

Ähnlich wie bei der Einführung der digitalen Methoden in der Radiologie wird sich die virtuelle Mikroskopie zunächst an großen Universitätspathologien etablieren, da hier durch die Verknüpfung von Patientenbetreuung, Forschung und Lehre die größten Effekte entstehen. Gleichzeitig werden die Verfahren der Virtuellen Mikroskopie natürlich auch in der Forschung eine zunehmende Rolle spielen.

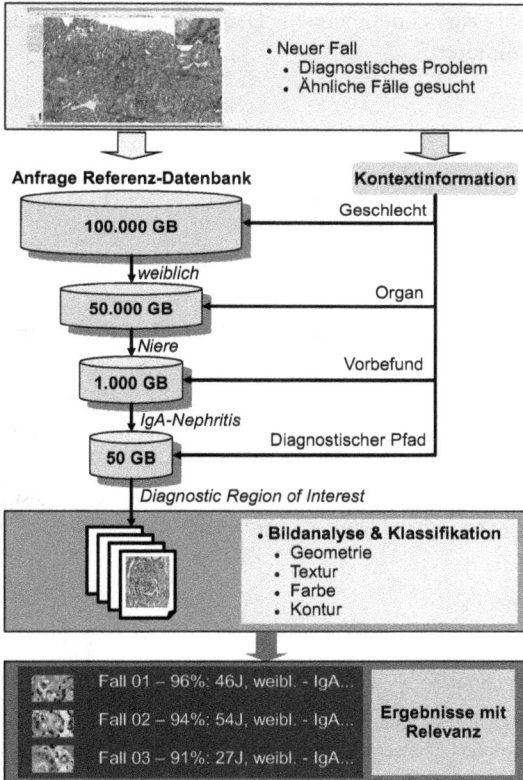

Abb. 6:   Pathologiesuchmaschine

Schon heute finden sich Webseiten, die Pathologen dabei unterstützen, ihre Fähigkeiten zur Lösung schwieriger diagnostischer Fragestellungen zu schulen bzw. um umfangreiche gut dokumentierte Fallarchive zur vergleichenden Diagnostik bereitzustellen. An der Charité in Berlin läuft derzeit ein Verbundprojekt mehrerer Partner zur Entwicklung einer automatischen Suche nach möglichst ähnlichen Referenzfällen. Durch eine vollständige, automatische Vorverarbeitung und Analyse virtueller Schnitte werden dabei im Kern drei Funktionen unterstützt:

- Prädiagnostische Analyse – Erkennung Diagnose relevanter Areale – „diagnostic clues";
- Vermessung und diagnostische Bewertung komplexer Strukturen während der diagnostischen Durchmusterung;
- Vergleich des aktuell untersuchten Präparates mit tausenden von Referenzfällen zur Identifikation ähnlicher Fälle – „Pathologie-Suchmaschine" (Abbildung 6).

Der Übergang zu einer vollständig digitalen Arbeit mit histologischen Schnitten bietet das Potenzial zur Effektivierung und zur Qualitätssicherung der Diagnostik gleichermaßen und wird parallel zur zunehmenden Bedeutung molekularer Techniken die nächsten Jahre dominieren.

Literatur

[1] Systemized Nomenclature of Human and Veterinary Medicine (SNOMED International version 3.4). College of American Pathologists; 1997.

[2] Arbeitspapier zur Telepathologie. Version 2.0. Stand: 08.05.2000; www.bv-pathologie.de.

[3] Hufnagl, P./Schrader, T./Saeger, K./Schlüns, K./Kayser, K./Dietel, M.: Telepathologie. Der Onkologe 9; 2003; S. 29–36.

[4] Saeger, K./Schlüns, K./Hamann, K./Schrader, T./Hufnagl, P.: Digitale Virtuelle Mikroskopie als modernes Kommunikationsmedium in der Pathologie. In: Jäckel, A. (Hrsg.): Telemedizinführer D. 2006, 7. Ausgabe, Minerva, Darmstadt, S. 104–108.

[5] Schrader, T./Hufnagl, P.: Digitale Pathologie – erster Europäischer Scanner Contest. In: Patho. Mitgliedermagazin Bundesverband Dt. Pathologen e.V.; 2010; S. 4–8.

[6] http://www.scanner-contest.charite.de

[7] http://www.kgu.de/zmorph/histopatho/

[8] http://www.mikroskopie-uds.de/

[9] http://www.vpathology.org/iap2/about/

[10] Schrader, T./Hamann, K./Hufnagl, P./Schlake, W./Kempny, G.: T.Konsult Pathologie – Zweite Meinung im Rahmen des Mamma-Screening-Programms. Telemedizinführer 2006, S. 46–48.

[11] http://www.leica-microsystems.com/de/produkte/digitale-pathologie/slide-scanner/details/product/digital-slidebox/

[12] http://www.vmscope.de/produkte-tma-evaluator.html

[13] ftp://medical.nema.org/medical/dicom/final/sup145_ft.pdf

[14] Saeger K./Schmidt, D.: Digital slide training portal. Training slides available on the Internet from the German division of the IAP. Pathologe. 2006 Nov; 27 (6); pp. 477–80.

[15] Wienert, S./Beil, M./Saeger, K./Hufnagl, P./Schrader, T.: Integration and acceleration of virtual microscopy as the key to successful implementation into the routine diagnostic process. 2009 Diagnostic Pathology Band 4.

[A] http://www.webmicroscope.net/gleason/

[B] http://www.virtualpathology.leeds.ac.uk/slidelibrary_advanced.php

[C] http://www.specimen-scout.de

SmartSenior – Intelligente Dienste und Dienstleistungen für Senioren

Michael C. Balasch, Karolina Budych, Jens-Uwe Bußer,
Christine Carius-Düssel, Malte Cornils, Robert Downes,
Mehmet Gövercin, Jan-Peter Jansen, Joern Kiselev,
Martin Kuhlmann, Thomas Reukauf, Marc Schlösser,
Martin Schultz, In-Hee Shin, Astrid Trachterna,
Benjamin Voigt, Kai Winnig

1 Einleitung

In Deutschland steigt der Anteil älterer Menschen an der Gesamtbevölkerung. Umso bedeutender ist es, die Herausforderung zu meistern, den Lebensstandard von Seniorinnen und Senioren in ökonomischer, gesundheitlicher und sozialer Sicht zu sichern. Dabei sind Selbstständigkeit, Mobilität und Sicherheit sowie Gesundheit wichtige Faktoren für die Lebensqualität im Alter. Ziel des Forschungsprojektes SmartSenior ist es, älteren Menschen mit Hilfe von technologischer Innovation ein möglichst langes und selbstbestimmtes Leben in den eigenen vier Wänden zu ermöglichen. Intelligente Lebenswelten sollen sie unterstützen, ihre Lebensqualität aus ökonomischer, gesundheitlicher und sozialer Sicht zu erhalten. Dafür werden neue Technologien entwickelt. Im Projekt SmartSenior haben sich 28 Partner aus Industrie und Wissenschaft zu einem vielfältigen und interdisziplinären Konsortium zusammengeschlossen.[1] In der Unterschiedlichkeit der Zusammensetzung des Konsortiums und seiner Größe liegen die Herausforderung und die Chance für das Projekt, den komplexen und divergierenden Anforderungen des Lebens im Alter gerecht zu werden. Die Arbeit des Konsortiums wird durch das Bundesministerium für Bildung und Forschung (BMBF) im Rahmen der Hightech-Strategie für Deutschland gefördert und unterstützt. Es ist das zurzeit größte BMBF-geförderte Projekt im Bereich Ambient Assisted Living in Deutschland.

---

[1] Detaillierte Projektinformationen: http://www1.smart-senior.de/

Im vorliegenden Beitrag werden die telemedizinischen Dienste sowie die dafür eingesetzten Technologien und Entwicklungen aus dem Projekt SmartSenior zusammengefasst. Zunächst werden die telemedizinische Diensteplattform in ihrer Funktion sowie die angebundenen Hard- und Softwarekomponenten präsentiert. Darauf aufbauend werden die unter Nutzung der Plattform realisierten telemedizinischen Versorgungsszenarien mit ihren Herausforderungen und Zielen dargestellt. Abschließend werden konzeptionelle Rahmenbetrachtungen wie Datenschutz, Abrechnung und Geschäftsmodelle im Überblick vorgestellt.

2   Telemedizinische Diensteplattform

Eine zentrale Entwicklung im Projekt ist die übergreifende telemedizinische Diensteplattform (TDPF). Diese soll die verschiedenen Beteiligten des Gesundheitssystems verbinden. Der Fokus liegt dabei auf der Bereitstellung und Integration einer standardisierten technischen Infrastruktur, über die telemedizinische Dienste angeboten werden können. Hierbei wird auf den Interaktionsebenen zwischen Maschinen und zwischen Mensch und Maschine versucht, ein hohes Maß an Interoperabilität und Dynamik zu erreichen.[2]

Über die TDPF können im Rahmen von SmartSenior die telemedizinischen Versorgungsszenarien abgewickelt werden. Dabei können diese Leistungen durch rund um die Uhr (24 × 7) angebotene Dienste aus einer Servicezentrale (im Projekt ist dies das Telemedizinzentrum Charité) unterstützt werden.

Die zukünftigen Dienste umfassen:

• Annahme und Bearbeitung von Assistenzrufen (manuell oder automatisch ausgelöst);
• Monitoring von Vital- und anderen klinischen Parametern;
• telemedizinische Diagnostik und Therapie;
• telemedizinische Beratung und logistische Hilfe.

Die Herausforderung

Die hohen Anforderungen an die Kommunikation über die TDPF ergeben sich aus folgenden Randbedingungen:

• Annahme von Assistenzrufen muss sofort und rund um die Uhr erfolgen können;
• besondere Schutzbedürftigkeit der Patientendaten;
• Verwendung unterschiedlicher Kommunikationskanäle.

Zudem stellt die heterogene IT-Infrastruktur beteiligter Dienstleister wie Kliniken, MVZ, Pflegedienste und Rettungsdienste eine besondere Herausforderung

---

[2]   Voigt, B./Cornils, M./Pilgermann, S./Schultz, M.: Entwurf und Implementierung einer standardbasierten Telemedizinplattform am Beispiel eines Szenarios im Rahmen des SmartSenior-Projektes, 2010.

dar. Da im Projekt alle medizinischen Dienstleister ihre Dienste über die Plattform laufen lassen, müssen unterschiedlichste Schnittstellen berücksichtigt werden und geeignete Datenformate für den Austausch festgelegt werden. Die Erbringung direkter, interaktiver, telemedizinischer Dienstleistungen über die
Plattform bedingt die Notwendigkeit für Audio-Video-Kommunikation in Echtzeit.

Die Umsetzung

Für den Aufbau der TDPF wurde eine dienstorientierte Softwarearchitektur
(SOA) gewählt, da diese durch Verknüpfung lose gekoppelter, wiederverwendba-
rer Softwarekomponenten selbst komplexe Geschäftsprozesse abbilden. Für die
Kommunikation mit externen Komponenten (z.B. medizinische Geräte, Krankenhausinformationssysteme etc.) wird auf Standards wie beispielsweise dem
Einsatz von IEEE 11073 zur Vitaldatenkommunikation zurückgegriffen. Die
interne Kommunikation zwischen Webdiensten wird durch ein eigenes, generi-
sches XML-Ereignisformat unterstützt, in dem insbesondere für das Gesundheitswesen relevante Kommunikationsstandards transferiert werden können. Die
gewählte Softwarearchitektur sowie die Nutzung von Standards erleichtern die
notwendige Interoperabilität und den modularen Aufbau des Systems.

Im Folgenden werden einzelne Module, die auf der Plattform realisiert werden
oder mit der Plattform kommunizieren, vorgestellt. Hierzu gehören die Med-I-
Box, das Schmerztagebuch und die elektronische Patientenakte. Anschließend
werden die telemedizinischen Versorgungsszenarien, die über die Plattform ab-
gebildet werden, in ihrer aktuellen Umsetzung beschrieben. SmartSenior zeichnet sich auch dadurch aus, dass die Rahmenbedingungen für die Etablierung des
Systems am Markt bereits frühzeitig berücksichtigt und notwendige Anpassungen entwicklungsbegleitend vorgenommen werden. Daher werden abschließend
die aktuellen Ergebnisse zu den Themenkomplexen Informationssicherheit und
Datenschutz, Abrechnung und Geschäftsmodelle vorgestellt.

3 Module

3.1 Med-I-Box und Schmerztagebuch

„Längere Selbstständigkeit von Seniorinnen und Senioren." Unter diesem Leit-
spruch des Forschungsprojektes SmartSenior wurde in Zusammenarbeit mit
unterschiedlichen Institutionen und Unternehmen versucht, eine Geräteschnittstelle
zu entwickeln, die es Anwendern ermöglicht, Geräte aus dem medizinischen Umfeld verschiedenster Hersteller anzubinden und die gewonnenen Informationen
standardisiert weiterzuleiten. Durch die Entwicklung in den medizinischen Bereichen der Informationstechnologie stehen Informationen in steigendem Maße
zu Verfügung. Diese Daten, die im Rahmen von Diagnosen, Befunden, Behandlungen und Untersuchungen erhoben werden, sind aber oft nur lokal in den Geräten abgespeichert und/oder werden kaum statistischen oder verarbeitenden Sys-

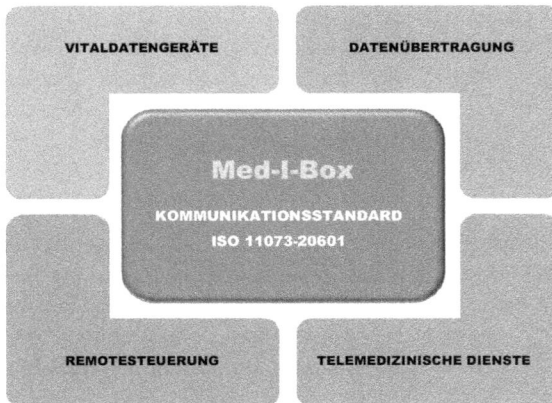

Abb. 1:   Med-I-Box

temen zur Verfügung gestellt. Darüber hinaus sind eine Vielzahl medizinischer
Geräte nicht an zentrale Informationssystem wie Praxis- oder klinische Informationssysteme (KIS) integrierbar. Wichtige Daten gehen nicht oder beschränkt in
Bewertungssysteme ein, obwohl sie wichtige Informationen enthalten. Mit der
im Projekt SmartSenior entwickelten Med-I-Box und der integrierten Schnittstelle ist eine innovative, technologische Infrastruktur für medizinische Dienste
entwickelt worden, die mit anderen Systemen, Geräten und Informationen kom-
binierbar ist und einfach zu installieren ist. Die Med-I-Box der Prisma GmbH
mit dem integrierten Software Development Kit (SDK) ist ein universelles
Schnittstellensystem, das einen standardisierten Datentransfer von medizinischen
Geräten nach ISO 11073 ermöglicht und dabei Protokolle unterschiedlicher pro-
präritärer Geräteanbieter unterstützt. Durch die Anbindung medizinischer Geräte
über kabellose Verbindungen im häuslichen Umfeld an telemedizinische Zentren,
wie im Projekt SmartSenior erforscht, können Behandlungen und Kontrollen der
Anwender auch über große räumliche Distanzen unterstützt werden. Mit der
geschaffenen Schnittstelle werden Protokolle der Datenübertragung via des SDK
unterstützt, in das DIN/ISO 11073 Format umgewandelt und an das jeweilige
angeschlossene TMZ, KIS oder ähnlichem versendet. Abbiidung 1 zeigt eine
schematische Darstellung.

Das Schmerztagebuch der Prisma GmbH ist ein Modul für Smartphones (Win-
dows®-Mobile®) zur ortsunabhängigen, individuellen Medikation von Schmerzpa-
tienten sowie Monitoring für das behandelnde medizinische Personal. Das
Schmerztagebuch ist als Bestanteil verschiedener mobiler Anwendungen im
Rahmen des SmartSenior-Projektes entwickelt worden. Mit der angebundenen
Schmerzakte von Tembit (mdoc) werden Schmerzverläufe dokumentiert, Auslö-
ser schneller erkannt und die Effektivität eingesetzter Medikamente für beide
Seiten in der Behandlungskette dargestellt. Das Schmerztagebuch erlaubt es
Medizinern, schnell und einfach Therapiepläne individuell für den jeweiligen
Patienten anzupassen und dem Patienten diese Informationen mobil zur Verfü-

gung zu stellen. Die GUI des Smartphone-basierten Schmerztagebuchs wurde seniorengerecht entwickelt und ermöglicht damit die einfache Erfassung und nachfolgende Übertragung der Befindlichkeitsdaten zur erstellten Schmerzakte für den behandelnden Arzt. Dabei übernimmt die konzipierte Anwendung die gesamte Verwaltung des Ablaufes von der Erstellung der Fragebögen, über die Aktualisierung der Daten von und auf das Smartphone bis hin zur Sicherstellung der korrekten Datenübertragung. Durch den Einsatz des Schmerztagebuchs auf mobilen Geräten ist dem Patienten eine höhere Mobilität während der Therapie geboten. In Zusammenarbeit bspw. mit mdoc können individuelle Fragebögen vom Arzt zusammengestellt und dem Patienten zur regelmäßigen Beantwortung in der Anwendung zur Verfügung gestellt werden.

3.2   Elektronische Patientenakte mdoc und der Zentrale Pseudonymisierungsdienst

Die Herausforderung

Im Rahmen der telemedizinischen Versorgung älterer und chronisch kranker Menschen gibt es am Markt eine Reihe von Lösungen, die ein Home Care Device verbunden mit einer Software-Lösung zur Speicherung und Auswertung der eingegangenen Daten bieten. Das Problem dabei ist, dass diese Lösungen im Allgemeinen genau ein Gerät und oft auch nur ein Krankheitsbild abdecken.

Im Rahmen von SmartSenior war der Anspruch aber von vornherein, eine Vielzahl von telemedizinischen Geräten und unterschiedliche Krankheitsbilder über eine zentrale Patientenakte zu verwalten. Das erfordert ein System, das in zweifacher Hinsicht generisch ist:

*   Es muss ohne Programmieraufwand weitere telemedizinische Geräte verwalten und deren übertragene Daten verarbeiten können.
*   Es muss indikationsbezogene Daten zu verschiedenen Erkrankungen speichern können. Art und Umfang der zu erfassenden Daten sollen dabei standardisiert sein.

Darüber hinaus erfordert die Zusammenarbeit verschiedener medizinischer und pflegerischer Dienstleister über eine zentrale telemedizinische Plattform eine mandantenfähige Akte, die die umfangreichen Anforderungen des Datenschutzes in diesem höchstsensiblen Bereich vollständig abdeckt.

Die Lösung

Zur Umsetzung dieser Anforderungen hat Tembit die eigene elektronische Patientenakte mdoc, die insbesondere zur Langzeitdokumentation chronischer Erkrankungen entwickelt wurde, um ein telemedizinisches Add-on erweitert. Mit diesem Add-on können in mdoc telemedizinische Geräte angelegt werden. Ebenso werden die von diesen Geräten übertragenen Daten in mdoc spezifiziert, sodass die Akte genau weiß, welche Daten von welchem Gerät übertragen werden sollen. Darüber hinaus kann der Arzt allgemeine oder Patienten-individuelle Schwell-

werte festlegen, die beim Über-/Unterschreiten eine definierte Systemreaktion
einleiten. Ebenfalls kann der Arzt Zeitpläne erstellen, die einerseits von verschiedenen telemedizinischen Anwendungen abgerufen werden können (Schmerztagebuch (s.o.), PD-Assistenz (s.u.)), um diesen Geräten mitzuteilen, wann der
Arzt welche Daten erwartet. Andererseits werden diese Zeitpläne im Rahmen der
Schwellwertüberwachung eingesetzt, um insbesondere ausbleibende oder verspä-
tete Datenübertragungen identifizieren zu können.

Selbstverständlich werden die ermittelten telemedizinischen Daten auch in der
Browser-basierten Oberfläche von mdoc übersichtlich aufbereitet, sodass der Arzt
jederzeit alle aktuellen Daten und Schwellwertverletzungen im Überblick hat.

mdoc verfügt darüber hinaus über die Möglichkeit, dass medizinische spez. diagnostische Parameter, die im Rahmen der Sprechstunde durch den Arzt oder das
Pflegepersonal erhoben werden können (sollen), zur Laufzeit ohne Programmieraufwand hinzugefügt werden können. Dieses Feature dient eigentlich der
standardisierten Datenerhebung im Rahmen von klinischen Studien, konnte hier
aber ebenso für die speziellen Anforderungen eines Telemedizinzentrums (TMZ)
genutzt werden, das indikationsabhängige Parameter unterschiedlichster Erkran-
kungsbilder für seine jeweiligen Mandanten erfasst.

Darüber hinaus wurde mdoc für den geforderten mandantenfähigen Betrieb erweitert: Das neue Benutzerkonzept erlaubt es, mehrere Mandanten unabhängig
voneinander zu verwalten und das vorhandene Rollenkonzept auch zur Laufzeit
zu erweitern. Allerdings können Patientendaten bei Vorliegen der rechtlichen
Voraussetzungen für andere, mitbehandelnde Ärzte freigeschaltet werden, sodass
diese ohne Doppeluntersuchungen auf eine vollständige Krankenakte zugreifen
können. Diese Funktionalität ist gerade für telemedizinische Zentren mit mehreren angeschlossenen Mandanten, aber auch für Praxisnetze sehr wertvoll.

Eine weitere Herausforderung in einem so offenen Konzept wie SmartSenior ist
es, die von verschiedensten Geräten gesendeten Daten zusammenzuführen. Nicht
alle Geräte können einen zentralen, TMZ-weiten Patientenschlüssel speichern,
daher wurde dieser zentrale Schlüssel schnell verworfen. Stattdessen wurde ein
Zentraler Pseudonymisierungsdienst (ZPSD) geschaffen, der Patienten-Identitä-
ten verschiedenen Geräten mit deren eigenem Schlüssel zuordnen kann. Dabei ist
unerheblich, wo der Patient zuerst registriert wird und ob Schlüssel identisch
sind. Ebenso wird bei neu angelegten Patienten gegen den bereits vorhandenen
Datenbestand geprüft, ob der Patient ggf. mit leicht abweichenden Daten schon
erfasst wurde. Durch dieses technisch aufwändige Verfahren verläuft die Übertragung von medizinischen Daten immer pseudonymisiert und SmartSenior setzt
somit eine wichtige Anforderung des Datenschutzes um.

4   Telemedizinische Versorgungsszenarien

4.1   Schlaganfall – Interaktiver Trainer

Nach Angaben des Erlanger Schlaganfallregisters aus den Jahren 1994–1996 liegt die Inzidenz des Schlaganfalls bei 137 Neuerkrankungen auf 100.000 Einwohner.[1] Damit ist der Schlaganfall die häufigste neurologische Erkrankung. Die Häufigkeit der Neuerkrankungen nimmt dabei in den höheren Altersklassen zu, über 50 % der Erkrankungsfälle treten in der Gruppe der über 75-jährigen auf.[2] Entsprechend ist aufgrund der ansteigenden Lebenserwartung älterer Menschen mit einer Zunahme der Schlaganfall-Neuerkrankungen in der Zukunft zu rechnen.[3,4] Insgesamt ist der Schlaganfall die zweithäufigste Todesursache nach den Herzerkrankungen[5] und einer der häufigsten Gründe für die Pflegebedürftigkeit bei Erwachsenen.[6]

Rehabilitation und Therapie sollten nach dem Auftreten eines Schlaganfalls so schnell wie möglich beginnen. Eine früh einsetzende mobilisierende Therapie geht mit einem besseren funktionellen Therapieergebnis einher.[7] Ebenso gibt es Hinweise darauf, dass eine höhere Intensität der Physiotherapie und Logopädie einen positiven Einfluss auf das Behandlungsergebnis hat.[8,9,10] Darüber hinaus ist eine kontinuierliche Therapiefortführung für den Erhalt der Funktion wichtig. In einer Untersuchung von Püllen et al. (1999) wurde der therapeutische Verlauf von älteren Patienten nach einer Schlaganfallrehabilitation über einen Zeitraum von 18 Monaten untersucht.[11] 85 % der dort untersuchten Patienten waren auf fremde Hilfe zur Bewältigung ihres Alltags angewiesen. Der Barthel-Index als Messparameter zur Beurteilung der Bewältigungsfähigkeit von Aktivitäten des täglichen Lebens war zwischen Entlassung und dem Zeitpunkt der Untersuchung im Schnitt von 69 Punkten auf 55 Punkte gesunken. Trotzdem erhielt nur noch die Hälfte der Schlaganfallpatienten Physiotherapie.[12] Entsprechend wichtig ist es, durch regelmäßige Eigenübungen einer funktionellen Verschlechterung vorzubeugen und damit ihre Unabhängigkeit weitestgehend zu erhalten. Für die Patienten ist jedoch ein längerfristiges, unsupervisiertes Üben mit einer hohen Unsicherheit verbunden, die zuvor einstudierten Übungen noch richtig durchzu-

---

[1] Kolominsky-Rabas, P.L./Heuschmann, P.U. 2002.

[2] Ebenda.

[3] RKI: Gesundheit in Deutschland. [Internet] 2009.

[4] Donnan, G.A./Fisher, M./Macleod, M./Davis, S.M. 2008.

[5] Feigin, V.L./Lawes, C.M.M./Bennett, D.A./Anderson, C.S. 2003.

[6] Kolominsky-Rabas, P.L./Heuschmann, P.U. 2002.

[7] Duncan, P.W./Zorowitz, R./Bates, B./Choi, J.Y./Glasberg, J.J./Graham, G.D. 2005, S. 43.

[8] Quinn, T.J./Paolucci, S./Sunnerhagen, K.S./Sivenius, J./Walker, M.F./Toni, D. 2009.

[9] Langhammer, B./Lindmark, B./Stanghelle, J.K. 2007.

[10] Cherney, L.R./Patterson J.P./Raymer, A./Frymark, T. 2008.

[11] Püllen, R./Harlacher, R./Pientka, L./Füsgen, I. 1999.

[12] Ebenda.

führen, darüber hinaus führt der fehlende Kontakt mit Trainern und Therapeuten zu motivationalen Problemen. Eine telemedizinische Betreuung solcher Patienten ist jedoch, trotz des erheblichen Potentials, bislang nicht umgesetzt worden.

Im Rahmen des Projektes SmartSenior wurde ein interaktiver Trainer entwickelt, der Betroffene nach einem Schlaganfall in der eigenverantwortlichen Durchführung von therapeutischen Eigenübungen zur Rehabilitation der Armfunktion unterstützen soll. Er besteht aus einem Computer, der an einen Monitor oder an einen Fernseher angeschlossen werden kann sowie über eine Kombination aus ambienter und körpernaher Sensorik. Die ambiente Sensorik besteht aus dem Kamerasystem „Kinect" sowie einem Mikrophon zu Erkennung von Spracheingaben. Die körpernahe Sensorik besteht aus insgesamt drei miteinander verbundenen Sensoren, die wiederum aus einem dreiaxialen Accelerometer, einem Magnetometer und einem dreiaxialen Gyroskop bestehen. Sie ist in ein modular aufgebautes Orthesensystem integriert, welches durch eine Bewegungsunterstützung des Ellenbogengelenks und eine Stabilisierung des Schultergelenks zu einer Verbesserung der Armmotorik beiträgt.

Alle mit Hilfe der kombinierten Sensorik erhobenen Daten dienen der Erfassung von Bewegungen des Nutzers während der durchgeführten therapeutischen Übungen. Über eine Echtzeit-Analyse aller eingehenden Daten werden die Bewegungen des Nutzers grafisch dargestellt, gleichzeitig können über einen Soll-Ist-Abgleich die Bewegungen in den definierten Übungen als „Richtig" oder „Falsch" erkannt werden. Der Übende erhält ein grafisches Feedback über Abweichungen von der korrekten Bewegungsdurchführung, zusätzlich wird dieses visuelle Feedback durch eine Sprachschnittstelle als akustisches Feedback ergänzt. Die Übungen finden in einer motivational gestalteten virtuellen Übungsumgebung statt, ein Bewertungssystem soll die Übungsmotivation zusätzlich steigern. Schließlich kann der Nutzer durch erbrachte Leistungen neue, spielerisch gestaltete Übungsumgebungen „freischalten", um eine lang anhaltende Übungsmotivation des Nutzers sicherzustellen.

Die aggregierten Bewegungsdaten werden über eine gesicherte Datenverbindung an einen betreuenden Physiotherapeuten weitergeleitet. Dieser kann die Daten in einem eigenen Programm beurteilen und nach Bedarf die Übungsauswahl und -intensität anpassen. Die angepassten Übungsparameter werden anschließend automatisch auf das Gerät des Patienten übertragen und dieser wird vor Beginn seiner nächsten Übungseinheit über diese Änderungen informiert. Darüber hinaus steht dem Therapeuten und dem Patienten über die TDPF eine AV-Kommunikation zur Besprechung auftretender Probleme zur Verfügung.

4.2   Telemedizinisch assistierte Peritonealdialyse

Die TAPD (telemedizinisch assistierte Peritonealdialyse)-Sprechstunde ist eine technische Erweiterung für den bereits bestehenden und praktizierenden medizinischen Dienst der Peritonealdialyse, der die herkömmliche ambulante Betreuung von Peritonealdialysepatienten mit Hilfe telemedizinischer Infrastruktur optimieren soll.

Zur Durchführung von APD (automatische Peritonealdialyse) wird ein sogenannter Cycler benötigt. Dies ist ein Peritonealdialysegerät. Des Weiteren wird ein Peritonealdialysepatient mit weiteren medizinischen Geräten ausgestattet, die zur sicheren Behandlung erforderlichen Daten (sogenannte Vitaldaten) liefern sollen, z.B. Waage, Blutdruckmessgerät, Blutzuckermessgerät etc. Bislang werden Vitaldaten und Cyclerdaten in Form von handschriftlichen Dokumentationen bzw. gespeichert auf einer Cycler-Chipkarte vom PD-Patienten zum Nephrologen zur PD-Sprechstunde mitgebracht, die in der Regel alle 4–6 Wochen ambulant stattfindet.

Ein Nachteil dieser konventionellen PD-Sprechstunde ist, dass relevante Veränderungen der Vital- und Cyclerdaten erst bei der Sprechstunde erkannt und die notwendigen therapeutischen Konsequenzen verzögert gezogen werden.

Die PD-Sprechstunde im Rahmen der TAPD soll mit Hilfe der zur TDPF übertragenen Daten helfen, relevante Veränderungen der Vital- und Cyclerdaten früher zu erkennen und die Granularität der Daten zu erhöhen, sodass der Nephrologe täglich – statt nur alle 4–6 Wochen – auf Daten zurückgreifen kann.

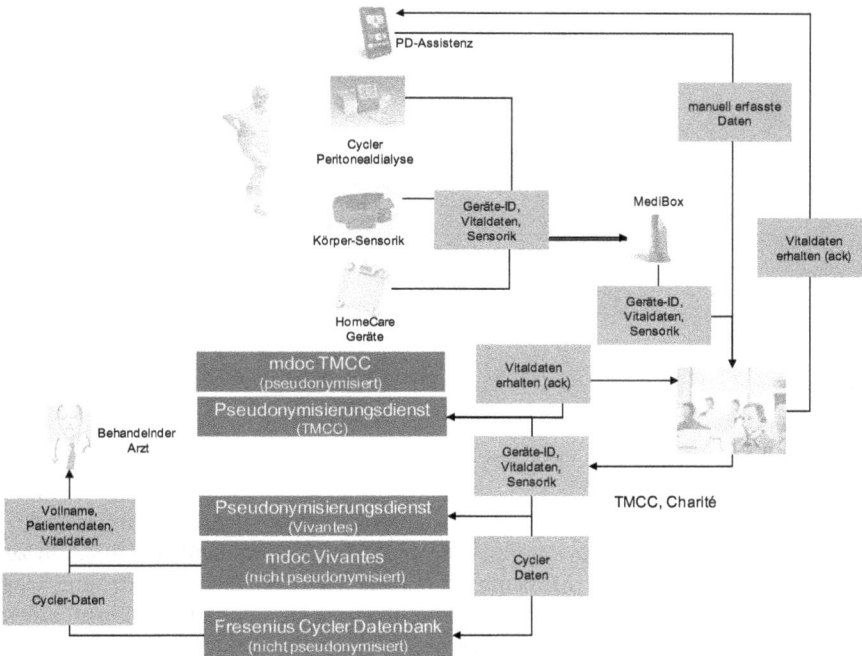

Abb. 2:   Systemkomponenten der PD-Sprechstunde und Datenfluss im Überblick

Im Rahmen von SmartSenior wird zunächst nur die unilaterale Datenübertragung vom PD-Senior zum Nephrologen realisiert. Das Feedback wird zunächst „nur" als Telefonat abgewickelt. In nachfolgenden Projekten soll die Technik soweit verfeinert werden, sodass auch bilaterale Datenübertragung möglich ist. Alle Komponenten der PD-Sprechstunde sowie die Kommunikationswege sind in Abbildung 2 dargestellt.

4.3   Mobiles telemedizinisches Monitoring

Mobiles Telemonitoring bedeutet für Senioren mit chronischen gesundheitlichen Einschränkungen einen Zugewinn an Mobilität und Bewegungsfreiheit. Es wird dem Senior möglich, sein Zuhause zu verlassen und trotzdem weiter das beruhigende Gefühl einer ständigen Überprüfung seines Gesundheitszustandes zu haben.

Zur mobilen Überwachung der Vitalfunktion des Herzens wurde von der GE-TEMED AG ein transportables Modul entwickelt, das die Herzfrequenz und das Elektrokardiogramm (EKG) des Trägers aufzeichnet und voranalysiert. Für jeden Senior werden dabei individuelle Grenzwerte festgestellt, bei denen eine Alarmierung stattfinden soll. Ein Funktionsmuster ist in Abbildung 3 dargestellt.

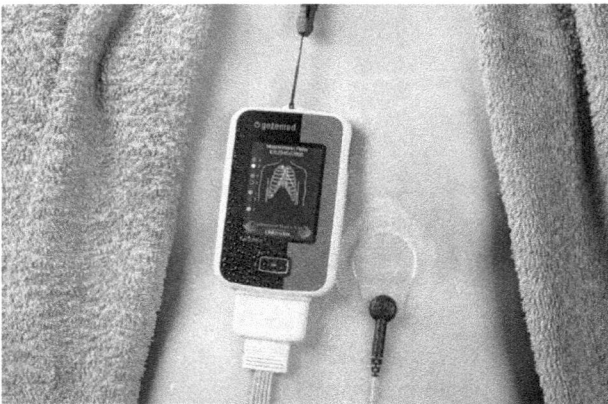

Abb. 3:   Funktionsmuster der Vitalfunktionsüberwachungselektronik

Um die Akzeptanz der kontinuierlichen Aufzeichnung von EKG und Herzfrequenz zu erhöhen, ist es notwendig, die Anwendung so bequem wie möglich zu gestalten. Für die korrekte Messung des EKGs und der Herzfrequenz sind vier Elektroden erforderlich. Hierfür wurde ein Bekleidungsstück in Form eines Leibchens entwickelt, an dem die Elektroden bereits befestigt sind. Dieses Leibchen sorgt dafür, dass die zur Messung von EKG und Herzschlag notwendigen Elektroden immer an der anatomisch richtigen Körperstelle anliegen. Der Senior muss dann lediglich eine Kabelverbindung zwischen der Elektronikbox und dem Leibchen herstellen, um die Aufzeichnung zu beginnen. Die Datenweiterleitung erfolgt über eine automatische Funkverbindung zu einem Smartphone.

Das Smartphone bildet das mobile Endgerät für die Interaktion mit dem Anwender. Sollte durch die medizinische Elektronik eine Unregelmäßigkeit, wie z.B. Herzrasen, eine sogenannte Tachykardie, festgestellt werden, so wird am Smartphone ein Alarm ausgelöst. Der Alarm erfolgt dabei sowohl lokal am Smartphone als auch auf der TPDF, die die ankommenden Alarme dem zuständigen Telemediziner weiterleitet, der gegebenenfalls die lokale Rettungskette aktiviert. Das mobile Endgerät gibt bei einem Alarm auch den Standort des Seniors mit an die Alarmzentrale weiter, sodass Helfer direkt an den aktuellen Aufenthaltsort des Patienten geschickt werden können. Durch die unmittelbare Meldung des medizinischen Notfalls in Verbindung mit dem Wissen über die genaue Position des Seniors kann die Zeit bis zur Hilfeleistung durch Fachkräfte minimiert werden und so negative gesundheitliche Folgen für den Senior minimiert werden.

4.4   Telemedizinische Schmerzversorgung

Chronischer Rückenschmerz ist ein erhebliches Problem: Jährlich werden in Deutschland ca. 60.000 Patienten allein wegen „Bandscheibenvorfällen" operiert. Nach neuesten Erkenntnissen ist die größte Zahl dieser Eingriffe überflüssig. Patienten mit chronischen Schmerzen können mit einem implantierbaren Medikamentenpumpensystem betreut und versorgt werden.

Die Implantation des Katheters mit einem Port erfolgt in einem ambulanten Zentrum. Anschließend erhalten die Patienten zur Titration und Erfolgsmessung eine externe Pumpe und werden in das häusliche Umfeld entlassen.

Nach Zustimmung der Expertengruppe wird die Implantation der Schmerzpumpe im ambulanten OP-Zentrum organisiert und durchgeführt. Abbildung 4 zeigt eine Schmerzpumpe. Der Patient wird mit einer ambulanten externen Pumpe versehen nach ausgiebiger Belehrung und Unterweisung (auch einer Bezugsperson) nach Hause entlassen.

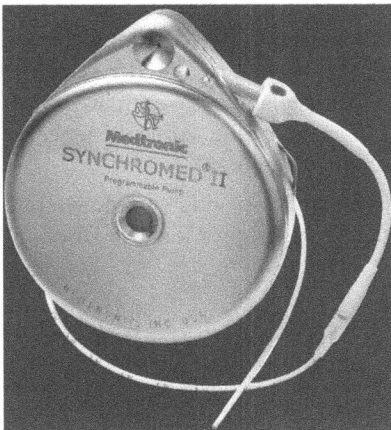

Abb. 4:   Schmerzpumpe

Das Mobiltelefon übernimmt die Zusatzfunktionen eines kleinen ambulanten Gesundheitszentrums des Patienten. Regelmäßig werden vom Patienten Daten erfragt, wie z.b. die Gabe einer zusätzlichen Dosis (dies kann durch eine einfache Eingabe parallel zur Eingabe an der externen Pumpe realisiert werden).

Nun beginnt die Titrationsphase. Der Patient erhöht nach einem vorgegebenen Schema die Dosierung. Er gibt die entsprechenden Veränderungen laufend in das Smartphone ein. Zusätzlich werden vom Smartphone in definierten Abständen Eingaben abgefordert, die den Zustand des Patienten beschreiben.

Über das Smartphone ist ein Unterwiesener mit medizinischem Sachverstand für den Patienten ständig erreichbar. Die Daten der Pumpe gibt der Arzt selbst in eine zentrale Patientenakte ein. Anzahl und Zeit der Boligaben sind für die Therapie wichtige Informationen. Sie werden vom Patienten mit ins Tagebuch eingegeben und ebenfalls in die Patientenakte übertragen (die Information, Patient hat sich 3-mal in der Woche einen Bolus gegeben oder 3-mal am Tag, ist ein erheblicher Unterschied – wichtige Info in der Therapie).

Auch die Zeit der Bolusgaben in Bezug auf die anderen Daten werden der Einstellung der Therapie dienen – zeitlich synchron erhobene Daten durch die Software, wie Bolusgabe, Vitaldaten, Schmerztagebuch, sind eine sinnvolle Therapieunterstützung. Zusätzlich werden vom Smartphone in definierten Abständen Eingaben abgefordert, die den Zustand des Patienten beschreiben.

Die Umsetzung von Therapieanweisungen erfolgt unmittelbar und ebenfalls über die Nutzung des Mobilfunknetzes, woran der Patient aktiv beteiligt ist. Weiterhin sollen weitere Informationen (ausgewählte Monitoringdaten oder Therapiedaten) über die TDPF mobil an den Arzt gesandt werden. Erfolgt innerhalb eines festgelegten Zeitfensters keine Meldung des Patienten, wird der Therapeut automatisch alarmiert, der sofort eine Kontaktaufnahme zum Patienten einleitet. Dies kann zur Entsendung eines Rettungswagens/KTW führen.

Es erfolgte die Entwicklung eines Behandlungspfades „Schmerzpumpe" im Schmerzzentrum Berlin. Die Software von ClinPath wurde in den Behandlungsalltag integriert. Hier wird nun die Gruppe der Patienten mit bereits implantierten Schmerzpumpen konsequent geführt. Dies dient dem Training und der Nachjustierung des Systems in realer Umgebung. In der geplanten SmartSenior-Feldstudie werden 20 Patienten in zwei Behandlungsarmen die vorhandenen Prozesse, Materialien und Installationen validieren und evaluieren.

Es entsteht ein Szenario für eine telemedizinische Überwachung von vitalen und anderen Parametern (z.B. der Patientenzufriedenheit), welches für eine Überführung in die bundesweite Praxis geeignet ist.

5   Informationssicherheit und Datenschutz

Zur Erbringung telemedizinischer Leistungen ist es unumgänglich, dass umfangreiche personenbezogene Daten erfasst, verarbeitet und gespeichert werden: Neben den Stammdaten des Patienten (Name, Adresse, Telefon etc.) werden eventuell Kontaktdaten nahestehender Personen (Verwandte, Nachbarn) zur Benachrichtigung im Notfall benötigt. Zur Kommunikation zwischen Telemedizinzentrum (TMZ) und Patient werden Sprach- und Bilddaten übertragen. Medizinische Daten wie die medizinische Vorgeschichte des Patienten (Anamnese), daraus resultierende Diagnosen oder aktuell durchgeführte Therapien werden im TMZ verarbeitet und gespeichert. Vitaldaten des Patienten können regelmäßig erfasst und an das TMZ kommuniziert werden. Auch Daten zur Abrechnung der telemedizinisch erbrachten Leistungen gegenüber Kostenträgern müssen im TMZ erfasst und bearbeitet werden. Insbesondere die medizinischen Daten gehören zum Kernbereich der menschlichen Privatsphäre und sind gemäß der EU-Richtlinie zum Schutz personenbezogener Daten[13] sowie dem deutschen Bundesdatenschutzgesetz[14] als besonders sensibel zu betrachten. Telemedizinische Lösungen müssen daher im Umgang mit personenbezogenen Daten die Informationssicherheit und den Schutz dieser Daten in besonderer Weise gewährleisten, um zum Markt zugelassen werden zu können. Der verantwortungsbewusste Umgang mit personenbezogenen Daten ist außerdem von großer Bedeutung für die Akzeptanz einer telemedizinischen Lösung.

Die besonderen Herausforderungen im Bereich Datenschutz und Informationssicherheit an Telemedizinzentren wurden im Rahmen des Projektes SmartSenior untersucht. Der Schutz personenbezogener Daten in Deutschland ist geregelt durch das Bundesdatenschutzgesetz für Bundesbehörden und private Institutionen sowie durch die entsprechenden Landesdatenschutzgesetze der Bundesländer (z.B. Berliner Datenschutzgesetz BlnDSG[15]) für Landesbehörden und öffentliche Institutionen. Zusätzlich müssen spezifische Gesetze wie z.B. Landeskrankenhausgesetze[16] oder Gesetze zum Rettungsdienstwesen[17] beachtet werden. Darüber hinaus legen ständische Organisationen wie Landesärztekammern zusätzliche Datenschutzanforderungen wie die ärztliche Schweigepflicht in Berufsordnungen[18] fest. Die unbefugte Weitergabe fremder „Geheimnisse" wird im Strafgesetzbuch[19] unter Strafe gestellt. Aus diesen Vorschriften wurden im Rahmen Projektes über 30 Sicherheitsanforderungen zur Durchsetzung des Schutzes personenbezogener Daten in einem TMZ abgeleitet.

---

[13]   Richtlinie 95/46/EG des Europäischen Parlaments und des Rates vom 24. Oktober 1995.
[14]   Bundesdatenschutzgesetz (BDSG), 2009.
[15]   Gesetz zum Schutz personenbezogener Daten in der Berliner Verwaltung, 2007.
[16]   Berliner Landeskrankenhausgesetz LKG, März 2001.
[17]   Gesetz über den Rettungsdienst für das Land Berlin (Rettungsdienstgesetz – RDG), 2005.
[18]   Berufsordnung der Landesärztekammer Berlin, 2009.
[19]   Strafgesetzbuch (StGB), 2011.

Im Rahmen einer Bedrohungs- und Risikoanalyse der in SmartSenior geplanten telemedizinischen Diensteplattform wurden anschließend Schutzziele für die TMZ-Dienste und die dafür notwendige Infrastruktur definiert. Als potenzielle Bedrohungen wurden insbesondere Störungen des TMZ-Betriebs, unbefugte Zugriffe auf personenbezogene Daten und deren Offenlegung, Manipulation medizinischer Daten sowie Abrechnungsmanipulationen identifiziert. Diese Bedrohungen bergen schwerwiegende Risiken, denen mit einem dedizierten Sicherheitskonzept begegnet werden muss, um ein konstant hohes Sicherheitsniveau zu erreichen. Die empfohlenen Maßnahmen zur Risiko- und Schadensreduzierung umfassen daher zahlreiche Standardmaßnahmen der Informationssicherheit wie Zutritts-, Zugangs- und Zugriffskontrolle, Authentisierung von Personen und Komponenten mit starken Verfahren wie Zwei-Faktor-Authentisierung (z.B. auf Basis einer Chipkarte und einer geheimen PIN) bzw. Verwendung von digitalen X.509-Zertifikaten, Verschlüsselung bei der Übertragung und Speicherung von Daten, digitale Signaturen zum Nachweis der Authentizität von Daten, Verwendung erprobter Algorithmen und geeigneter Schlüssellängen in kryptographischen Verfahren, Härtung von Software- und Hardwarekomponenten, Verwendung von Viren- und Malwareschutzsoftware, Separierung von Teilnetzwerken durch Firewalls, redundante Serverinstallation, regelmäßige Backups usw. Hinzu kommen weitere Maßnahmen speziell für den Schutz personenbezogener Daten: Dies sind einerseits organisatorische Maßnahmen wie eine umfassende Belehrung der TMZ-Mitarbeiter bzgl. Datenschutzvorschriften und einzuhaltender Sicherheitsrichtlinien, die verständliche Information der Patienten bzgl. des Umgangs mit ihren Daten, das Einholen einer qualifizierten Einverständniserklärung, das Bereitstellen eines Zugangs des Patienten zu seinen Daten sowie die Einrichtung einer Kontaktstelle für Datenschutzaspekte; andererseits auch technische Maßnahmen wie beispielsweise die deutliche Kenntlichmachung von Sensoren (insbesondere Kameras und Mikrophonen) sowie ihrer Aktivität zum Schutz vor heimlicher Datenerfassung, Möglichkeiten zur einfachen und zuverlässigen Abschaltung der Sensoren durch den Patienten, die Einschränkung der erfassbaren Parameter auf das benötigte, vorher festgelegte Maß, die Pseudonymisierung personenbezogener Daten, eine geeignete Organisation der Datenbank zur Separierung der Daten nach Patient und Verwendungszweck, die Aufzeichnung von Datenzugriffen zum Nachweis des korrekten Betriebs und schließlich die zuverlässige Archivierung der Daten bis zum Ablauf der gesetzlichen Aufbewahrungsfrist.

Die Bewertung der verbleibenden Risiken als Abschluss der Bedrohungs- und Risikoanalyse der telemedizinischen Diensteplattform in SmartSenior zeigte schließlich, dass Angriffen realistischer Bedrohungsstufen (z.B. Hacker, kriminelle Organisationen) mit den vorgeschlagenen Sicherheitsmaßnahmen effektiv begegnet werden kann.

6   Abrechnung telemedizinischer Leistungen

Zukünftige Finanzierungs- und Entgeltsysteme im Gesundheitswesen sind vor die Herausforderung gestellt, auf die zunehmende Vernetzung medizinischer Leistungserbringer und die Zusammenführung von medizinischen und nichtmedizinischen, aber gesundheitsbezogenen Leistungen zu reagieren. Im telemedizinischen Umfeld werden beide Anforderungen adressiert: zum einen die Vernetzung von unterschiedlichen Leistungserbringern zu Wertschöpfungsketten, zum anderen durch den zunehmend fließenden Übergang von erstem und zweitem Gesundheitsmarkt.

Die Herausforderung

Im Teilprojekt „Telemedizinische Servicezentrale" werden die Möglichkeiten einer automatisierten und integrierten Abrechnung für eine umfassende Leistungsvergütung konzipiert und entwickelt. Die Herausforderung besteht darin, Abrechnungsmöglichkeiten zu finden, die sowohl die externen vertraglichen Beziehungen einer Diensteplattform berücksichtigen als auch die Berechnung der Vergütung von Teilleistungen der einzelnen Leistungserbringer im Innenverhältnis durchführen. Mit den erfassten Abrechnungsdaten sollen außerdem Wirtschaftlichkeitsnachweise mit Hilfe von Kosten-Nutzen-Analysen der telemedizinischen Leistungen effizient durchführt werden können.

Die Umsetzung

Das Abrechnungssystem wird über die TDPF eine automatisierte Leistungserfassung ermöglichen und über eine konvergente Vergebührung auch komplexe Ertrags- und Vergütungsmodelle unterstützen. Es können somit hybride Leistungsangebote abgerechnet werden, die von Leistungserbringern in unterschiedlichsten Kooperationsmodellen zusammengestellt werden.

Die Clearing-System-Engine (vgl. Abbildung 5) ist der zentrale Teil des Abrechnungssystems. Diese Engine ermöglicht die Durchführung einer großen Anzahl von Transaktionen in Echtzeit. Die Berechnungen einer Transaktion basieren auf einem Hochleistungs-Mapping, welches die hinterlegten Abrechnungsregeln mit den Werten der eingehenden Ereignisse (Tickets) verknüpft. Die Tickets bestehen im Wesentlichen aus der Identifikation des Leistungsempfängers, des Leistungserbringers sowie des durchgeführten Dienstes.

Das Abrechnungssystem fokussiert vor allem auf freivertragliche Geschäftsmodelle, die einen zentralen telemedizinischen Serviceprovider (Managementgesellschaft/Operator) beinhalten, und arbeitet deshalb komplementär zu bestehenden medizinischen Abrechnungssystemen (PVS, KIS).

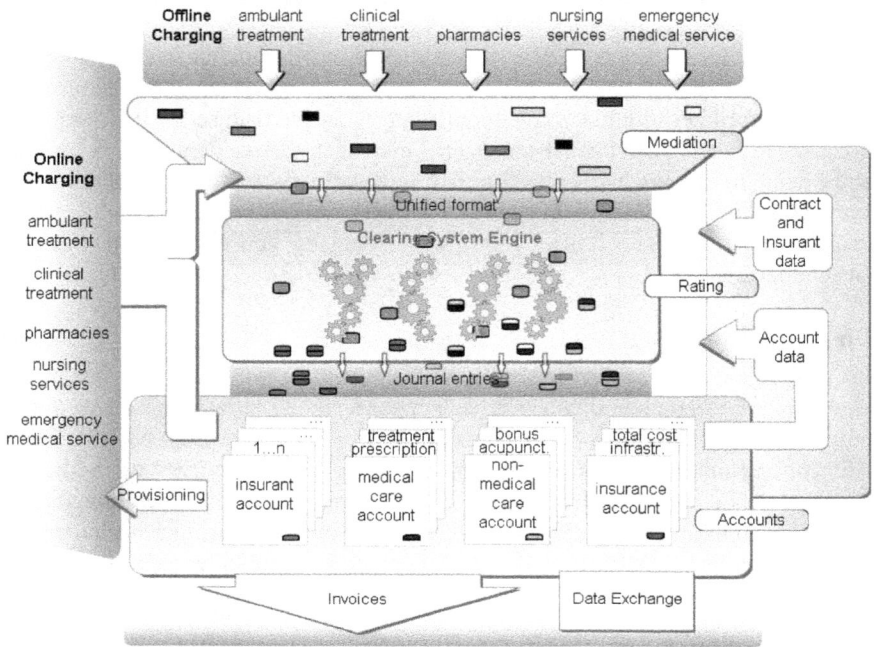

Abb. 5:   Clearing-System-Engine

7   Geschäftsmodelle

Trotz des Potentials, das technischen Assistenzsystemen und der telemedizinischen Betreuung insbesondere angesichts der demographischen Entwicklung
zukommt, werden bislang nur wenige AAL-Konzepte auf dem ersten Gesundheitsmarkt angeboten. Insbesondere hohe Vorlaufinvestitionen – AAL-Leistun-
gen setzen zahlreiche Infrastrukturmaßnahmen im Lebensumfeld der Senioren
voraus – sowie unternehmerische Risiken stellen besondere Herausforderungen
bei der Diffusion von technologiegetriebenen Innovationen im Gesundheitswesen dar.[20] Eine Wohnungsbaugesellschaft (WBG) schafft sich durch das AAL-
Angebot zwar ein Alleinstellungsmerkmal und diesen Wettbewerbsvorteil kann
sie zur Kundengewinnung und auch zur Kundenbindung nutzen. Die Kosten für
die WBG und die Mieter sind jedoch hoch, was eine erfolgreiche Etablierung am
Markt erschwert. Darüber hinaus stellen, insbesondere bei telemedizinischen
Leistungen, die regulativen Vorgaben des deutschen Gesundheitssystems eine
weitere Markteintrittsbarriere dar. So muss zunächst der therapeutische Nutzen
des Telemonitoring nachgewiesen werden, damit diese Dienstleistung fester
Bestandteil der gesundheitlichen Regelversorgung werden kann. Die Bewertung

---

[20]   Becks, T. et al. 2010.

neuer Methoden liegt in der Zuständigkeit des Gemeinsamen Bundesausschuss, der auf Grundlage SGB V und nur auf Antrag darüber entscheidet. Alternativen zu diesem Weg bieten integrierte Versorgungsverträge, besondere ambulante ärztliche Versorgungsverträge, Modellvorhaben oder Disease-Management-Programme sowie das Ausweichen auf den zweiten und dritten Gesundheitsmarkt.[21] Um diese Barrieren zu überwinden und so die Etablierung von innovativen AAL-Lösungen am Markt zu unterstützen, bedarf es ihrer Einbettung in marktfähige Geschäftsmodelle.[22]

Im Projekt SmartSenior widmet sich daher eine Arbeitsgruppe diesem Feld. Ziel dabei ist es, wesentliche Erfolgsfaktoren und Hemmnisse für erfolgreiche Geschäftsmodelle zu erfassen und Möglichkeiten zur Etablierung neuer Dienste und Produkte aus dem AAL-Bereich im Gesundheitsmarkt zu beschreiben. Da bei Angeboten für den Gesundheitsmarkt die Einbeziehung von Krankenkassen in die Formulierung von Geschäftsmodellen von besonderer Bedeutung ist, wurden in SmartSenior mehrfach Experten-Workshops mit Vertretern von Krankenkassen, Herstellern telemedizinischer oder AAL-Produkte sowie Dienstleistungsanbietern durchgeführt, um gemeinsam die Probleme und Lösungsansätze zu diskutieren. Zur strukturierten Beschreibung der Geschäftsmodelle wurde dabei auf die Definitionen nach Bieger et al.[23] sowie Osterwalder et al.[24] zurückgegriffen. Demnach beschreibt ein Geschäftsmodell modellhaft, wie ein Unternehmen Wert generiert, seine Kunden erreicht und den Nutzen monetarisiert.

Im Projekt wurden Geschäftsmodelle für verschiedene SmartSenior-Dienste beschrieben. Ein allgemeines Modell für SmartSenior-Dienste ist in Tabelle 1 in Anlehnung an Osterwalder et al.[25] dargestellt.

Tabelle 1:   Geschäftsmodell-Elemente

Partner	Aktivität	Angebote	Kundenbindung	Kunden
WBG (Koordinator) Telemedizinisches Zentrum Hausarzt IKT-Provider	Haussensorik auswerten Telemonitoring von Vitaldaten Abstimmung mit Hausarzt Betreuung	Sicherheit AAL-Lösung Betreuungsleistung Fürsorge hohe medizinische Versorgungsqualität	persönliche Betreuung automatisierte Erkennung von medizinischen und Haushalts-notfällen	Senioren zu Hause Angehörige Kostenträger

Kosten	Ressourcen	Nutzen für Koordinator	Erträge
Infrastruktur IKT-Plattform Service	IKT-Support medizinisches Wissen	Leerstandsreduktion Alleinstellungsmerkmal langfristige Kundenbindung	Servicepauschale zusätzliche Mieteinnahmen

---

[21]   Hacker, J. et al. 2010.

[22]   Schultz, C. et al. 2010.

[23]   Bieger, T. et al. 2002.

[24]   Osterwalder, A. et al. 2010.

[25]   Ebenda.

Aus der Darstellung wird deutlich, dass ein größeres Netzwerk an Partnern für die Dienstleistung notwendig ist. Um die Komplexität für die Kunden zu reduzieren, ist die Bündelung des Angebots durch einen Partner (Koordinator) notwendig.[26] Diese Funktion kann auch durch andere Partner als WBG übernommen werden. Entscheidend ist der Zugang zum Kunden.

8 Ausblick

Die hier vorgestellten Lösungen zeigen nur einen Ausschnitt der Arbeiten im Projekt. Weiterführende Informationen zu diesen und anderen Forschungsbereichen in SmartSenior werden projektbegleitend auf der Projekthomepage[27] veröffentlicht. Die verbleibende Projektlaufzeit wird vom Konsortium genutzt, um Akzeptanz, Nutzen, Kosten und Nachhaltigkeit aller entstehenden Lösungen unter realitätsnahen Bedingungen im Rahmen von Feldstudien mit Senioren und Dienstleistern zu untersuchen. Hierfür werden 35 Feldtestwohnungen und Living Labs eingerichtet. Die Ergebnisse der Projektarbeit, der Studien sowie wissenschaftliche Publikationen werden auf der Projekthomepage publik gemacht. Wir danken dem BMBF für die Unterstützung.

Literatur

Becks, T./Budych, K./Carius-Düssel, C./Dehm, J./Hahn, C./Helms, T.M./Lee, S.Y./ Pelleter, J./Schultz, C./Schultz, M.: Innovationsarbeit im Telemonitoring zur Überwindung von Barrieren. In: Jakobsen, H./Schallock, B. (Hrsg.): Innovationsstrategien jenseits traditionellen Managements – Beiträge zur Ersten Tagung des Förderschwerpunkts des BMBF, 8.–9. Oktober 2009 Berlin; Fraunhofer Verlag; Stuttgart; 2010.

Berufsordnung der Landesärztekammer Berlin; September 2009; http://www.aerztekammer-berlin.de/10arzt/30_Berufsrecht/06_Gesetze_Verordnungen/ 30_Berufsrecht/331_BerufsO_aktuell.pdf

Berliner Landeskrankenhausgesetz LKG; März 2001; http://www.berlin.de/imperia/md/content/lageso/gesundheit/krankenhausaufsicht/lkg.pdf

Bieger, T./Bickhoff, N./Caspers, R./Knyphausen-Aufseß, D./Reding, R. (Hrsg.): Zukünftige Geschäftsmodelle – Konzepte und Anwendungen in der Netzökonomie. Springer-Verlag, Berlin Heidelberg; 2002.

Bundesdatenschutzgesetz (BDSG); September 2009; http://www.bfdi.bund.de/DE/GesetzeUndRechtsprechung/BDSG/BDSG_node.html

Cherney, L.R./Patterson, J.P./Raymer, A./Frymark, T./Schooling, T.: Evidence-based systematic review: effects of intensity of treatment and constraint-induced language therapy for individuals with stroke-induced aphasia. J. Speech Lang. Hear. Res. 2008 Okt; 51 (5); pp. 1282–1299.

---

[26] Klaus, H. et al. 2011.

[27] http://www1.smart-senior.de/

Donnan, G.A./Fisher, M./Macleod, M./Davis, S.M.: Stroke. The Lancet. 2008 Mai 10; 371 (9624); pp. 1612–1623.

Duncan, P.W./Zorowitz, R./Bates, B./Choi, J.Y./Glasberg, J.J./Graham, G.D. et al.: Management of Adult Stroke Rehabilitation Care: A Clinical Practice Guideline. Stroke. 2005 Sep 1; 36 (9); pp. 100–143.

Feigin, V.L./Lawes, C.M.M./Bennett, D.A./Anderson, C.S.: Stroke epidemiology: a review of population-based studies of incidence, prevalence, and case-fatality in the late 20th century. Lancet Neurol. 2003 Jan; 2 (1); pp. 43–53.

Gesetz über den Rettungsdienst für das Land Berlin (Rettungsdienstgesetz – RDG); März 2005; http://www.berlin.de/imperia/md/content/seninn/abteilungiii/vorschriften/rdg.pdf?start&ts =1269427655&file=rdg.pdf

Gesetz zum Schutz personenbezogener Daten in der Berliner Verwaltung (Berliner Datenschutzgesetz – BlnDSG); November 2007; www.datenschutz-berlin.de/attachments/346/BlnDSG2008.pdf

Hacker, J./Götz, A./Goldhagen, K.: VDE Positionspapier „Innovationsfinanzierung im Gesundheitswesen – Wege zur Erstattung"; Frankfurt 2010; Selbstverlag.

Klaus, H./Galkow-Schneider, M./Gerneth, M./Carius-Düssel, C./Schultz, M.: Geschäftsmodell-Ansätze für AAL-Services im häuslichen Umfeld. 4. Deutscher AAL-Kongress: Demographischer Wandel – Assistenzsysteme aus der Forschung in den Markt. 2011.

Kolominsky-Rabas, P.L./Heuschmann, P.U.: Inzidenz, Ätiologie und Langzeitprognose des Schlaganfalls. Fortschr Neurol Psychiatr. 2002 Dez; 70 (12); S. 657–662.

Langhammer, B./Lindmark, B./Stanghelle, J.K.: Stroke patients and long-term training: is it worthwhile? A randomized comparison of two different training strategies after rehabilitation. Clin Rehabil. 2007 Juni; 21 (6); pp. 495–510.

Schultz, C./Gemünden, H.G./Salomo, S. (Hrsg.): Akzeptanz der Telemedizin. 1. Auflage; Minerva KG; Darmstadt; 2005.

Strafgesetzbuch (StGB). Juni 2011; http://www.gesetze-im-internet.de/stgb/index.html

Osterwalder, A./Pigneur, Y./Clark, T.: Business model generation. A handbook for visionaries, game changers, and challengers. Hoboken, New York: Wiley; 2010.

Projekt SmartSenior; http://www1.smart-senior.de/

Püllen, R./Harlacher, R./Pientka, L./Füsgen, I.: The elderly stroke patient – observations 18 months after the event. Z Gerontol Geriatr. 1999; Okt; 32 (5); pp. 358–363.

Quinn, T.J./Paolucci, S./Sunnerhagen, K.S./Sivenius, J./Walker, M.F./Toni, D. et al.: Evidence-based stroke rehabilitation: an expanded guidance document from the european stroke organisation (ESO) guidelines for management of ischaemic stroke and transient ischaemic attack 2008. J Rehabil Med; 2009 Feb; 41 (2); pp. 99–111.

Richtlinie 95/46/EG des Europäischen Parlaments und des Rates vom 24. Oktober 1995 zum Schutz natürlicher Personen bei der Verarbeitung personenbezogener Daten und zum freien Datenverkehr. http://eur-lex.europa.eu/smartapi/cgi/sga_doc? smartapi! celexapi!prod!CELEXnumdoc&lg=de&numdoc=31995L0046&model=guichett

RKI Gesundheit in Deutschland. [zitiert 2009 Nov. 13]; available from:
http://www.rki.de/cln_100/nn_204568/DE/Content/GBE/Gesundheitsberichterstattung/
GesInDtld/gesundheitsbericht.html

Voigt, B./Cornils, M./Pilgermann, S./Schultz, M.: Entwurf und Implementierung einer
standardbasierten Telemedizinplattform am Beispiel eines Szenarios im Rahmen des
SmartSenior-Projektes. In: 4. Deutscher AAL-Kongress: Demographischer Wandel –
Assistenzsysteme aus der Forschung in den Markt. Berlin, Deutschland 2011.

Telemedizin in der Neurologie – ein Statusbericht aus technologischer Sicht

Gerhard W. Meyer

Die Anwendung von Telemedizin setzt sich in Deutschland schrittweise weiter durch. Die Teleneurologie kann sich dabei zunehmend etablieren, da neurologische Expertise wegen Ärztemangels immer weniger zur Verfügung steht. Das trifft in besonderem Maße für ländliche Regionen und Flächenländer zu. Teleneurologische Systeme und Lösungen eignen sich sehr gut zur Unterstützung der zeitkritischen Diagnostik des akuten Schlaganfalls. Durch Echtzeitkommunikation zwischen Experten und Patienten über große Entfernungen kann die Tätigkeit der Ärzte sehr wirksam unterstützt werden. Teledokumentation und Teleradiologie sind immanenter Bestandteil der teleneurologischen Zusammenarbeit. Teleneurologische Netzwerke können sogar die Lyserate von Stroke Units erreichen, wie erfolgreiche größere Netzwerke auch durch wissenschaftliche Studien belegen. Teleneurologische Anwendungen sind inzwischen neben der klinischen auch in der präklinischen Versorgung sowie in der Rehabilitation angekommen. Die Entwicklung und Integration neuer Technologien ermöglicht neue und weitere Anwendungen der Teleneurologie.

1   Einleitung

In der humanmedizinischen Versorgung nimmt die Neurologie einen der wichtigsten Plätze ein, da das menschliche Leben von Nervenzellen (Neuronen) im Kopf gesteuert wird und Nervenzellen im gesamten menschlichen Körper Rückmeldungen an das menschliche Gehirn geben. Ausfälle oder Einschränkungen dieser Funktionen haben oftmals einen sofortigen und unmittelbaren oder allmählich zunehmenden Einfluss auf die Steuerung der menschlichen Körperfunktionen. Das kann alle wichtigen Funktionen wie die Motorik, die Haptik, das Sehen, das Sprechen, die Atmung und die Nahrungsaufnahme betreffen. Deshalb können plötzlich oder allmählich auftretende neurologische Defizite in ihrer Wirkung das Leben von Menschen extrem verändern und beeinträchtigen oder sogar gefährden, wenn die Symptome nicht rechtzeitig erkannt werden und es dazu keine oder eine zu spät einsetzende Therapie gibt. Zu den neurologischen Erkrankungen gehören z.B. Schlaganfall, Epilepsie und Parkinson.

Der Schlaganfall (Hirnschlag, Hirninfarkt, Insult, Apoplex, Stroke) gehört zu den unerwartet auftretenden Ereignissen, ist weltweit eine der häufigsten Erkrankungen und nimmt in vielen Industrieländern in der Todesursachenstatistik einen vorderen Platz ein. Selbst in Schwellenländern ist der Schlaganfall als plötzliche Erkrankung ein zunehmendes Ereignis. In Deutschland ist der Schlaganfall die dritthäufigste Todesursache und die häufigste Ursache mittlerer und schwerer Behinderungen. Beim ischämischen Schlaganfall tritt schlagartig eine Minderdurchblutung (Ischämie) von Teilen des menschlichen Gehirns ein. Dieses Ereignis wird meistens durch ein Blutgerinnsel (Thrombus) ausgelöst, das den Bluttransport in den Hirnadern zur Versorgung der Nervenzellen mit Sauerstoff und Nährstoffen unterbindet oder erschwert. Da keine anderen Zellen im menschlichen Körper so schnell absterben, wie die Nervenzellen, ist der Kampf um Leben und Gesundheit besonders beim Schlaganfall eine zeitliche Herausforderung. Jede Minute, mit der die Behandlung eines Schlaganfalls nach dem Ereignis eher begonnen werden kann, zählt. Dieser Zeitfaktor entscheidet wesentlich über die spätere Lebensqualität eines Betroffenen. Es kommt allerdings auf die richtige Behandlung an. Der hämorrhagische Schlaganfall tritt mit etwa 10 % der Schlaganfälle in der Häufigkeit geringer auf, ist aber von Beginn an mit einer Einblutung ins Gehirn verbunden. Dadurch kommt es zum Absterben von Hirnzellen und Funktionsstörungen der betroffenen Bereiche. Um Blutungen eindeutig festzustellen, ist eine neuroradiologische Diagnostik zwingend erforderlich.

Jeder Schlaganfallpatient ist zur Behandlung in einer spezialisierten Klinik mit nachgewiesener Expertise am besten aufgehoben. So gibt es in Deutschland eine hohe Dichte an zertifizierten Schlaganfall-Spezialeinheiten, den Stroke Units. Die am meisten und mit großem Erfolg eingesetzte systemische Thrombolyse (kurz Lyse genannt), bei der ein Blutgerinnsel (Thrombus) durch ein zugelassenes Lysemittel aufgelöst wird, ist eine inzwischen weltweit anerkannte Therapie. Sie darf aber nur in einem engen Zeitfenster von 3 bis maximal 4,5 Stunden angewandt werden. Danach ist diese Therapieform wirkungslos, da ein Großteil der betroffenen Nervenzellen bereits abgestorbenen ist. In ungünstigen Fällen kann es durch das verabreichte Lysemittel zu Einblutungen im Gehirn mit Todesfolge kommen. Insofern ist die Therapie immer auch mit Risiken verbunden. Durch die geringere Anzahl von Stroke Units vor allem in ländlichen Regionen verschlechtern sich für mögliche Schlaganfallbetroffene die Chancen, die plötzliche Erkrankung mit einem guten Behandlungsergebnis zu überstehen. Das lässt sich im Wesentlichen auf eine geringere Präsenz von Neurologen zurückführen. Ein zweiter Punkt ist die durch längere Transportwege und Weiterverlegungen von einem zum anderen Krankenhaus verbundene zeitliche Verschiebung des möglichen Lysebeginns.

Für das Ergebnis einer Schlaganfallbehandlung ist der gesamte medizinische Erkennungs- und Therapieprozess dieser Erkrankung mitentscheidend. Das beginnt beim Notruf durch einen Angehörigen oder Bekannten des Betroffenen in einer Rettungsleitstelle, betrifft den zielgerichteten Einsatz eines Rettungsfahrzeuges und setzt sich fort in der möglichst kurzfristig eingeleiteten Diagnostik und Therapie im Krankenhaus. Bei der Abklärung des Notfalls sollten die Symptome eines Schlaganfalls zwingend Beachtung finden. Wenn sich der Verdacht erhärtet, sollte der Transport des Betroffenen nicht in die nächstgelegene Klinik erfolgen, sondern in die nächste Stroke Unit oder Tele-Stroke-Unit. Diese „Weichenstellung" entscheidet wesentlich über die Ergebnisse der Behandlung und die möglichen Folgen der Erkrankung. Auswirkungen haben alle Untersuchungs- und Übergabeprozesse in der behandelnden Klinik, von der Notaufnahme über Laboruntersuchungen und Computertomografie des Gehirns bis zur eigentlichen neurologischen Untersuchung. Im Fokus der gesamten Untersuchung sollte eine klare Diagnose mit sofort anschließendem Therapiebeginn stehen. Bei einer Entscheidung zu einer Thrombolyse müssen allerdings mögliche Gegenindikationen ausgeschlossen werden. Dazu gehören insbesondere Hirnblutungen (hämorrhagischer Schlaganfall). Blutungen lassen sich durch eine Computertomographie (CT) oder Magnetresonanztomographie (MRT) des Kopfes zweifelsfrei feststellen.

Seit vielen Jahren gibt es verschiedenste Überlegungen, Konzepte und praktische Versuche, die Informations- und Kommunikationstechnik für medizinische Anwendungen über größere Distanzen hinweg auch bei neurologischen Erkrankungen einzusetzen. Heute ist festzustellen, dass sich die Telemedizin in der Neurologie (Teleneurologie) vor allem bei der akuten Schlaganfallversorgung durchgesetzt hat.

2   Telemedizin in der Neurologie

Teleneurologische Anwendungen haben sich seit dem Jahr 2000 in vielen Ländern etabliert. In den USA sind schon mehrere Tele-Stroke-Netzwerke sowohl mit regionalem als auch mit überregionalem Bezug aktiv. Deutschland nimmt im internationalen Vergleich eine Vorreiterstellung ein, da teleneurologische Netzwerke inzwischen in vielen Bundesländern arbeiten. Vor allem in Flächenländern mit wenigen Stroke Units haben Tele-Stroke-Netzwerke große Vorteile für die Patientenversorgung. So kann der durch die größeren Entfernungen bis zur nächstgelegenen Stroke Unit entstehende Zeitfaktor durch die Schaffung von Tele-Stroke-Units in relativer Nähe zum Patienten ausgeglichen werden. Außerdem kann vorhandene neurologische Expertise der wenigen Stroke Units in Flächenländern durch den Aufbau und die Nutzung von teleneurologischen Netzwerken den Krankenhäusern der Grund- und Regelversorgung in ländlichen Regionen zur Verfügung gestellt werden. Dieser Weg wurde erfolgreich im größten deutschen telemedizinischen Netzwerk in Bayern beschritten, das unter dem Namen „Telemedizinisches Projekt zur integrierten Schlaganfallversorgung in der Region Süd-Ost-Bayern" (TEMPiS) weltweit bekannt wurde. TEMPiS wurde 2006 nach einer dreijährigen Pilotphase in die Regelversorgung überführt. Auf der Grundlage mehrerer wissenschaftlicher Studien konnte nachgewiesen werden, dass das Outcome der Patienten, die in den Tele-Stroke-Units des Netzwerkes TEMPiS behandelt wurden, wesentlich besser ist als in vergleichbaren Krankenhäusern ohne Tele-Stroke-Unit. Durch eine permanente Qualifizierung und Verbesserung der Behandlungskette wurde erreicht, dass die Lyserate in TEMPiS-Kliniken sogar über der durchschnittlichen Lyserate von deutschen Stroke Units liegt.

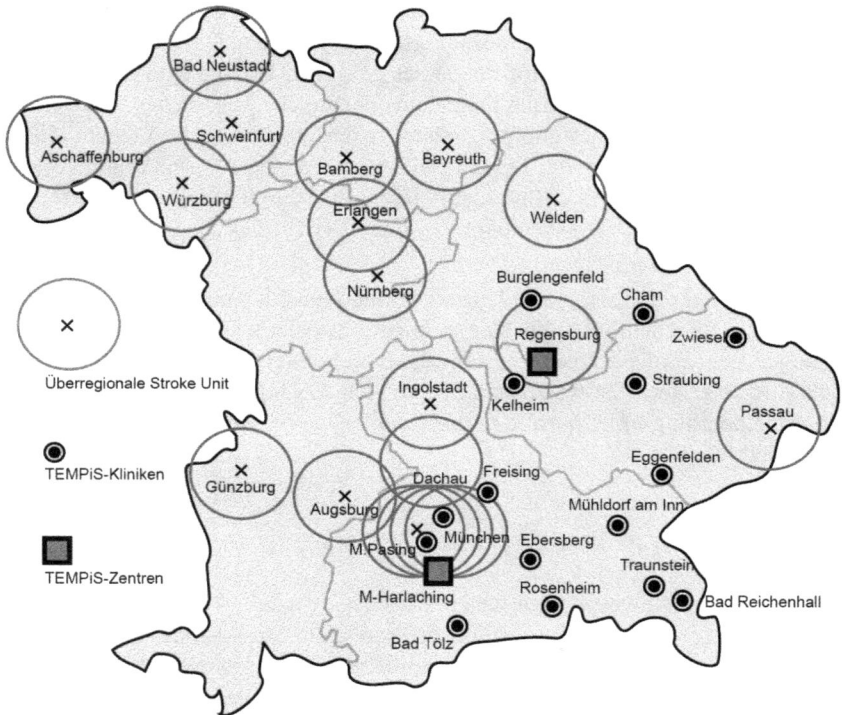

Abb. 1:   Telemedizinisches Schlaganfall-Netzwerk TEMPiS in Bayern

Ein teleneurologisches Netzwerk besteht in der Regel aus mehreren überwiegend in Stroke Units aufgebauten Zentren und verschiedenen peripheren Kliniken, die keine oder nur eine kleine neurologische Abteilung haben. Meistens übernimmt eine Klinik für Innere Medizin, die als Tele-Stroke-Unit ausgerüstet wird, die Behandlung von Patienten mit Schlaganfallverdacht. Es ist notwendig, in den peripheren Kliniken ein qualifiziertes Tele-Stroke-Team aufzubauen, das die hohen Anforderungen von Diagnostik und Therapie einer Stroke Unit erfüllen kann. Die neurologische Begleitung erfolgt vor allem außerhalb der Regeldienstzeit telemedizinisch durch den diensthabenden Akutneurologen der Stroke Unit im Zentrum. Zunächst gibt es immer eine telefonische Verständigung zwischen den beteiligten Kliniken über einen Notfallverdacht. Der Teleneurologe führt die klinische Untersuchung des Patienten durch, begleitet die Behandlung und bewertet die Röntgenbilder. Die diagnostischen Schritte müssen den Schlaganfallverdacht einer neurologischen Untersuchung mittels einer anerkannten Skale (Stroke Score) bestätigen. Diese Bewertung wird auch anhand vorliegender CT- oder MRT-Bilder im DICOM-Format vorgenommen. Hier soll insbesondere eine Hirnblutung ausgeschlossen werden. Die unternommenen Schritte müssen aus Beleg- und Abrechnungsgründen dokumentiert werden. Eine komplexe telemedizinische Gesamtlösung mit integrierter medizinischer Videokommunikation kann diese Aufgaben sehr gut unterstützen.

In Deutschland haben sich verschiedene teleneurologische Netzwerktypen etabliert. Die Palette reicht von sehr großen Netzwerken mit 15 peripheren Kliniken und überwiegend regionalem Bezug bis zu konzernweiten Netzwerken mit mehreren überregionalen Zentren bei gleichzeitig regionalem Bezug, damit eine sofortige Verlegung von Patienten bei Komplikationen erfolgen kann. Es gibt inzwischen eine auch zunehmende Anzahl kleiner teleneurologischer Netzwerke mit einem Zentrum und einer geringen Anzahl von Partnerkliniken. Eine weitere Form ist die Zusammenarbeit zwischen zwei oder drei Kliniken, die sich oft aus bestehenden medizinischen Kooperationen entwickelt und dabei auf die telemedizinische Einbeziehung der Neurologie abzielt. Die seit Anfang 2011 bestehende Möglichkeit, teleneurologische Schlaganfallkonsile zusätzlich zur Fallpauschale abzurechnen, ist für eine Reihe von Kliniken Ansporn, eigene Netzwerke zu bilden oder die hohen qualitativen Anforderungen zur Anerkennung als abrechnungsfähige Klinikleistung zu erfüllen.

3   Präklinische Teleneurologie

Die Motivation zur Verbesserung der präklinischen Versorgung von Schlaganfallpatienten entsteht vor allem aus der Sicht des geringen Zeitfensters von 3 bis 4,5 Stunden vom genauen Zeitpunkt eines Stroke-Ereignisses bis zum Beginn der Lysetherapie. Problematisch ist oftmals, dass sich der Zeitpunkt des Schlaganfalles nicht genau bestimmen lässt. Das kann sich negativ auf das nutzbare Lysefenster auswirken, weil dann der letzte Zeitpunkt ohne Symptome verwendet werden muss. Neben der informatorischen und organisatorischen Verbesserung der gesamten präklinischen Rettungskette erscheint es deshalb als sehr sinnvoll, Patienten mit einem Schlaganfallverdacht zielgerichtet in eine geeignete Klinik zu transportieren, also einer Klinik mit Stroke Unit oder Tele-Stroke-Unit. Dort kann die Ankunft bereits angekündigt werden, um in der Klinik schnellstmöglich mit den Vorbereitungen zu beginnen. Nach Eintreffen des Patienten in der behandelnden Klinik kann dadurch für die klinische Diagnostik sowie für den Therapiebeginn eine große Zeiteinsparung zum Nutzen betroffener Patienten erzielt werden.

In der präklinischen Versorgung von neurologischen Notfallpatienten in Deutschland gibt es einige interessante Entwicklungen. Im Berliner Forschungsprojekt „StrokeNet" wurde im Zusammenwirken mit der Charité – Universitätsmedizin Berlin und der Berliner Feuerwehr vom Technologiepartner MEYTEC GmbH Informationssysteme, im Folgenden MEYTEC genannt, ein Lösungsweg entwickelt, bei dem bei einem Schlaganfallverdacht eine bidirektionale audiovisuelle Kommunikation zwischen einem Akutneurologen in einer Stroke Unit und dem Rettungsteam bzw. Patienten sogar während des Transportes im Rettungsfahrzeug stattfinden kann. EKG-Daten und andere Vitaldaten können bei Bedarf aus dem Rettungsfahrzeug in die Stroke Unit und/oder Zielklinik übertragen werden. Als Übertragungsnetz dient das UMTS-Mobilfunknetz. Mit der geplanten Weiterentwicklung soll zukünftig auch das LTE-Mobilfunknetz genutzt werden, das eine wesentlich größere Bandbreite für die Datenübertragung zur Verfügung stellt. Eine neue Hardware-Plattform auf der Grundlage moderner Embedded-Technologien minimiert den Formfaktor, reduziert die elektrische Leistungsaufnahme, verbessert die Bedienbarkeit und erhöht die Verfügbarkeit und Transportsicherheit der Technik. Eine Einsatzanalyse zeigt, dass die Anwendung dieser Stroke-Telemedizinsysteme in einzelnen Fahrzeugen wenig sinnvoll ist, da die Häufigkeit einer Schlaganfallversorgung nicht häufig genug für den Nachweis der Evidenz dieser Lösung ist. Nur die Ausstattung aller Rettungsfahrzeuge eines Rettungsdienstleisters würde eine relativ hohe Fallzahl von Patienten mit Schlaganfallverdacht sichern. Im Rahmen des Brandenburger Forschungsprojektes „Tele-Diagnostik" wird von MEYTEC ein neues Tele-POCT-System entwickelt, das für ausgewählte klinische Labordaten eine Schnelldiagnostik in einem Rettungsfahrzeug ermöglicht. Dabei werden einige zur Akutbehandlung relevante Parameter analysiert und anschließend an das behandelnde Krankenhaus per Mobilfunk gesendet.

Im Jahre 2003 hatte Prof. Faßbender von der neurologischen Klinik des Universitätsklinikums des Saarlandes das Konzept einer „Mobilen Stroke Unit" veröffentlicht, die den Einsatz eines CT-Gerätes in einem Rettungsfahrzeug vorsah. Die praktische Umsetzung erfolgte 2009 im Rahmen eines geförderten Forschungsprojektes. MEYTEC lieferte hierzu eine teleradiologische Ausstattung, um die im CT-Gerät erzeugten DICOM-Bilder über Mobilfunk an das Universitätsklinikum zu übertragen. Schließlich wurde ebenfalls von MEYTEC eine spezielle Videokommunikationstechnik integriert, die eine Echtzeitverbindung zwischen Patient bzw. Rettungskräften im Rettungsfahrzeug und Ärzten in der Neurologie ermöglicht. Da es sich bei der „Mobilen Stroke Unit" um ein Forschungsprojekt handelt, stehen dort primär die Machbarkeit und das Erreichen eines positiven medizinischen Ergebnisses im Vordergrund. Zusätzlich muss immer ein Rettungswagen den Patiententransport übernehmen.

Mit einer neuen Konzeption, bei der eine Sofortanwendung und nach erfolgreicher Evaluierung eine verkaufsfähige Komplettlösung im Mittelpunkt steht, wurde im Jahre 2010 unter Leitung von Prof. Audebert von der Neurologischen Klinik der Charité – Universitätsmedizin Berlin, Campus Benjamin Franklin, die

Forschung an einer neuartigen präklinischen Schlaganfallversorgung unter dem Namen „Stroke-Einsatz-Mobil" (STEMO) begonnen. Im Mittelpunkt dieses Forschungsprojektes steht die Entwicklung eines Spezialrettungsfahrzeuges, das direkt zum Patienten mit Schlaganfallverdacht fährt. Vor Ort kann bereits im Fahrzeug die Diagnostik durchgeführt und mit der Therapie begonnen werden. Das Projekt wird durch ein Konsortium, bestehend aus der Charité – Universitätsmedizin Berlin und der Berliner Feuerwehr sowie den Unternehmen BRAHMS GmbH und MEYTEC, entwickelt. Es baut auf der Idee auf, in diesem Spezialfahrzeug einen mobilen CT-Scanner zu betreiben und alle anderen für die Behandlung notwendigen Geräte und Systeme vorzuhalten sowie das erforderliche spezialisierte medizinische Personal im Fahrzeug verfügbar zu haben. Damit soll die adäquate Diagnostik und Therapie eines Schlaganfallbetroffenen, vergleichbar mit der einer spezialisierten Klinik, im Rettungswagen möglich werden. Die hier entstehende Lösung ist sehr komplex und zielt auf eine durchgängige, alles umfassende Informations- und Behandlungskette ab. Wesentlicher Bestandteil ist ein spezieller Abfragealgorithmus in der Rettungsleitstelle der Berliner Feuerwehr, der dazu beiträgt, eine möglichst hohe Trefferquote von Schlaganfallverdachtsfällen schon während des Notrufes zu erreichen. Die bisherigen Ergebnisse dieses Verfahrens belegen eine Trefferquote von deutlich über 50 %. Das ist als sehr hoch zu bewerten, da es eine Reihe anderer Erkrankungen gibt, die ähnliche Symptome wie bei einem Schlaganfall aufweisen können.

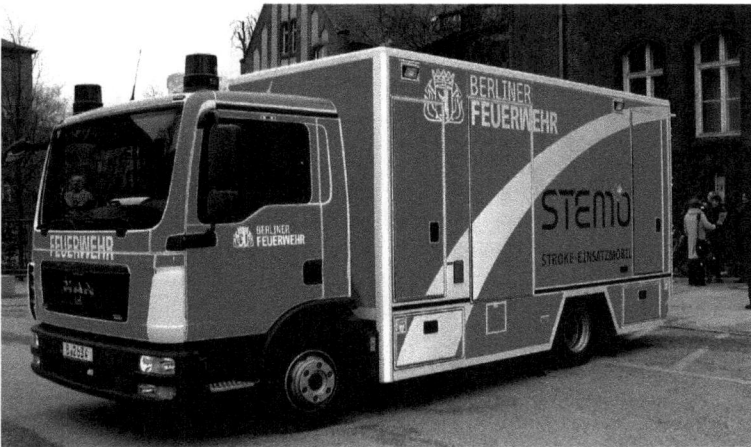

Abb. 2:   Spezialrettungsfahrzeug Stroke-Einsatz-Mobil (STEMO)

Man kann beim Stroke-Einsatz-Mobil schon weitgehend von einer mobilen Schlaganfalleinheit sprechen, wo auf engstem Raum konzentriert Labor-, CT- und klinische Untersuchungen für eine schnelle Diagnose durchgeführt werden. Im Ergebnis der Untersuchung kann die Lyse dann sofort im Rettungsfahrzeug begonnen werden. Der Patient wird anschließend zu einer Stroke Unit transportiert und zur Weiterbehandlung übergeben. Die gesamte STEMO-Lösung wird erst durch die Integration neuester Technologien möglich bzw. wesentlich unterstützt. Dazu gehört insbesondere die Ausstattung des Fahrzeuges als mobile Radiologiestation mit einem mobilen CT-Scanner. Höchste Anforderungen an den Strahlenschutz zur Sicherheit gegenüber den Patienten, den Rettungskräften, aber auch gegenüber Außenstehenden erfordern einen hohen Abschirmungsaufwand des gesamten Aufbaus der Fahrzeugzelle. Die dabei maximal auftretende Röntgenstrahlung darf in Deutschland vorgegebene Grenzwerte nicht überschreiten. Diese Werte sind durch genaue Messungen von neutralen und zugelassenen Strahlenschutzgutachtern nachgewiesen worden. Bei der Lastverteilung der Fahrzeugeinbauten müssen permanent auftretende Kräfte – wie beispielsweise der durch die Bleiverkleidung erheblich schwerer gewordene Koffer – genauso berücksichtigt werden wie spontan auftretende extrem hohe Kräfte bei einem möglichen Unfall. Weiterhin gibt es eine sehr umfangreiche Telemedizinausstattung mit Integration einer Teleradiologie-Lösung nach der Röntgenverordnung für eine umgehende Befundung durch einen Neuroradiologen, eine sofortige Dokumentation der klinischen Untersuchung auf einem webbasierten Server außerhalb des Fahrzeuges in Echtzeit und eine bidirektionale audiovisuelle Kommunikation zwischen Ärzten einer Stroke Unit und dem Betroffenen im STEMO-Fahrzeug. Letzteres könnte für einen weniger erfahrenen Neurologen/ Notarzt auf dem Fahrzeug eine Unterstützung bei schwierigen Fällen darstellen. Beabsichtigt ist, die im Rettungsfahrzeug unter Beachtung aller Datenschutzerfordernisse generierten medizinischen Daten zukünftig an eine weiterbehandelnde Klinik direkt in elektronischer Form zu übertragen. Neben dem vorgesehenen Einsatz des Stroke-Einsatz-Mobils in einer regulären präklinischen Akutversorgung kann STEMO als Forschungsplattform für neue Therapieentwicklungen verwendet werden. Die Infrastruktur mit Schnittstellen zu einer Forschungsdatenbank ist bereits vorbereitet.

Mit dieser neuen praxistauglichen präklinischen Versorgungsform kann bei Beachtung wichtiger Einflussfaktoren ein wesentlicher Fortschritt in der Notfallversorgung erzielt werden. In der bisherigen Anwendung hat sich das STEMO-Konzept als alltagstauglich und zuverlässig erwiesen. Es ist damit eine medizinische Zukunftstechnologie mit guten Erfolgsaussichten für eine breitere Anwendung entstanden. Eine endgültige Bewertung wird aber erst nach Vorliegen der wissenschaftlichen Ergebnisse möglich sein.

4   Klinische Teleneurologie

Deutschland liegt bei der Nutzung der klinischen Telemedizin im weltweiten Vergleich mit an der Spitze. Vor allem die Anwendung klinikweiter flächendeckender telemedizinischer Netzwerke hat sich in vielen Bundesländern etabliert. Hier stehen zwei Hauptanwendungen im Mittelpunkt: die Teleradiologie und die Teleneurologie, die sich in einigen Netzwerken sogar gut ergänzen. Im Fokus der klinischen Teleneurologie steht der akute Schlaganfall.

Einer der ersten Anwender der Teleneurologie in Deutschland war im Jahre 2000 Dr. Wiborg von der Neurologischen Klinik des Bezirkskrankenhauses Günzburg in Bayern. Unter der Federführung dieses Krankenhauses nahm das erste klinische telemedizinische Netzwerk TESS (Telemedizin zur Schlaganfallversorgung in Schwaben) mit insgesamt sechs Krankenhäusern 2001 seine Arbeit auf. Durch die Bereitstellung von Fördermitteln des Freistaates Bayern wurden die Realisierung des Netzwerkes und die Durchführung einer Studie unterstützt. Zum Einsatz kamen im wesentlichen Standard-Videokonferenzgeräte der Firma Sony. Diese wurden zusammen mit TV-Geräten zur Visualisierung auf fahrbaren Unterschränken fixiert und über mehrere ISDN-Verbindungen angeschlossen. Diese Lösung zeigte eine Möglichkeit, Telemedizin in der akuten Schlaganfallversorgung anzuwenden.

Nach umfangreichen Tests mit neuen Technologien wurde das „Telemedizinische Pilotprojekt zur integrierten Schlaganfallversorgung in Südostbayern" (TEMPiS) 2003 in Betrieb genommen. Einige der im TESS-Netzwerk in der Praxis aufgetretenen Probleme wurden analysiert und einer positiven Lösung zugeführt. In der Neurologischen Klinik des Klinikums München-Harlaching unter der Leitung des damaligen TEMPiS-Projektleiters, Dr. Audebert, entschied man sich, das bis dahin bestehende Nebeneinander von Videokommunikation und Computertechnik für ein besseres Arbeiten in einem computergestützten Gesamtsystem zusammenzuführen. In diesem Projekt wurden zwei telemedizinische Zentren in München und in Regensburg geschaffen und mit zwölf peripheren Partnerkliniken und fünf neurochirurgischen Kliniken vernetzt. Im Unterschied zum TESS-Projekt wurde in allen regionalen TEMPiS-Kliniken eine Tele-Stroke-Unit aufgebaut. Der Entscheidung für MEYTEC als Gesamtausstatter des Netzwerkes ging ein gemeinsames einjähriges Entwicklungs- und Testszenario mit der Projektleitung voraus. Dabei wurden verschiedenste Technologien und Lösungen ausgiebig erprobt. Den Zuschlag für die Gesamtausstattung erhielt schließlich MEYTEC im Wettbewerb mit einem Anbieter aus Bayern. In der Erstausstattung aller Telemedizinsysteme kamen vor allem aus Kostengründen Bürocomputer mit zusätzlicher Hard- und Software zum Einsatz. Diese Technik wurde in der Pilotphase ausschließlich stationär eingesetzt. Als Transportmedium wurde bis 2006 das ISDN-Telekommunikationsnetz genutzt. Die Übertragung der Kopf-CT-Bilder von einem regionalen PACS zum Telemedizinsystem eines Zentrums erfolgte mit Hilfe einer ISDN-Verbindung. Durch die Bündelung von ISDN-Kanälen eines Primärmultiplex-Anschlusses wurde die temporäre Bereitstellung einer symmetrischen Bandbreite von ca. 1 MBit/s erreicht. Damit konnte die Übertragung einer CT-Serie in wenigen Minuten abgeschlossen werden. Das ISDN-Netz erwies sich als äußerst stabiles Übertragungsnetz und war zusätzlich gegenüber möglichen äußeren Angriffen durch die direkte Leitungsgebundenheit relativ sicher. Über dieses Kommunikationsnetz wurde auch bei Erfordernis eine medizinische Videokommunikation aufgebaut. Die Dokumentation der telemedizinischen Untersuchung war zur damaligen Zeit allerdings noch sehr einfach gehalten. Nach erfolgreichem Abschluss einer dreijährigen Pilotphase wurde

2006 der Regelbetrieb aufgenommen. Neben dem Freistaat beteiligten sich vor allem Krankenkassen an der Finanzierung der telemedizinischen Leistungen in Form einer Jahrespauschale für jede beteiligte Klinik. Die medizinische Zusammenarbeit wurde im Rahmen eines Kooperationsvertrages geregelt. Die Behandlung der Schlaganfallpatienten blieb in den allermeisten Fällen in der Verantwortung der peripheren Klinik. Da es insbesondere darum ging, eine neurologische Expertise in Krankenhäusern der Grund- und Regelversorgung ohne neurologische Abteilung vorzuhalten, mussten zwingend Schulungen mit den Teams der überwiegend in internistischen Kliniken entstandenen Tele-Stroke-Units durchgeführt werden. Zunehmend gab es aus Kliniken die Forderung eines flexibleren Einsatzes des bisher fest installierten Telemedizinsystems in der Notaufnahme. Neben weiteren geforderten Eigenschaften wurde schließlich zusammen mit den Ärzten eine erste Generation mobiler Telemedizinsysteme VIMED® TELEDOC entwickelt, klinisch getestet und in allen beteiligten Häusern zum Einsatz gebracht. Die wichtigste Neuerung war der Einsatz von hoch belastbaren Computerkomponenten aus dem Industriebereich. Mit der Implementierung dieser Technologie wurden weitere neue Innovationen in das Telemedizinsystem integriert. Aus dem Büroprodukt entstand schließlich ein professionelles Medizinprodukt.

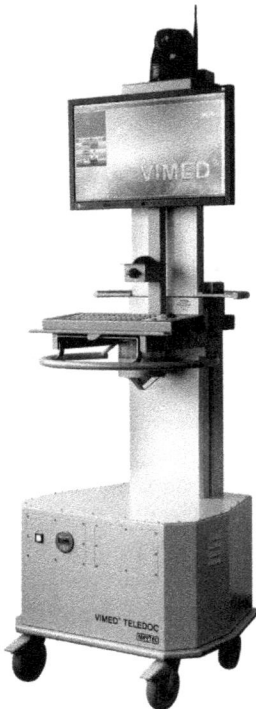

Abb. 3:   VIMED® TELEDOC, Version 2011

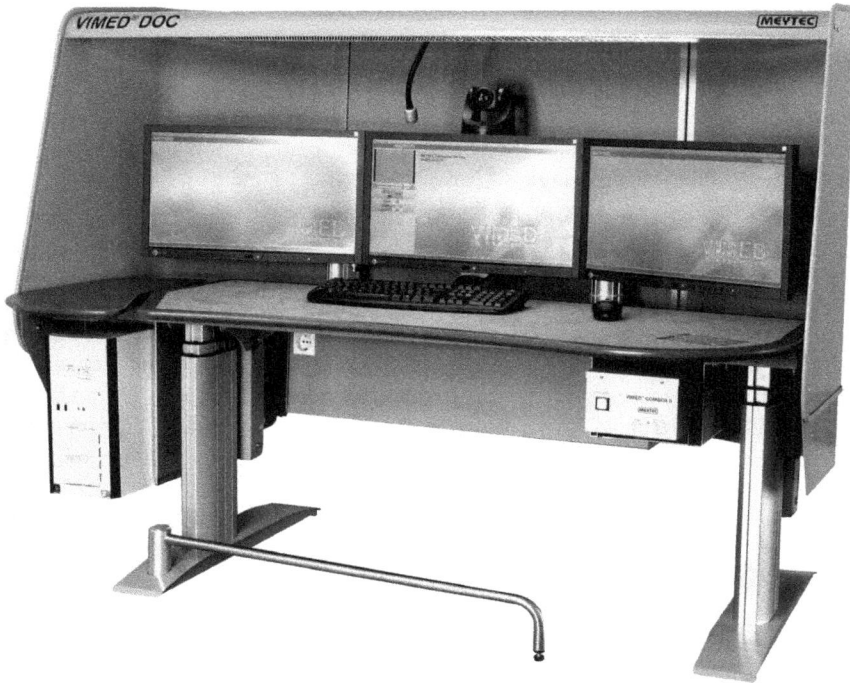

Abb. 4:   VIMED® DOC, Version 2011

Zu den neuen Eigenschaften gehörten jetzt erhöhte Zuverlässigkeit, Dauerbe-triebsfähigkeit, Langlebigkeit, Bedienerfreundlichkeit, hohe Mobilität, Höhen-verstellbarkeit der Kamera- und Monitoreinheit. Das Gesamtdesign wurde von MEYTEC unter Mitwirkung der Akutneurologen um Dr. Audebert entwickelt. Vor der generellen Erneuerung der Telemedizinsysteme im TEMPiS-Netzwerk fand in der Notaufnahme eines der peripheren Krankenhäuser ein klinischer Test über einen Zeitraum von fast einem Jahr statt. Die Ergebnisse des TEMPiS-Netzwerkes wurden in mehreren wissenschaftlichen Studien untersucht und in hochrangigen internationalen Publikationen veröffentlicht. Die aktuellen medizi-nischen Daten und Ergebnisse zeigen eine unverändert häufige Nutzung und weitere Verbesserung des Konzeptes. Die durchschnittliche Anzahl der monatli-chen Konsile hatte im Jahr 2010 die Zahl von fast 300 erreicht. Die TEMPiS-Lyserate lag 2010 mit 13,8 % sogar über der bundesweit durchschnittlichen Ly-serate der Stroke Units von 12 % [1]. Diese sehr guten medizinischen Werte sind primär das Ergebnis der unermüdlichen und qualitativ hochwertigen Arbeit eines Teams, das mit höchstem medizinischen Anspruch und einem hohen Engagement diese Versorgungsform zum Wohle der Patienten ständig mit Leben erfüllt. Die TEMPiS-evaluierten telemedizinischen Systeme der ersten mobilen Generation von MEYTEC sind nunmehr bereits durchschnittlich fünf Jahre in Einsatz.

Das wichtigste Kapital sind die beteiligten Ärzte

Die Anwendung von telemedizinischen Systemen, Lösungen und Diensten ist auch in der Neurologie immer an handelnde Personen gebunden. Im Wesentlichen ist hier von medizinischem Personal auszugehen, dass den Auftrag erhalten hat, telemedizinische Dienstleistungen anzubieten oder zu nutzen. Beim gegenwärtigen Stand der Verbreitung und Anwendung von Teleneurologie in der medizinischen Versorgung sind zwei Wege in der Umsetzung erkennbar. Zum einen gibt es eine Gruppe von Ärzten, die neuen technologischen Entwicklungen sehr positiv gegenübersteht oder sogar selbst mitgestalten möchte. Manchmal besteht dabei auch der Wunsch, neue Systeme oder Lösungen mit dem eigenen Namen zu verbinden. Natürlich muss sich jede neue Lösung erst in der Praxis bewähren und nicht jede neue Idee ist wirklich neu oder sinnvoll. Die kritische Bewertung neuer Mittel und Methoden ist zweifelsfrei weiter wünschenswert. Für den medizintechnischen Fortschritt zum Wohle der Patienten ist es dienlich, wenn gerade erfahrene Ärzte gute Entwicklungen unterstützen. Die in Jahrzehnten gewonnenen medizinischen Kenntnisse und Erfahrungen werden in der Regel auch durch neue telemedizinische Technologien nicht „über Bord geworfen", sondern benötigen diese sogar. Wirklich gute Lösungen setzen sich vor allem durch Evaluierung und Weiterempfehlung durch. Wenn telemedizinische Anwendungen in der Neurologie durch engagierte Ärzte vorangetrieben werden, so hat dieser Weg die besten Chancen, sich zu etablieren.

Zum anderen ist die Vorgabe durch den Geschäftsführer eines Krankenhauses ein Weg zum Einsatz der Teleneurologie. Wenn hier Marketingaspekte oder eine von „oben" verordnete Investition im Vordergrund stehen oder wenn man neue Technologien einfordert, ohne die Ärzte einzubinden, wird sich die neue Technologie nicht wirklich etablieren. Natürlich ist es legitim, mit der Anwendung von Teleneurologie zum Wohle von Patienten auch auf diese neuen Möglichkeiten im Krankenhaus aufmerksam zu machen. Wenn die anwendenden Ärzte aber nicht dahinterstehen, ist der Einsatz von Telemedizin dort wenig aussichtsreich. Fazit ist, dass der interessierte und engagierte Arzt für eine erfolgreiche und nachhaltige Anwendung der Teleneurologie unentbehrlich ist. Er sollte in der jeweiligen Klinik auch maximale Unterstützung von allen bekommen, die zum Erfolg beitragen können.

Zunehmende Bedeutung haben Information und Organisation in der Akutversorgung

Genauso wie in der präklinischen Notfallversorgung des akuten Schlaganfalls stehen alle Partner von telemedizinisch unterstützten klinischen Schlaganfallversorgungsnetzwerken aufgrund des relativ geringen Zeitfensters unter einem hohen Zeitdruck. Auch in der Klinik kommt es auf jede Minute an, die man bis zum Beginn der Therapie gewinnen kann. Deshalb gewinnt die Qualität der gesamten Informationskette von der Verdachtsstellung auf einen Schlaganfall über den Notruf in einer Rettungsleitstelle bis zum Patiententransport in das nächste geeignete Krankenhaus und dessen Vorinformation weiter an Bedeutung. In der

Notaufnahme und in den behandelnden Kliniken sind gut strukturierte und abgestimmte Informations- und Organisationsabläufe unabdingbar.

Medizinische Dokumentation nimmt einen zentralen Stellenwert ein

In der Anfangsphase der Entwicklung telemedizinischer Anwendungen in der Neurologie wurde in vielen Netzwerken und Projekten die Dokumentation der Behandlungsschritte relativ einfach von den jeweiligen Anwendern mit den Bordmitteln von Computern umgesetzt. Mit der Schaffung einer abrechenbaren Prozeduren-Kennziffer beim Schlaganfall entstand allerdings eine neue Situation. Die Abrechnung wurde an eine Reihe von qualitativen Bedingungen gebunden, die zukünftig zwingend einzuhalten sind. Diese Maßnahmen dienen der Qualitätssicherung und deren Einhaltung wird zukünftig noch stärkeren Einfluss auf die Akzeptanz und Abrechnung haben. Dazu gehört auch eine Dokumentation aller medizinischen Schritte bei der Diagnostik und Therapie von neurologisch erkrankten Patienten. Hier hat sich inzwischen die von MEYTEC angebotene Software VIMED® TENEKO als eine führende Dokumentationssoftware in den meisten teleneurologischen Netzwerken etabliert. Der medizinische Teil der Dokumentation ist von dem Neurologen Dr. Kinze vom Unfallkrankenhaus Berlin entwickelt worden, der seine Erfahrungen bei der Anwendung eines teleneurologischen Netzwerkes einbringen konnte. VIMED® TENEKO wird ständig weiterentwickelt und mit neuen Anwendungsmodulen erweitert.

Teleradiologie ist ein Grundbaustein der Telemedizin in der Schlaganfallversorgung

Auch wenn in der publizistischen Wahrnehmung der Teleneurologie meistens von der „Kamera" die Rede ist, ist die Anwendung der Teleradiologie ein Grundbaustein jeder teleneurologischen Lösung in der Schlaganfallversorgung. Unabhängig von der medizinischen und juristischen Verantwortung des einbezogenen Radiologen einer Klinik ist es erforderlich, dass der verantwortliche Neurologe die vorgenommene CT- oder MRT-Serie für die Diagnose schon aus zeitlichen Gründen mitbewertet. Hier ist eine enge Zusammenarbeit zwischen Neurologen und Radiologen zwingend erforderlich. Die bereitgestellten radiologischen Bilddaten basieren fast ausschließlich auf dem DICOM-Standard. Das ermöglicht die Zusammenarbeit von Modalitäten und DICOM-Arbeitsstationen unterschiedlicher Hersteller. Damit können die Bilder problemlos transportiert, dargestellt, bearbeitet und gespeichert werden. Die bisherige Erfahrung mit DICOM-Röntgenbildern verschiedenster Anbieter zeigt, dass dieser Standard gut eingeführt ist und in Einzelfällen nur noch eine geringe Inkompatibilität aufweist. Der in der Teleneurologie notwendige Zugriff der Neurologen auf die DICOM-Bilder wird durch unterschiedliche Technologien erreicht. Neben dem reinen File-Transfer und einem verschlüsselten E-Mail-Versand sind zunehmend webbasierte Lösungen im Einsatz. Der Datentransport erfolgt im Teleneurologie-Netzwerk meistens direkt über die eingesetzten Telemedizinsysteme. Teleradiologie-Lösungen von MEYTEC sind in vielen telemedizinischen Netzwerken seit Jahren

eingeführt und haben sich bewährt. Am weitesten verbreitet ist hierbei die Web-
serverlösung VIMED® WEB-ENTRY. Neben 3D-Rendering mit Thin-Client-
Technologie ergänzen spezielle neurologische Module das Angebot.

Audiovisuelle Anforderungen an Telemedizinsysteme in der Akutversorgung

Bestandteil neurologischer Telemedizinsysteme sind in der Regel Hard- und
Softwarekomponenten der Videokommunikation. Das betrifft insbesondere als
Videokommunikationsplattform einen Codec (Kunstwort aus Coder und Deco-
der), ein Ein- und Ausgabe-Interfaces, ein Audiosystem, einen Monitor und eine
steuerbare PTZ- Videokamera mit Schwenk-, Neige- und Zoomfunktion. Hersteller von Videokonferenzsystemen bieten mobile Systeme mit Hardware-Codecs
an. In den letzten Jahren wurde von diesen Anbietern spektakulär mit HD-
Systemen (High Definition) geworben. Grundsätzlich ist es richtig, dass man mit
einer größeren Auflösung des Videobildes je nach HD-Format mehr Bildinfor-
mationen erhält. Verschwiegen wird allerdings oft, dass auf die Qualität eines
Videobildes eine ausreichende und bei HD erheblich größere Bandbreite des
Übertragungsnetzes sowie weitere Netzwerkeigenschaften Einfluss haben. Beispielhaft soll hier nur die Übertragung einer gesicherten Bildfrequenz pro Se-
kunde genannt werden, um eine hohe Flüssigkeit der Bewegungsdarstellung zu
erreichen. Einen wesentlichen Einfluss auf die Wahrnehmung der Bild- und Ton-
qualität hat die Qualität des gesamten Übertragungsnetzwerkes zwischen zwei
oder mehr Teilnehmern. Insbesondere die zunehmende Nutzung des Internets
stellt dann eine Herausforderung dar, wenn es um Echtzeitkommunikation in
hoher Qualität geht. Ein weiteres Anwendungsszenario ist die gleichzeitige oder
sequenzielle Nutzung unterschiedlichster Übertragungsmedien. Dazu zählen
inzwischen neben dem Internet verschiedenste Festnetze (ISDN, IP usw.) sowie
Mobilfunknetze (GSM, EDGE, UMTS, HSPA, LTE usw.) und weitere Funktech-
nologien (Satellitenverbindungen, WIMAX, WLAN, Bluetooth, Zigbee, ISM
usw.). Die mit der Nutzung dieser unterschiedlichen Übertragungstechnologien
verbundenen technischen Probleme haben teilweise erhebliche Auswirkungen
auf die Übertragungsqualität von Echtzeitkommunikation. Das betrifft vor allem
die Laufzeitverzögerung der Datenpakete (Delay), die Schwankung dieser Laufzeitverzögerung (Jitter) und den Paketverlust von Datenpaketen (Packet loss).
Für alle diese Parameter gibt es Grenzwerte, bei deren Überschreitung sich die
Qualität erheblich verschlechtert. Dabei können z.B. Artefakte auftreten oder
Videobilder einfrieren. Trotz des sich inzwischen international durchgesetzten
Standards der Videocodierung H.264/MPEG-4 AVC werden zur Übertragung
von HD-Videosignalen immer noch relativ große und garantierte bidirektionale
Bandbreiten im Übertragungsnetz benötigt. Das kann in telemedizinischen
Netzwerken ohne Dienstgüte, z.B. ohne garantierte bidirektionale Mindestband-
breite, nicht gesichert werden. Deshalb eignen sich Systeme für eine Videokommunikation in High Definition gegenwärtig primär für telemedizinische Anwendungen mit relativ gleichbleibenden Übertragungswegen, die eine hohe Bandbreite
permanent zur Verfügung stellen.

Sicherheitstechnische Anforderungen an Telemedizinsysteme bei patientennahen Anwendungen

Die sicherheitstechnischen Anforderungen werden von vielen Anbietern insbesondere aus dem Bereich von IKT-Unternehmen oder von Selbst-in-Verkehr-Bringern (z.B. IT-Abteilungen in Kliniken) nicht oder ungenügend beachtet. Hier stellt der Gesetzgeber hohe Anforderungen an die Eigenschaften solcher Systeme. Insbesondere Telemedizinsysteme in patientennahen Umgebungen, die direkt am Patientenbett eingesetzt werden, müssen die Güteeigenschaften einer hohen Elektrosicherheit – spezieller Schutz gegen tödliche oder gesundheitsgefährdende elektrische Ströme im zweifachen Fehlerfall des Systems –, eines hohen Schutzes in der elektromagnetischen Verträglichkeit hinsichtlich Emission und hochfrequenter Bestrahlung von außen sowie hoher mechanischer Sicherheit erfüllen. Diese Eigenschaften müssen messtechnisch durch eine zertifizierte, neutrale Mess- und Prüfinstanz nachgewiesen werden. Insbesondere sind bei Telemedizinsystemen Risikofaktoren schon entwicklungsseitig zu berücksichtigen, die eine hohe Ausfallsicherheit mit möglichen Backup-Szenarien verbinden. Diese Risikobewertung muss zwingend ein Bestandteil patientennaher Systeme sein. Da die Implementierung dieser Forderungen in Telemedizinsysteme mit hohen finanziellen Kosten verbunden ist, scheuen sich viele Anbieter und „Bastler", diese Forderungen umzusetzen. Für eine seriöse Klinik gebietet es sich im Interesse ihrer Patienten, aber auch im eigenen Interesse hinsichtlich der Haftungsfragen, nur auf zertifizierte Telemedizinsysteme zurückzugreifen.

Sicherheitsanforderungen an Telemedizinsysteme für den Datenschutz

Der Datenschutz ist in Deutschland ein hohes Gut. Das sollte auch zukünftig so bleiben. Auch wenn das Interesse einiger Anbieter von weltweit agierenden sozialen Netzwerken in eine Entwicklung mit völliger Transparenz personenbezogener Daten geht, bleibt der Schutz der persönlichen Daten vor fremdem und unbefugtem Zugriff für die meisten Menschen unverzichtbar. Das betrifft in besonderem Maße auf die Gesundheitsdaten eines Menschen zu. Deshalb sind auch die Anforderungen an telemedizinische Netzwerke zur Gewährleistung des Datenschutzes in Deutschland hoch. Folgende Anforderungen des Patientendatenschutzes müssen auch bei teleneurologischen Anwendungen erfüllt werden: Vertraulichkeit, Integrität, Verfügbarkeit, Authentizität, Revisionsfähigkeit und Transparenz. Bei der Konzeption von Telemedizinnetzwerken sollten daher die Datenschutzbeauftragten der Krankenhäuser einbezogen werden. Die eingesetzten Mittel und Methoden sind präzise zu bestimmen, die Datenverluste vermeiden oder Angriffe auf persönliche Daten von Patienten abwehren können. Dazu zählen die neuesten anerkannten Zugangs-, Authentifikations- und Verschlüsselungstechnologien. Manche dieser Forderungen erschweren das tägliche Handling und den Umgang mit den Datenschutzmechanismen. Trotzdem dürfen diese Mechanismen nicht ausgehebelt werden, sondern sollten in Abstimmung mit den Nutzern so alltagstauglich wie möglich gestaltet werden. Auch die Unternehmen, die mit der Produktion, der Lieferung und der Installation sowie dem Service an

Telemedizinsystemen und -lösungen beauftragt werden, müssen nachprüfbar die Einhaltung der Datenschutzanforderungen gewährleisten.

5   Rehabilitative Teleneurologie

Zukünftig wird die Anwendung der Telemedizin auch in der postklinischen Rehabilitation von Patienten eine stärkere Rolle spielen, da sie sich gut für die virtuelle Begleitung des körperlichen Trainings eignet. Mit einer recht großen Verbreitung haben sich Software-Trainingsprogramme in der Rehabilitation von Schlaganfallpatienten durchgesetzt. Es ist aber festzustellen, dass nach Entlassung der Patienten aus der Rehabilitation die Intensität des Trainings oftmals abnimmt. Hier setzt die Telerehabilitation an. Mittels telemedizinischer Systeme werden Trainingsprogramme übertragen, angewendet und beim Therapeuten ausgewertet. Der Vorteil besteht darin, dass sich der Therapeut bei der Auswertung der übertragenen und abgespeicherten Informationen zeitlich nach seinen Möglichkeiten richten kann und nicht mehr direkt an die Trainingszeiten des Patienten gebunden ist. Eine weitere Qualitätssteigerung wird bei Telerehabilitationssystemen erreicht, die Echtzeitanwendungen ermöglichen. Dabei ist eine zeitlich synchrone Präsenz von Therapeut und Patient notwendig. Der Vorteil besteht aber darin, dass der Therapeut sofort ein Feedback zu einzelnen Elementen des Trainings geben kann und damit möglicherweise falsches Training schneller erkennt und umgehend unterbinden kann. Durch Forschungsprojekte für die Entwicklung neuer telemedizinischer Systeme in der häuslichen Rehabilitation entstehen inzwischen interessante Lösungen. Dabei werden vorhandene motorische Trainingsgeräte mit telemedizinischen Systemen verbunden und ermöglichen so eine Supervision eines häuslichen Rehapatienten durch einen Therapeuten in einer Rehabilitationsambulanz oder -klinik. Die Herausforderung besteht nicht nur in der Entwicklung und Bereitstellung neuartiger Trainingssysteme, sondern auch in der Bereitstellung der für den Echtzeitbetrieb geeigneten Breitbandverbindungen. Das ist immer noch insbesondere bei der Anwendung in

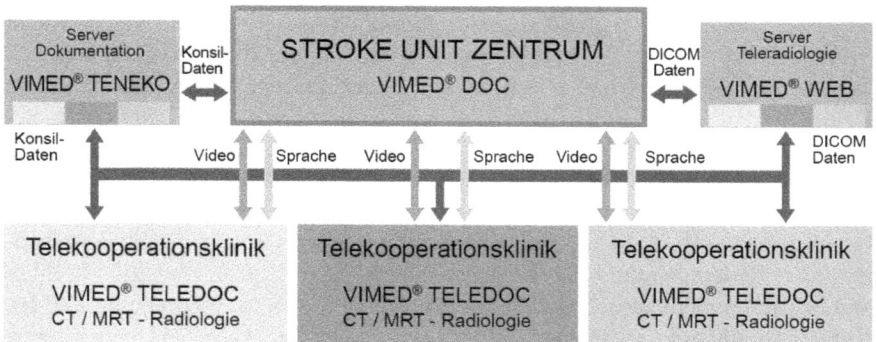

Abb. 5:   Informations- und Kommunikationsschema Teleneurologie-Netzwerk

ländlichen Regionen ein großes Problem. Im Mittelpunkt von Trainingssystemen stehen hier das motorische Training von Gliedmaßen (Arme, Beine, Hände), der Gesichtsfeldausfall sowie das Sprachtraining. Im Rahmen neuester Forschungen, an denen MEYTEC beteiligt ist, werden Lösungen entwickelt, die eine Übertragung von Kraft und Bewegung von einem Patienten an einen Therapeuten ermöglichen. Mit diesem haptischen Feedback kann der Therapeut das Trainingsprogramm noch besser steuern und hat dabei sowohl über die bidirektionale audiovisuelle Kommunikation als auch über einen bidirektionalen Haptikkanal eine direkte Rückmeldung vom Patienten. Diese neue Entwicklung ist in ihrer Bedeutung und medizinischen Relevanz erheblich, wenn es gelingt, die Ergebnisse durch wissenschaftliche Studien zu evaluieren und für die Anwendung ein geeignetes Finanzierungsmodell zu finden.

6   Fazit und Ausblick

Weltweit gibt es ein zunehmendes Interesse an telemedizinischen Anwendungen. Auch in Deutschland kann man eine Veränderung hinsichtlich erhöhter Akzeptanz und Nutzung von Telemedizin feststellen. Am schnellsten setzt sich die Telemedizin in großen Flächenländern mit einer geringen Bevölkerungsdichte und damit einhergehend einer geringen Arztdichte pro Quadratkilometer durch. Allerdings haben telemedizinische Anwendungen inzwischen auch viele Länder mit guter ärztlicher Versorgung erreicht, da der Nutzen nicht nur für die Überbrückung von räumlichen Distanzen, sondern auch für die Zeiteinsparung bei zeitkritischen Anwendungen erwiesen ist. Diagnostik und Therapie des akuten Schlaganfalles gehören zweifelsfrei zu den wichtigen medizinischen Bereichen, bei denen die Anwendung telemedizinischer Technologien erheblich zu einer besseren Versorgung beitragen kann. Selbst in Deutschland als ein in der medizinischen Versorgung führendes Land kann die Telemedizin einen erheblichen Beitrag sowohl zur Aufrechterhaltung als auch zur Verbesserung der Versorgung leisten. Die vor allem aus infrastrukturellen (Arztmangel) und medizinischen Gründen (Fallzahlen) ungleichmäßige Verteilung der hochspezialisierten Stroke Units, die im Wesentlichen in Metropolen und anderen Ballungsgebieten anzutreffen sind, führt zu Nachteilen in der Schlaganfallversorgung ländlicher Regionen. Wenn auch die Teleneurologie den Arzt nicht ersetzen kann, so ermöglicht sie doch neue den entfernten Arzt unterstützende Anwendungen, um z.B. bei zeitkritischen Untersuchungen umgehend die Expertise eines Akutneurologen heranzuziehen.

Die Teleneurologie hat sich in Deutschland inzwischen in vielen Bundesländern bei der akuten Schlaganfallversorgung durchgesetzt. In einigen Bundesländern wird sogar beinahe eine Flächendeckung erreicht. Im europäischen Vergleich steht deshalb Deutschland beim Einsatz der Teleneurologie an der Spitze. Neueste Forschungen und Entwicklungen, wie das Stroke-Einsatz-Mobil (STEMO), werden dazu beitragen, den Vorsprung zu sichern oder vielleicht sogar noch auszubauen. Zukünftig werden weitere Anwendungen der Teleneurologie bei der Versorgung von Patienten mit anderen neurologischen Erkrankungen helfen.

Zukunftsforscher sagen für die nächsten 50 Jahre eine demografische Entwicklung mit deutlicher Zunahme der älteren Bevölkerung voraus. Die höhere Lebenserwartung, die einen Grund für diese Entwicklung darstellt, ist zunächst eine höchsterfreuliche Entwicklung, über die sich auch jeder freuen kann. Leider lässt sich der körperliche und geistige Abbauprozess im menschlichen Körper mit zunehmendem Alter nicht komplett aufhalten, sodass man von einem Anstieg altersbedingter Erkrankungen der Menschen ausgehen muss. Das bringt allerdings auch eine signifikante Zunahme von neurologischen Erkrankungen mit sich. Hier wiederum steht auch zukünftig der Schlaganfall als akuter Notfall an vorderster Stelle. In einigen Ländern hat der Schlaganfall sogar heute schon in der Mortalitätsstatistik den zweiten Platz übernommen. So ist es folgerichtig, das in hochentwickelten Ländern sehr viel Geld für die neurologische Forschung mit einem hohen Fokus auf den Schlaganfall ausgegeben wird. Neben pharmazeutischen Forschungen gibt es eine Vielzahl von medizinischen Forschungen, die auf neue diagnostische und therapeutische Verfahren zielen. Damit verbunden sind oftmals neue medizintechnische Entwicklungen. Schließlich ist zu erkennen, dass es weltweit zunehmend Forschungen und Entwicklungen auf dem Gebiet der Teleneurologie gibt, um Diagnostik- und Therapieanwendungen über räumliche Distanzen noch effektiver anzuwenden. Viele neue Lösungen haben den Status eines reinen Forschungsprojektes verlassen und befinden sich bereits in der klinischen Anwendung. Die Telemedizin als Technologie kann zukünftig noch wirksamer in bekannten und völlig neuen neurologischen Anwendungsfeldern zum Wohle des Menschen und seiner Gesundheit eingesetzt werden.

Aus einer Verknüpfung der Telemedizin mit Nano-, Mikro- und Biotechnologien könnte ein weiterer innovativer Entwicklungsschub ausgehen. Eine anspruchsvolle Zukunftsaufgabe telemedizinischer Anwendungen liegt in den Bereichen der postklinischen Telemedizin und vor allem der präventiven Telemedizin. Hier erscheint es sehr sinnvoll, zukünftig mehr Aufmerksamkeit für neue Anwendungen der Teleneurologie in der Vorbeugung neurologischer Erkrankungen zu erreichen.

Literatur:

[1]   TEMPiS Jahreskurzbericht 2010.

Teleradiologie in Berlin und Brandenburg

Sven Mutze

1 Einleitung

Teleradiologie bedeutet die räumliche Trennung von Bildentstehung und Bildbeurteilung. Dies kann in unterschiedlichen Ausprägungsgraden geschehen. Als minimale Variante werden Zweitmeinungen bei komplizierten Fragstellungen abgegeben im Sinne einer Telekonsultation oder second opinion. Das ist nicht genehmigungspflichtig. Die maximale Variante ist die vollständige, rechtlich bindende Befundung von radiologischen Bildern über eine räumliche Distanz, ohne dass der die rechtfertigende Indikation stellende Teleradiologe vor Ort ist. Dies geschieht nach Röntgenverordnung (RöV, §3 Abs.4) im Bereitschaftsdienst für die Notfallversorgung oder nach umfangreicher Bedürfnisprüfung der jeweils zuständigen Landesbehörde auch elektiv tagsüber, wenn die medizinische Versorgung der Bevölkerung anderenfalls nicht sichergestellt werden kann.

Warum haben sich diese später noch weiter im Detail zu schildernden Szenarien entwickelt? Kann nicht in jedem Fall ein Radiologe vor Ort in engem Dialog mit klinischen Partnern und Patient die Bildbefundung übernehmen und ggf. auch radiologisch zu steuernde Eingriffe vornehmen?

Drei Hauptgründe haben zur raschen Entwicklung teleradiologischer Lösungen geführt:

1. Es besteht ein Mangel an Radiologen im stationären Umfeld. In zahlreichen deutschen Krankenhäusern sind, wenn auch mit deutlichen regionalen Unterschieden, Stellen in der Radiologie nicht besetzt. Das betrifft in geringerem Ausmaß Weiterbildungsstellen und in größerem Maß Facharztstellen. Vor allem in ländlichen Regionen können kleinere Krankenhausradiologien keinen Nachwuchs finden, da sie einerseits als Weiterbildungseinrichtungen nicht ausreichend attraktiv sind (keine umfangreiche Weiterbildungsermächtigung bei fehlenden Geräten und spezielleren Patientengruppen), andererseits für die Fachärzte eine sehr hohe Dienstbelastung entsteht. Und spätestens wenn sich zwei einzelne Fachärzte die Bereitschaftsdienste teilen, was in Urlaubs- und Krankheitssituationen zu Dauerdienst führt, wird bei diesen Radiologen die Suche nach Alternativlösungen beginnen.

2. Kleine radiologische Struktureinheiten mit drei und weniger Kollegen kön-
    nen nicht in jedem Fall das breite Spektrum der diagnostischen und interven-
    tionellen Radiologie anbieten. Auch kleinere Krankenhäuser bilden durchaus
    in bestimmten Regionen Spezialdisziplinen ab. So generieren heutzutage
    z.b. Neurologie, Unfallchirurgie und Kardiologie in Krankenhäusern mit
    weniger als 300 Betten Spezialfragestellungen, mit denen größere radiologi-
    sche Einheiten vertrauter sind und diese rund um die Uhr beantworten kön-
    nen. So können bei moderner Schlaganfalldiagnostik nicht nur die Compu-
    tertomographie des Kopfes ohne Kontrastmittelgabe gefragt sein, sondern
    bei ambitionierter Behandlung auch eine CT-Angiographie und eine Perfu-
    sionsstudie. Die rasante Weiterentwicklung des Fachgebietes bringt es somit
    mit sich, dass „Einzelkämpfer" unmöglich das gesamte Fachgebiet mit allen
    Modalitäten überschauen und vertreten können. Neue Abrechnungsmöglich-
    keiten der Krankenhäuser (Stroke unit „light") verlangen hingegen rund um
    die Uhr verfügbare (neuro-)radiologische Expertise.

3. Finanzielle Rahmenbedingungen sind je nach Region häufig für Radiologen
    in eigener Niederlassung oder angestellt in einer Praxis deutlich günstiger
    bei gleichzeitigem Wegfall der Nachtdienste. Dies stellt vor dem Hinter-
    grund der stark in der Diskussion befindlichen „Work–life–Balance" v.a. der
    jüngeren Kollegen einen wichtigen Aspekt dar, weshalb die Tätigkeit von
    Fachärzten in Krankenhäusern, noch dazu im ländlichen Raum, weniger Zu-
    spruch findet. Hinzu kommen für die Krankenhausradiologie unwirtschaftli-
    che Rahmenbedingungen, die sich aus einer geringen Bevölkerungsdichte
    mit fehlender Auslastung von Personal und Anlagen ergeben. Sparzwänge
    für Krankenhausträger stehen dazu im Kontrast.

Insbesondere im Land Brandenburg entsteht regional unterschiedlich eine erhebliche Nachfrage nach teleradiologischer Dienstleistung. Und wenn auch fachlich-
inhaltlich Radiologen vor Ort – idealerweise in ausreichender Anzahl, mit guter
apparativer Ausstattung und breiter Aus- und Weiterbildung – die beste Lösung
wären, so ist es doch gelungen, gut funktionierende Alternativen zu erarbeiten, in
denen eine sehr gute Betreuung auf radiologischem Fachgebiet über teleradiologische Techniken angeboten werden kann. Dies soll an praktischen Beispielen
erläutert werden.

2   Unfallkrankenhaus Berlin (ukb) als
       teleradiologischer Anbieter

Bereits mit Inbetriebnahme des ukb 1997 wurde die gesamte Radiologie einschließlich Bildverteilung im Haus digitalisiert. Das war zum damaligen Zeitpunkt eine mutige Entscheidung, da die technischen Möglichkeiten dies gerade
erst zuließen. Geschwindigkeit der verfügbaren Rechentechnik, Netzwerkinfra-
struktur und Kosten der Geräteperipherie, insbesondere im Monitorbereich, ban-
den umfangreiche Ressourcen. Der Einstieg wurde gemeistert und für etliche

Jahre übernahm das Krankenhaus eine nationale und internationale Führungs-position im gesamten Bereich digitaler Radiologie im Krankenhaus. Dank ver-schiedener Industrie- und Forschungskooperationen konnte mit starken und kompetenten Partnern die Technologie weiterentwickelt werden und ein immer besser funktionierendes System der Datenströme in den Bereichen RIS (Radio-logisches Informationssystem), PACS (picture archiving and communication system) und KIS (Krankenhausinformationssystem) erreicht werden. Vor allem komplexe Schnittstellen zwischen Systemen unterschiedlicher Hersteller wurden zunehmend besser verstanden und verfeinert. Damit entstanden Erfahrungen in Radiologie, IT und Management des ukb, die ideale Grundlagen für den Beginn teleradiologischer Projekte bildeten. Natürlich wurde dies flankiert von einer fachlich und personell leistungsstarken Radiologie, die mit allen modernen Mo-dalitäten ausgerüstet ist und einen wesentlichen Schwerpunkt in der Weiterbil-dung junger Kollegen durch ausreichend Fachärzte sieht. Parallel bestand ein sehr guter Kontakt zu den lokalen Aufsichtbehörden, die Genehmigungsprozesse im damals noch jungen Gebiet der digitalen Radiologie konstruktiv mit und im ukb umgesetzt hatte.

Inzwischen betreut das ukb zwölf Krankenhäuser in vier Bundesländern telera-diologisch in unterschiedlichen Ausprägungen (Abbildung 1).

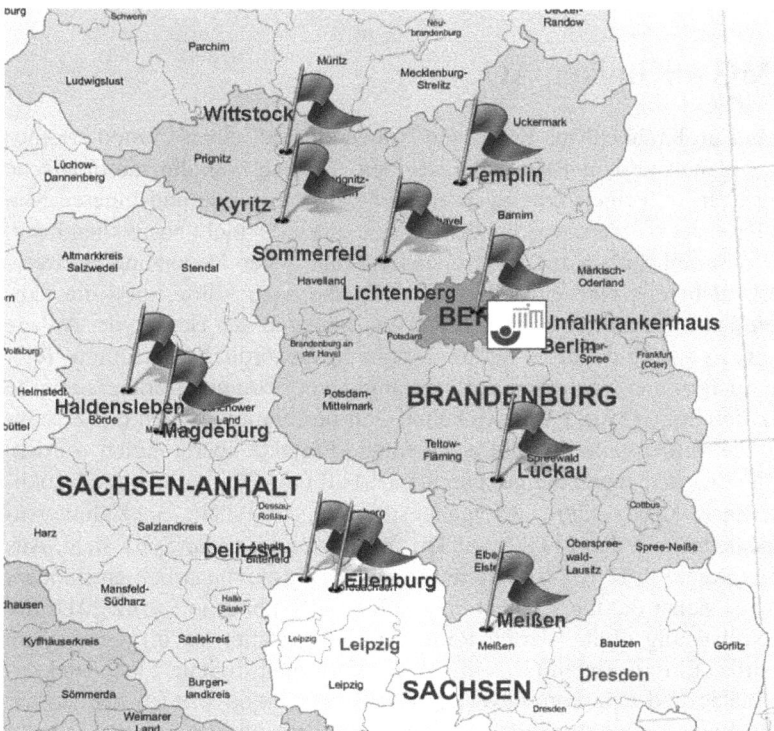

Abb. 1:   Teleradiologisch durch das ukb versorgte Standorte

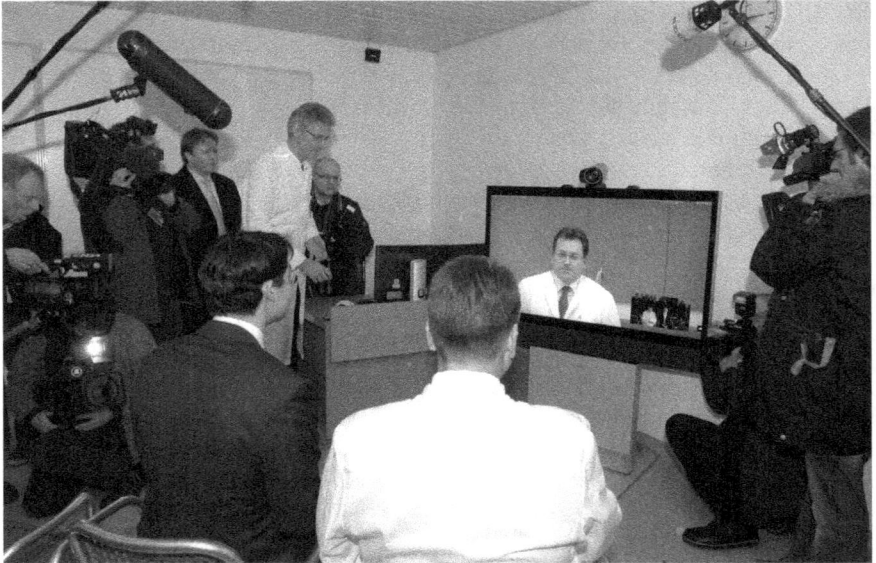

Abb. 2: Videokonferenz zwischen dem ukb und dem KMG-Klinikum Kyritz anlässlich des Ministerbesuchs von Herrn Dr. Rösler im Dezember 2010

3 KMG – Kliniken AG

2004 bestand im Krankenhaus Kyritz die Notwendigkeit, einen Computertomographen zu planen und in Betrieb zu nehmen. Bislang war die radiologische Befundung über Teilgebietsradiologen aus der Unfallchirurgie und Inneren Medizin gewährleistet worden, was für den Betrieb eines CT nicht ausreichend war. Über eine Zusammenarbeit im berufsgenossenschaftlichen Verletzungsartenverfahren bestand bereits eine enge Partnerschaft, die dazu führte, dass die ukb-Radiologen den CT-Einbau begleiteten und anschließend den Betrieb der Anlage übernahmen. Es wurde die erste, natürlich ordnungsbehördlich genehmigte Teleradiologie im Tag- und Nachtdienst, die anfänglich auf computertomographische Diagnostik beschränkt war. Es entwickelten sich bestimmte Formen der Zusammenarbeit, die mittlerweile für zahlreiche andere Projekte übernommen wurden. Dazu zählt v.a. der regelmäßige Qualitätszirkel vor Ort, zu dem ein ukb-Radiologe nach Kyritz fährt, Röntgenbesprechungen abhält, Spezialuntersuchungen begleitet und den MTRA vor Ort mit Rat und Tat zur Seite steht. Aus diesem Pilotprojekt in Kyritz ist eine umfangreiche Zusammenarbeit entstanden. Höhepunkt ist sicher die Inbetriebnahme des Klinik-Neubaus in Kyritz 2011, der mit einer vollständig digitalisierten Radiologie ausgestattet ist, die gemeinsam geplant wurde. Ein 16-Zeilen-CT, ein 1.5 T MRT, zwei digitale Flachdetektor-Aufnahmeplätze und eine komplexe RIS/PACS-Installation werden gemeinsam mit der ukb-Radiologie betrieben – weiterhin ohne eigenen Radiologen vor Ort in Kyritz. Ergänzt wurde abschließend dieses Projekt durch ein Videopräsenzsystem für gemeinsame Röntgenbesprechungen und Qualitätssicherungsmaßnahmen, von dessen Leistungsfähigkeit sich der damalige Gesundheitsminister Dr. Rösler am 11.12.2010 bei einem Besuch im ukb zum Thema Telemedizin überzeugen konnte. In einer Liveschaltung besprach der Minister mit dem Chefarzt der Klinik für Unfallchirurgie und Orthopädie in Kyritz, Herrn Dr. med. Fred Gätcke, die Vorteile der teleradiologischen Zusammenarbeit (Abbildung 2).

Ein weiteres Haus der KMG Kliniken-AG, Wittstock, wird ebenfalls vollständig aus dem ukb für die CT- und Röntgendiagnostik versorgt. Weitere Projekte sind in Vorbereitung.

4   Sana Berlin-Brandenburg

Innerhalb von Berlin war mittlerweile eine enge Kooperation zwischen dem ukb und dem in Lichtenberg befindlichen Oskar-Ziethen-Krankenhaus (OZK) entstanden. Zu Beginn noch in der Trägerschaft des Paritätischen Unternehmensverbandes, bald übernommen von der Sana Kliniken AG, befanden sich die radiologischen Institute im ukb und im OZK unter einheitlicher chefärztlicher Leitung. Es war insgesamt damit eine noch größere Gruppe von Radiologen mit allen Möglichkeiten der Spezialisierung entstanden. Auch die IT-Landschaft im Bereich Radiologie war trägerübergreifend vereinheitlicht worden und mit modernster Richtfunktechnologie verbunden. Da zur Sana Berlin-Brandenburg u.a. auch das Krankenhaus in Templin gehörte, war es nur folgerichtig, dass nach Weggang des letzten Radiologen und vergeblichen Stellenausschreibungen auch die Templiner Versorgung vom ukb übernommen wurde. Dies setzte eine rasche Begleitung der vollständigen Digitalisierung der dortigen Radiologie voraus, die in enger Zusammenarbeit schnell realisiert werden konnte. Erstmalig konnte in diesem Projekt auch das ukb-RIS über eine Citrix-Lösung Templin zur Verfügung gestellt werden. Damit gelang zum ersten Mal die vollständige Integration der digitalen Radiologie in das Gesamtsystem.

Praktisch melden die ärztlichen Kollegen die Röntgenuntersuchung im Stations-PC in ihrem KIS an. Über HL7-Schnittstellen gelangt diese Anforderung in das ukb-RIS, wo die entsprechende Untersuchungsnummer vergeben wird, die per Netzwerk auf den Modalitäten landet, z.B. in der Arbeitsliste vom CT in Templin. Nachdem dort die Untersuchung von einer MTRA in Absprache mit dem ukb-Teleradiologen abgeschlossen wurde, stehen die Bilder sowohl in Templin zur Betrachtung im Krankenhaus zur Verfügung als auch im ukb in Berlin zur Befundung. Der fachärztlich freigegebene Befund erreicht rein digital über die HL7-Schnittstelle die elektronische Patientenakte im Templiner KIS. Es ist kein Papier mehr notwendig, kein Fax, keine E-Mail. Auch Templin ist inzwischen in das leistungsstarke Richtfunknetzwerk der überwiegend in Berlin und Brandenburg tätigen Firma LanComEast mit Ausfallsicherheit durch redundante Strecken eingebunden. In einem Zeitraum von nur fünf Monaten wurden Digitalisierung und teleradiologische Anbindung organisiert. Nach Fertigstellung des Klinikneubaus in Templin mit entsprechendem Umzug bei teilweiser Erneuerung der Geräte verfügt das Krankenhaus über eine moderne Radiologie in teleradiologischer Betreuung. Die leitende Chefärztin, Frau Dr. Ruth Mähl, hat mit großem Engagement den gesamten Prozess mitorganisiert und damit dieses Krankenhaus in der Uckermark radiologisch sicher verankert. Sie weiß sehr zu schätzen, dass über die vertrauensvolle Zusammenarbeit in der Radiologie hinaus auch andere Spezialdisziplinen aus dem ukb konsiliarisch zur Verfügung stehen. Mittlerweile ist auch die Teleneurologie zwischen Templin und dem ukb etabliert und die Patienten aus der Uckermark können in der Routine mit modernster Diagnostik und Therapie, z.B. im Bereich der Schlaganfälle, versorgt werden.

Der Geschäftsführer der Sana Berlin-Brandenburg und Regionalbevollmächtigte Sana Nord/Ost, Herr Dr. Jens Schick, ist von den Vorteilen der Teleradiologie überzeugt. So werden weitere Häuser der Unternehmensgruppe in das Netzwerk eingebunden. Sommerfeld und Haldensleben konnten integriert werden, weitere Integrationen stehen an. Mittlerweile besteht ein professionelles Projektmanagement, welches dafür sorgt, dass Ressourcen aus Verwaltung, Radiologie, IT und Aufsichtsbehörden effektiv genutzt werden. Kleinere Krankenhäuser müssen somit keine teuren externen Berater nutzen. Schulungen erfolgen direkt zwischen den Anwendern. Mengenrabatte können im Einkauf genutzt werden.

5 Fazit

Ärztemangel, effektive Nutzung vorhandener Ressourcen, zunehmende Spezialisierung in der Radiologie und deutlich verbesserte technische und infrastrukturelle Rahmenbedingungen werden auch in Brandenburg in Zusammenarbeit mit Berlin zu einer weiteren Nutzung der Teleradiologie führen. Man könnte Zeiten nachtrauern, in denen auch kleine Krankenhäuser immer eigene Radiologen hatten. Dabei würden wir vergessen, dass diese Kollegen keinesfalls 24 Stunden an sieben Tagen in der Woche kurzfristig verfügbar waren, um jederzeit das modernste radiologische Wissen anwenden zu können. Engagierte Kooperationsmodelle, bei denen sich die beteiligten Partner gut kennen, z.T. über Videopräsenzsysteme zusätzlich zum Telefon kurzfristig kommunizieren und auf hohem fachlichen Niveau radiologisches Know-how lückenlos in die Fläche transferieren, können durchaus eine zukunftsfähige Lösung bieten.

Reichliche Probleme sind zu beachten: Datenschutz und Datensicherheit, redundante schnelle Datenleitungen, umfangreiche Vertragswerke zu IT-Serviceleistungen mit Ausfallkonzepten, erhaltene Regionalisierung der Versorgung, Weiterbildung junger Kollegen zum Facharzt für Radiologie mit Einblick in teleradiologische Notwendigkeiten, detaillierte Diskussionen mit Aufsichtbehörden und wissenschaftliche Begleitung von Projekten sind nur einige davon. Eine ausreichende Personalausstattung der „Teleradiologie-Zentrale" ist eine der wichtigsten Voraussetzungen, um erfolgreich tätig zu sein.

Darüber hinaus bewegen wir uns in einem europäischen Rahmen, in dem die Gesetzgebung sehr bemüht ist, „eHealth" in Europa zu etablieren, ohne auf derzeit in Deutschland geltende einschränkende Regelungen Rücksicht zu nehmen.

Ganz sicher wird die Teleradiologie in Berlin und Brandenburg die Versorgungsrealität weiter stark beeinflussen und alle handelnden Kräfte im Gesamtsystem sind gut beraten, sich mit dem Thema auseinanderzusetzen. Das von uns aufgebaute Netzwerk zeigt, dass bei sensibler Projektierung und Umsetzung positive Effekte für alle Beteiligten zu erreichen und zahlreiche Probleme auf diesem Weg lösbar sind. In der Zukunft müssen sicher neue Herausforderungen diskutiert werden, so z.B. die mögliche Einbeziehung ambulanter Strukturen, der Bildaustausch zwischen dem ambulanten und stationären Bereich unter Berücksichtigung des Datenschutzes und Vereinheitlichungen von Genehmigungsverfahren im überregionalen Bereich. Fachliche Kompetenz auf der einen Seite und vertrauensvolle Kommunikation auf der anderen Seite sind vor dem Hintergrund dringlich zu lösender Probleme der wesentliche Schlüssel zum Erfolg.

Entwicklung der Teleneurologie im Unfallkrankenhaus Berlin

Stephan Kinze, Ingo Schmehl

1   Einleitung

Telemedizin dient in erster Linie der zeitlichen oder räumlichen Überbrückung eines Abstandes zwischen den zu untersuchenden Patienten und dem Arzt. Mit der Verbesserung der Behandlungsmöglichkeiten des Schlaganfalles ergaben sich neue Optionen insbesondere in den ersten Stunden nach einem Ereignis. Diese sind jedoch auf das Vorhandensein einer Akutneurologie begrenzt, sodass die Therapien in kleineren Krankenhäusern ohne eigene Neurologie und somit für eine Vielzahl von Patienten in deren Versorgungsgebiet nicht zur Verfügung standen. Daraus entwickelte sich die Fragestellung, wie ein in der Schlaganfallbehandlung erfahrener Neurologe ohne Zeitverzug konsultiert werden könnte.

Eine Lösung wurde in den 1990er Jahren im TEMPiS-Projekt entwickelt, wo mit Hilfe einer permanent verfügbaren Videokonferenzlösung in kleineren Krankenhäusern unmittelbar akutneurologische Expertise verfügbar gemacht werden konnte. Dazu wurde sowohl ein standardisiertes Vorgehen für die Diagnostik erarbeitet wie auch Richtlinien für die Akutbehandlung adaptiert. Unmittelbar nach der zerebralen Bildgebung wurde der Neurologe hinzugeschaltet und konnte sowohl für die akute Therapie einschließlich der systemischen Thrombolyse als auch für weitere diagnostische und therapeutische Schritte nach einer persönlichen Untersuchung des Patienten qualifizierte Empfehlungen aussprechen.

Dadurch wurde ein Versorgungsmodell für das „flache Land" entwickelt, sodass auch den Patienten in ländlichen Regionen eine optimale Behandlung des Schlaganfalles ermöglicht werden konnte. Die Motivationen aller Beteiligten sind vielschichtig (s. Tabelle 1). Medizinisch entscheidend war aber die Frage, ob sich durch diese Kooperation eine messbare Verbesserung der Behandlungsqualität erzielen lässt.

Tabelle 1:   Motivation für teleneurologische Schlaganfallbehandlung

Patient	Kooperationsklinik	Zentrum
– rasche Verfügbarkeit einer qualitativ hochwertigen Akutbehandlung – Behandlung in Wohnortnähe, Vermeidung von Transporten	– Erweiterung des Spektrums der im Haus nach aktuellen Standards behandelbaren Erkrankungen – Eröffnung spezifischer Therapieformen einschließlich deren Abbildung im DRG-System	– Export eigener Expertise letztlich auch zur Wertschöpfung – Gewinnung von Patienten für neurovaskuläres Zentrum – Erweiterung des eigenen Spektrums

Das TEMPiS-Projekt wurde folglich begleitend wissenschaftlich evaluiert. Dadurch konnte bewiesen werden, dass einerseits durch die akute Videokonferenz-gestützte Beratung und andererseits eine Tele-Stroke-Unit, die sich im Wesentlichen an den Kriterien der regionalen Stroke Unit orientiert, eine deutliche Verbesserung des Outcome für die Patienten erzielen ließ. So konnte jedem zehnten Behandelten innerhalb von drei Monaten ein schlechtes Outcome (Tod, schwere Behinderung oder Pflegeheim) erspart werden (Audebert et al.; Lancet Neurol. 2006). Signifikante Unterschiede gegenüber einer Behandlung in einer zertifizierten Stroke Unit ließen sich nicht zeigen. Zum Konzept der Tele-Stroke-Unit gehörte neben der Erarbeitung und Durchsetzung von standardisierten Prozeduren auch die regelmäßige Fortbildung der Kollegen vor Ort sowie die Teilnahme an einer externen Qualitätssicherung und einer Netzwerk-internen Qualitätssicherung. Als wichtig für das Netzwerk wurde weiterhin ein regionaler Bezug gefordert, sodass besonders kritische Patienten in das teleneurologische Zentrum übernommen werden konnten, auch wenn grundsätzlich die Behandlung der Patienten in der Nähe des Wohnortes angestrebt wurde.

Im Verlauf der folgenden Jahre entwickelten sich weitere teleneurologische Netzwerke, unter anderem TESS in Schwaben, SOS-NET in Sachsen, Neuronet im Helios-Konzern und TASC in Sachsen-Anhalt. Seit 2008 ist das Unfallkrankenhaus Berlin Zentrum eines kleinen teleneurologischen Netzwerkes mit aktuell vier angeschlossenen Kliniken, weitere sind in Vorbereitung.

2   Aktuelle Entwicklung im Unfallkrankenhaus Berlin (ukb)

Die Telemedizin wurde in unserem Hause zunächst in Form der TeleRadiologie vorangetrieben. Unter der Leitung von Herrn Prof. Mutze entstand ein Netzwerk mit unterdessen mehr als 15 angeschlossenen Kliniken. Diesbezüglich sei auf die Veröffentlichung im gleichen Band verwiesen. Gleichzeitig entwickelte sich in enger Kooperation mit den Sana Kliniken Berlin-Brandenburg eine Zusammenarbeit für Konsile vor Ort im benachbarten Klinikum Lichtenberg. Zum Sana-Klinik-Verbund gehört jedoch auch das Krankenhaus Templin als ländliches Krankenhaus mit einem entsprechend großen Einzugsbereich.

Aufgrund der langjährig guten Kooperation wurde daher mit ausdrücklicher Unterstützung der Geschäftsführung der Sana Kliniken Berlin-Brandenburg GmbH, insbesondere Herrn Dr. v. Cossel, vereinbart, im Testbetrieb seit Ende 2007 und im Regelbetrieb ab 2008 teleneurologische Konsile für das Krankenhaus in Templin durch das Unfallkrankenhaus Berlin zu ermöglichen. Durch die gemeinsame Nutzung der Datenleitungen sowie die ausgesprochen kollegiale und unkomplizierte Zusammenarbeit zwischen Radiologie und Neurologie ergaben sich große Synergieeffekte.

In enger Zusammenarbeit mit dem Krankenhaus Templin, insbesondere vertreten durch Frau Dr. Mähl, die leitende Chefärztin, sowie Herrn Dr. Burkhardt, den Chefarzt der Inneren Medizin, gelang es, dort eine spezielle Einheit für die Behandlung von Schlaganfallpatienten mit allen Möglichkeiten der permanenten Überwachung, der Möglichkeit zur systemischen Lysetherapie und nicht zuletzt der Präsenz der notwendigen Physiotherapie und Ergotherapie zu etablieren. Weiterhin wurden Fortbildungen zum Thema der Akutbehandlung des Schlaganfalls, der Besonderheiten der klinisch-neurologischen Untersuchung beim Schlaganfall sowie auch rehabilitativer Aspekte gehalten. Zusätzlich erfolgten Hospitationen der Kollegen auf der zertifizierten überregionalen Stroke Unit im ukb. Schließlich wurde zur notwendigen Aufklärung der Bevölkerung auch eine gemeinsame Sonntagsvorlesung in Templin gestaltet.

Auch der weitere Ausbau des teleneurologischen Netzwerkes erfolgte in enger Zusammenarbeit mit den Kollegen der Radiologie. Insbesondere konnte Anfang des Jahres 2011 das KMG-Klinikum Kyritz erfolgreich angeschlossen werden. Im Sommer kam zusätzlich das Havelland-Klinikum Nauen und im Herbst das Krankenhaus Strausberg hinzu (s. Abbildung 1). Auch hier wird neben der unmittelbaren Zusammenarbeit in der Behandlung akuter Schlaganfälle zusätzlich durch Fortbildung und Hospitation kooperiert.

Zwei Besonderheiten seien in der Entwicklung der Schlaganfallbehandlung im Rahmen von Netzwerken des Unfallkrankenhauses Berlin besonders hervorgehoben:

In Zusammenarbeit zwischen Radiologie, Neurochirurgie und Neurologie konnte ein *Zentrum für neurovaskuläre Diagnostik und Therapie* unter der Leitung von Herrn Oberarzt Dr. Gräwe etabliert werden. Damit ist das Unfallkrankenhaus Berlin in der Lage, jederzeit jegliche Intervention bei Durchblutungsstörungen des Gehirns durchzuführen. Dies beginnt mit der systemischen Thrombolyse in Verantwortung der Neurologie, fortgesetzt gegebenenfalls durch eine lokale intraarterielle Thrombolyse, Thrombusextraktion und Stenting beim Gefäßverschluss in Zuständigkeit der Neuroradiologie. Auch bei akuten intrakraniellen Blutungen stehen interventionell radiologische Maßnahmen ebenso wie neurochirurgische Interventionen jederzeit zur Verfügung. Alle diese Möglichkeiten sind grundsätzlich auch für Patienten in den angeschlossenen Kliniken verfügbar, sofern der Transport für den Patienten vertretbar ist. Dies wird vereinfacht durch den direkt am ukb stationierten Rettungshubschrauber. Somit kann durch das

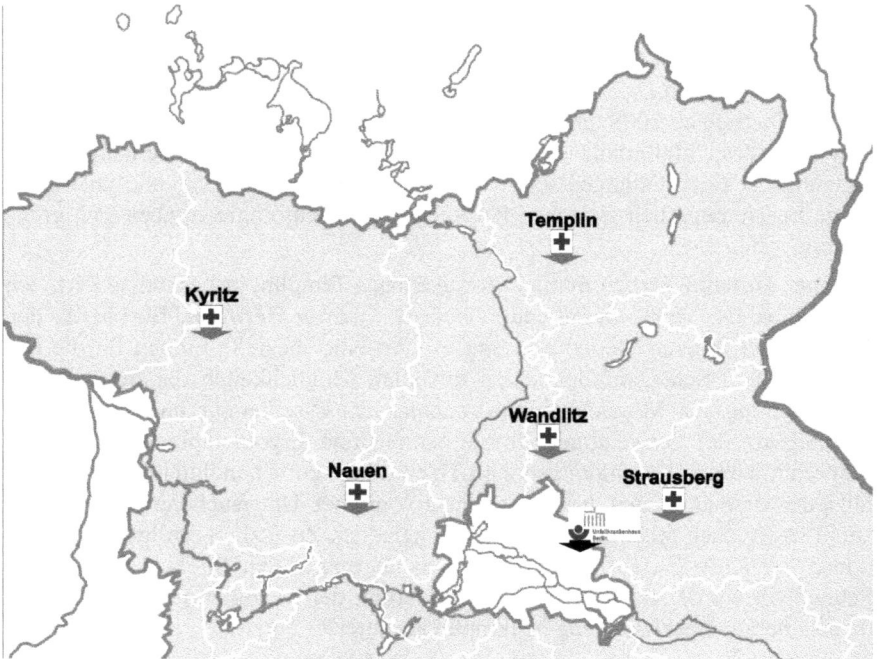

Abb. 1:   Aktueller Ausbau der TeleNeurologie im ukb

Zentrum für neurovaskuläre Diagnostik und Therapie nicht nur den Patienten im unmittelbaren Einzugsbereich des ukb, sondern auch einer Vielzahl anderer Patienten ein maximales Therapiespektrum im Falle einer akuten Durchblutungsstörung des Gehirns angeboten werden.

Im Rahmen der teleneurologischen Konsile setzten wir von Anfang an auf eine *elektronische Dokumentation*. Diese entwickelten wir anfangs analog zu den strukturierten Aufnahmebriefen unserer Klinik mit den „Bordmitteln" des verfügbaren MS Office. Die Übertragung mittels Fax in die angeschlossenen Kliniken erschien uns jedoch bereits nach kurzer Zeit verbesserungswürdig. Als regionale Entwicklung entstand daher das Projekt TENEKO gemeinsam mit der Firma Meytec, dem nur ca. 15 km entfernt ansässigen Hersteller der teleneurologisch genutzten Hardware, eine spezielle Software für die Dokumentation akuter teleneurologischer Konsile. Diese plattformoffene Lösung führt den Untersucher strukturiert durch das Konsil („decision support") und ermöglicht auch der angeschlossenen Klinik jederzeit den Zugriff auf die dabei erhobenen Daten und die dokumentierten Therapieempfehlungen. Dem Datenschutz wird insbesondere dadurch Rechnung getragen, dass die Informationen über den gleichen geschützten Kanal wie die zerebrale Bildgebung und die Videokonferenz übertragen werden.

Ferner müssen die Besonderheiten des Umfeldes im Land Brandenburg erwähnt werden. Im Vergleich zum „Mutternetzwerk" in Bayern ergeben sich deutliche Unterschiede, die aus der deutlich geringeren Bevölkerungsdichte (Bayern ohne

München 159 vs. 85 Einw./km^2 in Brandenburg ohne Berlin) herrühren und sich in wesentlich kleineren Kliniken niederschlagen. Die im TEMPiS-Netzwerk angeschlossenen Kliniken haben im Durchschnitt 376 ± 151 Betten (Range 157–640), in unserem eigenen Netzwerk 220 ± 75 Betten (Range 147–340). (Klinikdaten nach www.kliniken.de)

Teleneurologie ist jedoch gerade dafür entwickelt worden, in Gebieten mit geringer Bevölkerungsdichte und kleinen Krankenhäusern eine optimale akutneurologische Versorgung zu gewährleisten. Daher ist es aus unserer Sicht außerordentlich wichtig, gerade die kleinen Krankenhäuser in entsprechende Netzwerke einzubinden. Hier muss jedoch den deutlich geringeren finanziellen und nicht zuletzt personellen Ressourcen Rechnung getragen werden. Teilweise scheitert die tägliche neurologische Verfügbarkeit vor Ort daran, dass in weitem Umkreis nur ein einziger Facharzt niedergelassen ist (s. Abbildung 2), welcher nicht an 365 Tagen pro Jahr zur Verfügung stehen kann. Der aktuelle OPS-Code zur Abrechnung teleneurologischer Leistungen („8-98b – Andere neurologische Komplexbehandlung des akuten Schlaganfalls" mit Anwendung eines Telekonsildienstes) ist für derartig kleine Häuser somit kaum zu erfüllen. Hier sollte das DRG-Abrechnungssystem weiterentwickelt werden, um gerade diesen kleinen Kliniken, die mit hohem Engagement die Schlaganfallbehandlung ihrer Patienten verbessern wollen, auch eine zumindest kostendeckende Abbildung der erbrachten Leistungen im Abrechnungssystem zu ermöglichen.

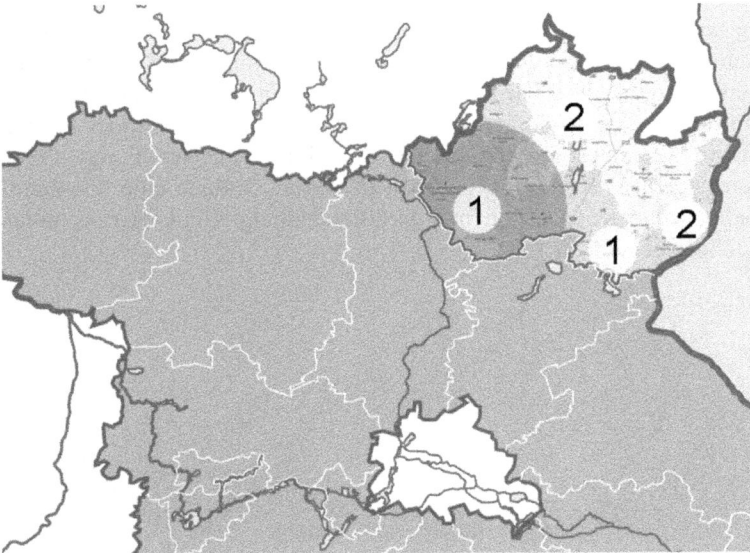

Abb. 2:   Niedergelassene Neurologen und Nervenärzte im Landkreis Uckermark (Anzahl der Arztpraxen in den kleinen Kreisen nach Daten der Kassenärztlichen Vereinigung Brandenburg, Umkreis 25 km um Templin)

3   Perspektiven

Derzeit befindet sich im Unfallkrankenhaus Berlin das Institut für Telemedizin in Gründung. Das Ziel besteht darin, Bemühungen der verschiedenen Fachrichtungen in diesem Bereich zu koordinieren. Dabei geht es sowohl um eine optimale organisatorische Unterstützung als auch um die gemeinsamen Nutzung vorhandener Ressourcen (Räumlichkeiten, Geräte usw.). Dazu gehört auch ein weiterer Ausbau der teleneurologischen Kooperationen, entsprechend verhandeln wir mit weiteren Kliniken in der Region.

Als Klinik in Trägerschaft der Berufsgenossenschaften geht es aber auch um eine Intensivierung der Zusammenarbeit mit den Kostenträgern der gesetzlichen Unfallversicherung. Daher sind sowohl Spezialsprechstunden für die Versicherten der GUV-Träger als auch eine enge Kooperation mit den niedergelassenen Durchgangsärzten geplant. Dazu sollen insbesondere die Übertragung multimedialer Daten von Bildern über Dokumente bis hin zu Videokonferenzen genutzt werden. In diesem Zusammenhang muss ausdrücklich erwähnt werden, dass im Rahmen der berufsgenossenschaftlichen Heilbehandlung eine enge Verzahnung zwischen ambulanter und stationärer Versorgung als wichtige Grundlage einer effektiven Behandlung enthalten ist. Eben diese enge Zusammenarbeit soll dabei mit den modernen Möglichkeiten der Telemedizin unterstützt werden.

Eine derartige enge Kooperation zwischen der ambulanten und stationären Behandlung wäre aus unserer Sicht auch für den Bereich der gesetzlichen Krankenversicherung wünschenswert. Auch hier könnten wir uns konkrete Schritte im Sinne einer integrierten Versorgung z.B. bei der Behandlung des Schlaganfalles von der Akutbehandlung über die Rehabilitation bis hin zur gegebenenfalls erforderlichen pflegerischen Versorgung vorstellen. Auch in diesem Bereich könnte die Telemedizin zumindest koordinierende Funktionen im Verlegungs- bzw. Entlassungsmanagement erfüllen. Wir haben in diesem Bereich eine besonders enge telemedizinische Kooperation mit der Brandenburg-Klinik Bernau unter Herrn Prof. Jöbges begonnen.

Autorenverzeichnis

Michael C. Balasch

Dipl.-Phys., ist Research & Innovation Director Health bei den Deutschen Telekom Innovation Laboratories in Berlin. Seit 2006 beschäftigt er sich dort mit den Themen Altersgerechte Assistenzsysteme (Ambient Assisted Living, AAL) und eHealth und ist Konsortialführer des BMBF-Projekts „SmartSenior – Intelligente Dienste und Dienstleistungen für Senioren".

Karolina Budych

Dipl.-Ing., hat Maschinenbau an der Technischen Universität Berlin mit dem Schwerpunkt Medizintechnik studiert. Seit 2009 ist sie als Leiterin der Forschungsvorhaben für die Deutsche Stiftung für chronisch Kranke tätig und promoviert zudem an der TU Berlin zum Thema „Innovative Versorgungskonzepte bei seltenen Erkrankungen".

Jens-Uwe Bußer

Dr. rer. nat., Physiker, ist seit 2000 als Senior Engineer und Research Scientist im Bereich „IT Security" bei der Corporate Technology der Siemens AG tätig. Seine thematischen Schwerpunkte sind die Erstellung von Risikoanalysen und die Entwicklung geeigneter Sicherheitsarchitekturen und -konzepte, so auch im Rahmen des BMBF-Förderprojektes „Smart Senior".

Christine Carius-Düssel

Diplom-Volkswirtin, ist im Telemedizincentrum Charité (TMCC) als wissenschaftliche Mitarbeiterin beschäftigt. Schwerpunkt ihrer Arbeit im Projekt SmartSenior bildet die Forschung zu Geschäftsmodellen für die telemedizinische Servicezentrale.

Malte Cornils

Diplom-Informatiker, ist im Telemedizincentrum Charité (TMCC) als Softwarearchitekt beschäftigt. Schwerpunkte seiner Arbeit bildet die technische Leitung der Forschungs- und Entwicklungsarbeit für die telemedizinische Diensteplattform.

Michael Dandel

Priv.-Doz. Dr. med., ist Kardiologe und Oberarzt am Deutschen Herzzentrum Berlin. Sein wissenschaftlicher Themenschwerpunkt liegt im Bereich Echokardiographie in der Herztransplantationsnachsorge.

Manfred Dietel

Prof. Dr. med. Dr. h.c., ist Direktor des Instituts für Pathologie der Charité – Universitätsmedizin Berlin und seit 2001 ärztlicher Direktor und Vorsitzender deren Vorstandes. Er forscht in auf den Gebieten der molekularen Tumorpathologie, Biomarkerevaluation, zielgerichteter Therapie und Resistenzmechanismen. Außerdem beteiligt er sich an der technischen Entwicklung von Telepathologiesystemen.

Robert Downes

B.Sc.(Eng.), M.Sc., fing 1987 nach seinem Studium der Elektrotechnik bei der GETEMED als Hardwareentwickler an. 1996 übernahm er die Leitung der Entwicklungsabteilung und ist seit April 2010 Vorstandsmitglied der GETEMED AG.

Aleksandra Dziurzyńska

LL.M., studierte Rechtswissenschaften an der Universität zu Poznan und der Universität Viadrina in Frankfurt (Oder), wo sie den „Master of German and Polish Law" (LL.M.) erwarb. Seit 2009 ist sie Referendarin bei der Bezirkskammer der Anwälte in Zielona Góra und seit 2010 arbeitet sie für „von Zanthier Kancelaria Prawnicza" Sp. k. in Poznań.

Manfred Elff

Dr., ist Mitglied der Geschäftsleitung der BIOTRONIK Vertriebs GmbH & Co. KG.

Andreas Gericke

Diplom-Fachjournalist für Gesundheit und Wellness; Redakteur, Chefredakteur, Autor bei Fachzeitschriften und Fachbüchern; seit 2008 verantwortlich für die Öffentlichkeitsarbeit der GLG.

Mehmet Gövercin

Dr., ist Arzt, stellvertretender Leiter der Forschungsgruppe Geriatrie der Charité – Universitätsmedizin und Leiter der Arbeitsgruppe Technik und Alter. Im Projekt SmartSenior übernahm er die Projektleitung des Teilprojektes 3 und die Studienleitung des Feldtests SmartSenior@home sowie TrainIT. Er koordiniert zahlreiche weitere Projekte der Informations- und Kommunikationstechnologie, die vom Bundesministerium für Bildung und Forschung, der DFG und der Industrie unterstützt werden.

Onnen Grauhan

Prof. h.c. Dr. med., ist Herzchirurg und Oberarzt am Deutschen Herzzentrum Berlin. Sein wissenschaftlicher Themenschwerpunkt liegt im Bereich Koronare Herzkrankheit des Organspenders.

Heidrun Grünewald

Diplomwirtschaftlerin, ist Geschäftsführerin der Carl-Thiem-Klinikum Cottbus gGmbH. Ihre Beschäftigung im CTK nahm sie 1995 auf.

Anja Halkow

Diplom Gesundheitswirtin (FH), Master of Public Health (MPH), ist Referentin für Unternehmensentwicklung der AOK Nordost. Sie engagiert sich ehrenamtlich im Vorstand der Telemed-Initiative Brandenburg e.V.

Jürgen Heese

leitet die Stabsstelle Unternehmenspolitik in der AOK Nordost. Er engagiert sich seit vielen Jahren ehrenamtlich als Vorsitzender der Telemed-Initiative Brandenburg e.V. für die Entwicklung bedarfsgerechter Anwendungen und ist Vorstandsmitglied der Initiative Gesundheitswirtschaft Brandenburg e.V.

Roland Hetzer

Prof. Dr. med. Dr. h.c., ist Herzchirurg und Ärztlicher Direktor des Deutschen Herzzentrums Berlin. Sein wissenschaftlicher Themschwerpunkt liegt im Bereich Gesamtspektrum der Transplantation thorakaler Organe einschließlich der mechanischen Kreislaufunterstützung.

Nicola Hiemann

Priv.-Doz. Dr. med., ist Kardiologin und Oberärztin am Deutschen Herzzentrum Berlin. Ihr wissenschaftlicher Themenschwerpunkt liegt im Bereich Mikro- und Makrovaskulopathie nach Herztransplantation.

Norbert Hosten

Prof. Dr. med., ist seit 2001 Geschäftsführender Direktor des Zentrums der Radiologie und Neuroradiologie der Universitätsmedizin Greifswald. Er ist Vorsitzender des Vereinsvorstandes „Telemedizin in der Euroregion POMERANIA e.V." und Mitglied des Vorstands der Deutschen Röntgengesellschaft.

Peter Hufnagl

Prof. Dr. rer. nat., ist Leiter Digitale Pathologie & IT am Institut für Pathologie der Charité – Universitätsmedizin Berlin. Seit 2009 hat er die Professor für Gesundheitsinformatik an der HTW Berlin und ist Konsortialführer des durch den Berliner Zukunftsfonds geförderten Projektes „Virtual Specimen Scout".

Jan-Peter Jansen

Dr. med., ist ärztlicher Leiter und Geschäftsführer vom Schmerzzentrum Berlin. Hier arbeiten Ärztinnen und Ärzte der verschiedenen Fachrichtungen und weitere Mitarbeiterinnen und Mitarbeiter neben der täglichen Betreuung chronisch Schmerzkranker an zahlreichen Forschungsprojekten zur weiteren Entwicklung dieses jungen Fachgebietes. Als Facharzt für Anästhesie und Intensivmedizin und als Praktischer Arzt ist Jansen seit mehr als 20 Jahren im Bereich der niedergelassenen Ärzte tätig.

Stephan Kinze

Dr. med., ist Oberarzt in der Klinik für Neurologie mit Stroke Unit und Frührehabilitation des Unfallkrankenhauses Berlin. Seine Schwerpunkte liegen im Bereich TeleNeurologie und externer Konsiltätigkeit.

Jörn Kiselev

M.Sc., ist seit 1997 als Physiotherapeut, Sportphysiotherapeut und Manualtherapeut tätig. Ab 2004 weiterführendes Studium zum Master of Science in Physiotherapy an der Universität Marburg, seitdem wissenschaftlicher Mitarbeiter in der Forschungsgruppe Geriatrie der Charité – Universitätsmedizin Berlin. Schwerpunkte Rehabilitations- und Präventionsforschung in der Geriatrie, Versorgungsforschung.

Christoph Knosalla

Priv.-Doz. Dr. med., ist Herzchirurg und Oberarzt am Deutschen Herzzentrum Berlin. Sein wissenschaftlicher Themenschwerpunkt liegt im Bereich Toleranz nach Transplantation thorakaler Organe.

Friedrich Köhler

Prof. Dr. med., Oberarzt für Kardiologie, Leiter des Zentrums für kardiovaskuläre Telemedizin an der Charité – Universitätsmedizin Berlin. Seit 1. Januar 2011 Professor für kardiovaskuläre Telemedizin, Konsortialführer des BMBF-Projektes „Gesundheitsregion der Zukunft Nordbrandenburg – Fontane".

Satsuki Komoda

Dr. med., ist wissenschaftliche Mitarbeiterin am Deutschen Herzzentrum Berlin. Ihr wissenschaftlicher Themenschwerpunkt liegt in dem Bereich Telemedizin nach Herztransplantation.

Martin K. Kuhlmann

Prof. Dr. med., ist ärztlicher Direktor und Chefarzt für Innere Medizin – Nephrologie am Vivantes Klinikum im Friedrichshain, Berlin. Er leitet das Anwendungsszenario „Telemedizinisch assistierte Peritonealdialyse, TAPD" im Rahmen von SmartSenior.

Helmut Kunze

Dr. rer. nat., ist Leiter des Bereichs Medizintechnik der TSB Innovationsagentur Berlin GmbH. Handlungsfeldbeauftragter für Medizintechnik/Telemedizin für Berlin und Brandenburg im Rahmen des Masterplans Gesundheitsregion Berlin-Brandenburg

Matthias Lauterbach

Ist Mitbegründer und seit 2006 Geschäftsführer der GLG Gesellschaft für Leben und Gesundheit mbH. Außerdem ist er stellvertretender Vorsitzende der Telemedizin Euroregion POMERANIA e. V.

Hans Lehmkuhl

Priv.-Doz. Dr. med., ist Kardiologe und Oberarzt am Deutschen Herzzentrum Berlin. Sein wissenschaftlicher Themenschwerpunkt liegt im Bereich Herztransplantationsnachsorge.

Gerhard W. Meyer

ist Ingenieur bei MEYTEC GmbH Informationssysteme.

Sven Mutze

Prof. Dr. med., ist Direktor des Institutes für Radiologie am Unfallkrankenhaus Berlin. Er ist lehrbefähigt für das Fach der Diagnostischen Radiologie und hat seit 2004 zusätzlich den Chefarztposten der Radiologie am Sana Klinikum Lichtenberg inne. Am 13.12.2005 wurde ihm der Titel des außerplanmäßigen Professors verliehen.

Michael Oeff

Prof. Dr. med., ist Chefarzt der Klinik für Innere Medizin 1 mit Schwerpunkten in Kardiologie, Pulmologie und Angiologie der Städtisches Klinikum Brandenburg GmbH. Seine wissenschaftlichen Schwerpunkte liegen im Bereich der Interventionellen Rhythmologie, von Epidemiologie und Therapie des Akuten Koronaren Syndroms und bestimmter Rhythmusstörungen (Vorhofflimmern) und der Telemedizin. Außerdem leitet Prof. Oeff das Telemedizin Zentrum Brandenburg.

Sandra Prescher

Diplom-Soziologin technikwissenschaftlicher Richtung, ist wissenschaftliche Mitarbeiterin in der Charité – Universitätsmedizin Berlin im BMBF-Projekt „Gesundheitsregion der Zukunft Nordbrandenburg – Fontane"

Thomas Reukauf

Ist Project Manager Health Care bei der Prisma Gesellschaft für Projektmanagement & Informationssysteme mbH aus Berlin.

Holger Roschke

Dipl.-Ing., ist Abteilungsleiter für „Medizinische Informatik und Dokumentation" in der Carl-Thiem-Klinikum Cottbus gGmbH. Bevor er 1998 seine Tätigkeit am Carl-Thiem-Klinikum aufnahm, war er am Fachbereich EDV Forschung/ Entwicklung der ARCUS Planung und Beratung Bauplanungsgesellschaft mbH beschäftigt.

Christian Rosenberg

Dr. med., ist Facharzt für Diagnostische Radiologie und Oberarzt am Institut für Diagnostische Radiologie und Neuroradiologie der Universitätsmedizin Greifswald. Publikationsschwerpunkte sind die Teleradiologie und die Bildführung bei interventioneller Therapie.

Britta Rosenberg

studierte Rechtswissenschaften an den Universitäten in Hannover und Bonn und ist seit 2003 als Rechtsanwältin zugelassen. Sie ist Fachanwältin für Arbeitsrecht und Justiziarin in dem EU-Projekt „Telemedizin Euroregion POMERANIA" an der Universitätsmedizin Greifswald. Sie promoviert zum Thema „Teleradiologie" an der Rechts- und Staatswissenschaftlichen Fakultät der Ernst-Moritz-Arndt-Universität Universität Greifswald.

Leila Sad

ist Marketing Manager Home Monitoring der BIOTRONIK Vertriebs GmbH & Co. KG.

Kai Saeger

Dipl.-Ing., ist Mitbegründer, Gesellschafter und Geschäftsführer der VMscope GmbH Berlin, einem Unternehmen zur Entwicklung und dem Vertrieb von Software und Systemen für die Virtuelle Mikroskopie und lehrt desweiteren Bildverarbeitung und Gesundheitsinformatik an der HTW Berlin.

Michael Scherf

Dipl.-Ing., begann nach seinem Studium der Elektrotechnik seine Tätigkeit bei der GETEMED als Produktmanager. 1998 übernahm er die Marketing- und Vertriebsleitung und wurde im August 2000 Vorstandsmitglied der GETEMED AG. Seit 2010 ist er deren Vorstandsvorsitzender.

Marc Schlösser

Dipl-Inform. (FH), ist Projektleiter bei der Tembit Software GmbH und verant-
wortet dort die Produktentwicklung der telemedizinisch ausgerichteten Patientenakte mdoc. Er beschäftigt sich seit vielen Jahren schwerpunktmäßig mit den
speziellen Anforderungen telemedizinischer Anwendungen, speziell für Longitu-
dinal-Auswertungen bei chronisch Erkrankten und die Web-basierte Zusammenarbeit von Klinik, niedergelassenem Arzt und Patient.

Ingo Schmehl

Dr. med., ist Klinikdirektor der Klinik für Neurologie mit Stroke Unit und Frührehabilitation des Unfallkrankenhauses Berlin. Seine Arbeitsschwerpunkte liegen
in den Bereichen Neurologische Intensivmedizin, Schlaganfallbehandlung, Neuro-
traumatologie und neurologische Rehabilitation mit Schwerpunkt Schädel-Hirn-
Trauma.

Carsten Schultz

Prof. Dr., ist Inhaber des Lehrstuhls für Technologiemanagement an der Chris-
tian-Albrechts-Universität zu Kiel. Carsten Schultz promovierte 2006 im Bereich
Telemedizin und studierte im Vorfeld Wirtschaftsingenieurwesen. Seine For-
schungsschwerpunkte liegen im Innovationsmanagement im Gesundheitswesen
und im Management von Versorgungsnetzwerken. Ferner fokussiert er die Besonderheiten radikaler Innovationen und die Anforderungen des Technologie-
transfers.

Martin Schultz

Dr. med., studierte Humanmedizin an der Humboldt Universität zu Berlin. Seit
2009 leitet er das Telemedizincentrum Charité (TMCC). Er koordiniert zahlreiche Forschungs- und Entwicklungsprojekte mit dem Schwerpunkt telemedizinische Anwendungen und Dienste, wie telemedizinische Notfallversorgung und
Home-Care für altersgerechte Assistenzsysteme.

In-Hee Shin

Dr. med., ist Oberärztin der nephrologischen Klinik im Klinikum im Friedrichshain, Vivantes Berlin. Sie ist Internistin und Nephrologin. Sie studierte Medizin
in Marburg und an der HU-Berlin. Nach ihrer Ausbildung zur Fachärztin in Berlin arbeitet sie nun seit 2007 im Klinikum im Friedrichshain. Seit 2010 ist sie
oberärztlich in der nephrologischen Abteilung mit Schwerpunkt Peritoenaldia-
lyse tätig.

Astrid Trachterna

Dr.-Ing., promovierte nach Ihrem Studium der Elektrotechnik an der RWTH
Aachen am Helmholtz-Institut für Biomedizinische Technik und ist seit 2008 in
der Entwicklungsabteilung der GETEMED AG tätig.

Benjamin Voigt

Diplom-Informatiker, ist im Telemedizincentrum Charité (TMCC) als wissenschaftlicher Mitarbeiter beschäftigt. Schwerpunkte seiner Arbeit bilden die Koordination der Entwicklungsaufgaben in verschiedenen Projekten sowie die Erforschung von Usability-Aspekten telemedizinischer Lösungen.

Jürgen G. Waldheim

ist Rechtsanwalt und Seniorpartner der Kanzlei Waldheim, Wilbert, Struss und seit vielen Jahren im Gesundheitsbereich tätig. Er engagiert sich vielfach ehrenamtlich, insbesondere als stellvertretender Vorsitzender der Telemed-Initiative Brandenburg e.V. und der Initiative Gesundheitswirtschaft Brandenburg e.V. für eine Akzeptanz telemedizinischer Anwendungen sowie der Gesundheitswirtschaft als wesentlicher Wirtschaftsfaktor für die Region Brandenburg.

Kai Winnig

ist Gesellschafter und Prokurist der AIS Automations- und Informationssysteme GmbH. Sein Tätigkeitsgebiet umfasst u.a. das Pricing- und Ertragsmanagement für vernetzte Wertschöpfungsketten im Gesundheitswesen.

Ralph-Georg Wöhrl

Arbeitet bei der T-Systems International GmbH im Geschäftsfeld Gesundheit und ist dort Leiter des Segments Telemedizin. Bevor er 2001 bei der Deutschen Telekom seine Tätigkeit aufnahm, war er bei der WIK-Consult GmbH in Bad Honnef und der VEBA AG in Düsseldorf beschäftigt.

Henning von Zanthier

LL.M., Rechtsanwalt/radca prawny, gründete 1992 in Berlin die Kanzlei „von Zanthier & Schulz" mit dem Tätigkeitsschwerpunkt Polen. Seit 1995 ist er Inhaber der Kanzlei „von Zanthier Kancelaria Prawnicza" Sp.k. in Posen (Polen). Seine Tätigkeitsschwerpunkte sind das polnische Wirtschaftsrecht, das polnische Gesundheitsrecht sowie das polnische Recht der erneuerbaren Energie.

www.ingramcontent.com/pod-product-compliance
Lightning Source LLC
Chambersburg PA
CBHW050517190326
41458CB00005B/1572